居家护养系列

脑血管疾病居家护养

组织编写　中华护理学会

丛书主编　张利岩　刘则杨　应　岚

分册主编　李虹彦　殷　欣　高　岚

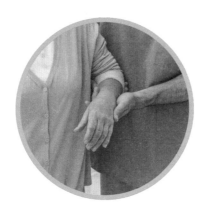

人民卫生出版社

·北　京·

图书在版编目（CIP）数据

脑血管疾病居家护养 / 张利岩，刘则杨，应岚主编
. —北京：人民卫生出版社，2022.11
（居家护养系列）
ISBN 978-7-117-33822-6

Ⅰ.①脑… Ⅱ.①张…②刘…③应… Ⅲ.①脑血管
疾病 —护理 Ⅳ.①R473.54

中国版本图书馆 CIP 数据核字（2022）第 195338 号

人卫智网	www.ipmph.com	医学教育、学术、考试、健康， 购书智慧智能综合服务平台
人卫官网	www.pmph.com	人卫官方资讯发布平台

居家护养系列
脑血管疾病居家护养
Jujia Huyang Xilie
Naoxueguan Jibing Jujia Huyang

主　　编：张利岩　刘则杨　应　岚
出版发行：人民卫生出版社（中继线 010-59780011）
地　　址：北京市朝阳区潘家园南里 19 号
邮　　编：100021
E - mail：pmph @ pmph.com
购书热线：010-59787592　010-59787584　010-65264830
印　　刷：北京盛通印刷股份有限公司
经　　销：新华书店
开　　本：710×1000　1/16　　印张：18
字　　数：333 千字
版　　次：2022 年 11 月第 1 版
印　　次：2023 年 1 月第 1 次印刷
标准书号：ISBN 978-7-117-33822-6
定　　价：68.00 元

丛书编委会

主　编　张利岩　刘则杨　应　岚
编　委　（按姓氏笔画排序）
　　　　　王少礼　成守珍　成翼娟　刘万芳　刘则杨
　　　　　孙　莉　李乐之　李虹彦　杨　辉　吴金凤
　　　　　应　岚　张玉莲　张利岩　周　霞　赵生秀
　　　　　郭明兴　韩斌如　温贤秀　游兆媛　谢　娟
　　　　　蔡卫新

分册编委会

主　编　李虹彦　殷　欣　高　岚
副主编　王宇娇　王鹏举　孙　皎　赵庆华　葛秋菊
　　　　　蒋红军
编　委　（按姓氏笔画排序）
　　　　　王　晓　王宇娇　王杉杉　王秋爽　王鹏举
　　　　　朱光影　刘　畅　刘　莹　刘文艳　刘欣敏
　　　　　孙　莉　孙　皎　李　巍　李虹彦　李圆圆
　　　　　杨彩侠　张　晶　金　雪　金月香　赵庆华
　　　　　赵秋月　徐兆宁　徐雨婷　殷　欣　高　岚
　　　　　郭园丽　葛秋菊　蒋红军　路　萌　戴　爽

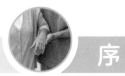

序

随着我国人口老龄化、新型城镇化进程的加快以及三孩政策全面放开,广大群众将面临更加巨大的养老护理、子女抚养、居家照护压力。脑血管疾病患者多发病急、病程长,伴有不同程度的肢体功能障碍,严重者可致瘫痪、生活不能自理、丧失劳动能力,严重影响患者的身心健康和日常生活活动能力,增加了社会和家庭的负担,降低了患者的生存质量。而许多家庭缺乏专业的护理知识和正确的照护指导,致使大部分患者无法获得持续的照护和治疗,错过最佳康复时间而处于后遗症期。因此,患者不仅需要住院时的护理服务,也需要出院之后长期的护理。

居家护理在中国已逐渐受到重视,是社区护理的重要组成部分,实施居家护理能免除照护者及家人往返医院及家中奔波的劳累,能够使患者在熟悉的环境中得到医疗照护,在家人的陪伴与支持下学习自我照顾,心理得到满足。为此,需要有一套简单易行、可操作性强、贴合实际情况的专业指导丛书以帮助这部分人群。

目前,市面上关于脑血管疾病家庭护养的书籍、刊物种类繁多,良莠不齐。因此,撰写一本规范、权威的科普用书是专业护理人员责无旁贷的使命和担当。中华护理学会护理产业工作委员会紧密结合国家及护理服务业发展要求,组织专家团队精心编写了《居家护养系列——脑血管疾病居家护养》一书。目的在于把简单易学、通俗易懂的脑血管疾病居家护养方法普及给大众,这对减轻患者家人及社会负担,提高脑血管疾病患者的生活质量、促进身体康复、提高医疗成效、预防相关并发症的发生,具有重要的现实意义。

该书介绍了脑血管疾病居家护养的基本知识和操作方法,集专业性、科普性于一体,为家庭照护者提供了专业的护理方法和相关医学知识,可以减少患者脑血管疾病康复期并发症的发生,提高患者的生活质量,加速患者的康复。

　　居家照护的指导与培训工作任重而道远,希望本书可为家庭照护者提供专业的知识指导,使照护者在居家护养的过程中少走弯路;为培养专业的、服务产业的辅助型护理人员提供建设性意见,提高其服务能力,使更多患者及家庭受益。

中华护理学会理事长　吴欣娟

2022 年 12 月

前　言

　　脑血管疾病是指由各种原因引起的脑动脉系统与静脉系统发生病理改变所造成的疾病。我国每年脑血管疾病新发病例为 130 万～150 万，每年死于脑卒中者近 100 万，患者数为 500 万～600 万人，约 34% 的幸存者存在不同程度的劳动能力丧失，重度致残者达 40% 以上，且脑卒中发病年龄有年轻化趋势，45 岁以下脑卒中的发病率为 9.77%。脑卒中经抢救存活者中，5 年内的复发率为 20%～47.7%。它具有发病率高、死亡率高、复发率高、并发症多的特点，常表现为意识障碍、肢体活动障碍、吞咽障碍、语言沟通障碍等，即便经过治疗后，也常遗留肢体活动障碍、吞咽障碍等后遗症，不仅威胁着人们的身体健康，严重影响患者及其家庭的生活质量，更给社会和家庭带来沉重的经济负担。

　　然而，在现实生活中，很多照护者缺乏脑血管疾病照护相关知识，不正确、不恰当、盲目的居家照护方法导致了疾病的复发及并发症的出现，甚至危及患者生命。本书重点介绍了脑血管疾病的基本知识、清洁照护、饮食与排便照护、日常活动照护、常见管路维护、安全用药、功能康复照护、并发症的预防与照护、心理照护相关知识，重点落在居家实际照护过程中的细节问题、难点问题。本书语言简洁、通俗易懂，配以相关图片介绍，步骤清晰，可操作性强，可满足不同文化层次、不同年龄段读者的需求，为居家照护者提供帮助，使其掌握正确的脑血管疾病居家照护方法，提高患者的生活质量，加速康复进程；同时也为基层临床医护人员、养老护理员、医院护理员的培训提供了参考依据。

　　本书编撰出版凝聚了广大护理工作者的心血，也充分体现了中华护理学会护理产业工作委员会精益求精、不断创新的服务理念，以及不断拓展服务内涵、提升服务功能，满足广大群众居家照护需求的初心使命。希望本书能为优化脑血管疾病患者标准化居家照护体系带来一定的思考和借鉴。

　　本书在编写过程中承蒙多位护理专家的悉心指导和微护(苏州)健康科技有限公司的积极参与,以及各位编者的大力支持,在此表示衷心的感谢! 同时真诚欢迎广大读者批评指正。

中华护理学会　副理事长

红十字国际学院"南丁格尔"人道救护教研中心　主　　任　　张利岩

中国南丁格尔志愿护理服务总队　理 事 长

2022 年 12 月

目　录

第一章
疾病基本常识

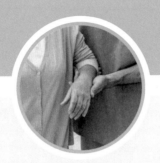

　　脑血管疾病是指脑血管病变所引起的脑功能障碍。该病是神经系统常见病和多发病，具有发病率高、致残率高、死亡率高、复发率高、经济负担高等特点。在全球范围内，脑卒中已成为导致人类死亡的第二大病因和成人残疾的主要原因。

　　从广义上讲，脑血管疾病包括由于栓塞和血栓形成导致的血管腔闭塞、血管破裂、血管壁损伤或通透性发生改变、血黏度增加或血液成分异常变化引起的疾病。脑卒中指各种原因引起的脑血管疾病急性发作，是脑血管疾病的主要类型，多见于老年人，分为缺血性脑卒中和出血性脑卒中，前者发病率高于后者。

　　本章主要就脑血管疾病院前急救遇到的症状识别问题，进行介绍和指导，旨在帮助照护者与被照护者了解卒中的早期症状，树立正确的急救意识，及时拨打急救电话，尽快就医，以免导致残疾、死亡等不良后果，减少家庭和社会的负担。

第一单元
症状的识别

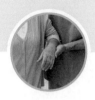

小 案 例

刘爷爷,78岁,两小时前突然出现言语不清、左侧肢体无力,表现为站立不能、饮水频繁呛咳、流涎、口角右斜、恶心、呕吐,无大小便失禁。既往史:高血压10年,间断服药,具体服药不详。作为照护者,该怎么做?

一、居家照护面临的问题及潜在风险

被照护者突然出现言语不清、左侧肢体无力、饮水频繁呛咳、流涎、口角右歪、恶心、呕吐为卒中早期表现。照护者应明确被照护者有无肢体麻木、活动不灵活、口角歪斜、流口水、言语不清、头痛、恶心呕吐、意识不清等异常情况,及时拨打急救电话,就近就诊。若延误最佳救治时间,被照护者的生命安全将受到严重威胁,甚至死亡。

二、居家照护应掌握的技能

1. 正确掌握识别被照护者发生卒中的症状。
2. 掌握救护车到来前家庭紧急处理的内容及注意事项。

跟 我 学

一、脑血管疾病基本知识

脑血管疾病最常见的类型为脑卒中,脑卒中俗称"中风""脑溢血""脑血栓",属于一种急性脑血管疾病,是由于脑部血管突然破裂或者血管阻塞导致血液不能流入大脑而引起脑组织损伤,又称"脑血管意外",西医统称为"脑血管疾病"。

脑卒中通常分为缺血性脑卒中和出血性脑卒中两大类。缺血性脑卒中即脑梗死,包括脑血栓形成和脑栓塞。出血性脑卒中主要包括脑出血(非外伤性脑出血)和蛛网膜下腔出血。缺血性脑卒中的发病率高于出血性脑卒中,占脑卒中总数的 60%~70%。脑卒中发病前往往有很多征兆,如缺血性脑卒中可出现多次短暂性脑缺血发作,表现为突然的单眼或双眼模糊或视力丧失;突然失语,讲不出来话或者听不懂话;面部或单侧肢体麻木、无力;出现面瘫,口角歪斜、流口水;感觉头部眩晕,伴有恶心、呕吐,肢体失去平衡或不协调;严重者出现意识障碍。蛛网膜下腔出血时可出现头痛、恶心、呕吐、意识障碍、癫痫发作等症状。

特别提示:直系亲属发生过卒中或者"中风",被照护者属于中、高危人群,更应警惕。

二、症状识别的基本原则

1. 早期原则　早期识别脑卒中症状,尽早救治发病的被照护者,待被照护者病情稳定后鼓励其尽早康复。

2. 快速原则　快速识别脑卒中发病症状并将被照护者快速送往需要救治医院。

3. 安全原则　安全搬运和转移被照护者。

三、症状识别的方法

(一) 快速识别脑卒中的方法

1. 脑卒中的"FAST"识别方法(图 1-1)　旨在快速识别脑卒中,以争取脑卒中的急救时间。其中"F"代表 Face,是指患者有没有一侧面部的口角歪斜,或者面部麻木、无力。"A"代表 Arm,是指患者有没有上肢的无力。"S"代表 Speech,看患者有没有说话困难以及言语理解或者发音问题。"T"代表 Time,旨在强调时间,包括脑卒中的救治时间、溶栓时间窗。操作方法如下。

F:观察面部两侧是否对称、微笑时口角有无歪斜(自行判断时可照镜子)。

A:双臂平举,观察双臂是否能举到同一高度,观察是否出现无力、垂落的情况。

S:试着说一句完整的话,背一段家庭住址、电话号码,观察能否按逻辑正确表达、有无口齿不清。

T:若出现上述情况,尽快拨打急救电话,及时到医院就诊。

2. "中风 120"　2016 年,我国专家在面臂语言试验(face arm speech test, FAST)基础上,结合中国文化特点,提出了"中风 120"(图 1-2),一种便于公众理解的卒中识别方法。2017 年 10 月 29 日,即世界卒中日,"中风 120"正式向全球发布。"中风 120"可以帮助照护者和被照护者快速识别卒中和即刻行动。

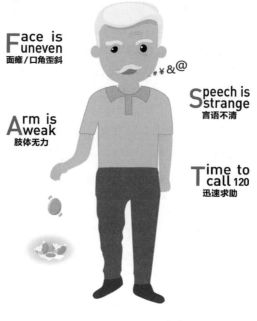

FAST——快！

图 1-1　脑卒中"FAST 原则"

1 看1张脸
不 对 称
口角歪斜

2 查2只胳膊
平行举起
单侧无力

0 聆听语言
言语不清
表达困难

! 快打120
有上述任何
突发症状

图 1-2　"中风 120"

"1"代表"看到 1 张不对称的脸"。

"2"代表"查 2 只手臂是否有单侧无力"。

"0"代表"聆听讲话是否清晰"。

如果有上述三种情况之一者,可立即拨打急救电话(120)。

(二) 症状识别后的应急处理

脑卒中从出现症状到不良结果有平均 4.5 小时的"时间窗",如果能利用好这个时间窗,及时发现、及时进行医疗干预,脑卒中完全可防可治。院前急救是脑卒中急救生命链启动的关键环节之一,在最佳脑卒中医疗救治中具有决定性的作用。因此,从发现脑卒中到入院治疗这段时间,是照护者可以充分利用的时间段,安全处置被照护者、防范意外发生。

1. 电话呼救

(1)照护者保持镇静,通知周围人或者家人拨打急救电话。

(2)拨打急救电话时,注意以下事项:①告知被照护者姓名、性别、年龄、发病时间、主要症状及联系人电话。②急救车需要到达的具体地点和该地点附近的明显标志。③派人前去等候急救车,保持电话畅通。

2. 现场急救

(1)被照护者停止活动,注意放松休息。

(2)将被照护者放平,呈仰卧位,去除枕头,头偏向一侧,以免在呕吐时发生呛咳,导致误吸甚至窒息。

(3)将被照护者上衣领口解开,及时清除口腔中异物(如假牙、呕吐物等),保持呼吸顺畅。

(4)如果家中备有血压计,可测量血压并记录。没有确诊脑卒中类型(出血性或缺血性脑卒中)前,请不要给患者服用药物,以免加重病情。

(5)搬运脑卒中患者方法:使用正确的方法搬运脑卒中患者,防止因方法不得当而加重被照护者的病情。例如 2~3 人同时用力,一人托住被照护者头部和肩部,使头部不要受震动或过分扭曲,另一人托住被照护者的背部和臀部,如果还有一人,则托起被照护者的腰部和双腿,三人一起用力,平抬被照护者,移至硬木板床或担架上,放置到有足够空间的车上。不要在搬运时把被照护者扶直坐起,勿抱起或背扛起被照护者。在整个运送过程中参照急救医师的建议。

(三) 注意事项

1. 当脑卒中患者出现吞咽困难时,如果喂药很有可能出现呛咳甚至窒息,导致病情加重甚至危及生命。

2. 切忌直接将患者放置在自驾车或出租车后座上,因为自驾车和出租车后座太柔软,可能会使患者在运送过程中受到进一步的损害,最好使用担架,途中避免颠簸。

3. 建议安排一名熟悉患者情况的照护者,守护在患者旁边,以备急救医师询问发病情况、既往病史、近期用药史(如记不清楚可携带药盒)、过敏史等。

加　油　站

卒中急救地图

脑卒中急救关键就是"抢时间",把被照护者送到正确的医院、给予正确的诊疗,是提高救治率的重要保障。2015 年,国外提出了脑卒中区域救治系统的概念,建议借鉴创伤者的区域化治疗原则,推进脑卒中中心的区域化管理。2016 年,我国学者建议通过整合多个机构和系统,建立区域城市卒中急救地图(溶栓地图)。2017 年 9 月,国家卫计委脑卒中防治工程委员会组织建设了中国卒中急救地图,卒中急救地图是医疗资源最高整合、合理配置精确链接和快速送达的过程。"卒中急救地图"标明了卒中急救医院名称以及其所能够开展的救治技术(溶栓及取栓等)。公众可以搜索"国家卒中中心",查看中国卒中急救地图。

"卒中地图"使用流程:在微信公众号里搜索"卒中地图"→关注→点开左下角"卒中地图"→允许获得位置信息→自动导航至最近的卒中中心或医院。在转运策略上,建议就近转运。缺血性脑卒中患者发病至静脉溶栓时间每减少 1 分钟,就能增加平均 1.8 天的健康生命时间,每减少 15 分钟,就能增加 1 个月的健康生命时间,并降低 4% 的院内死亡率。建议照护者听从急救医师的建议,将疑似卒中患者在最短时间内转运至最近的有资质的卒中中心,或可开展静脉溶栓和 / 或血管内治疗的医院,尽量保证患者得到最有效的治疗。

划　重　点

为了早期识别急性脑卒中,照护者及被照护者需要掌握"FAST 原则"和"中风 120"代表的含义和辨别方法。脑卒中急救关键就是"抢时间",切忌舍近求远,要求将患者转运至具有最佳医疗资源的卒中中心,这样会增加途中的转运时间。把患者送到有资质的医院、给予正确的诊疗,是提高救治率的重要保障。

试 试 手

思考题

1. 该案例中的刘爷爷脑卒中早期发病症状有哪些？

2. 脑卒中的"FAST 原则"包括哪些内容？

3. "中风 120"是什么？

第二单元
治疗及预后

小　案　例

杨爷爷,67岁,高血压病史10年,没有规律服用降压药。在家中准备起身接电话时,突然感到左腿无力,左侧胳膊抬不起来,说话不清楚,约两个半小时后,家人把杨爷爷用平板车送入医院,确诊为缺血性脑卒中,杨爷爷应如何治疗? 预后如何?

一、居家照护面临的问题及潜在风险

照护者因知识缺乏而产生恐惧,面对突然发病的被照护者,往往惊慌失措。很多被照护者瘫痪在床后,照护者对疾病的恢复有较高的期望,但又不知道该如何更好地照护。因此,照护者也需要了解疾病的发病机制及相关知识,才能做到科学照护。

二、居家照护应掌握的技能

1. 了解急性脑卒中的基本知识。
2. 熟悉脑卒中急性期的治疗及预后。

跟　我　学

一、急性脑卒中治疗及预后的基本知识

70%的脑卒中幸存者遗留不同程度的残疾,后遗症主要包括肢体麻木、偏瘫、失语、失认等。发病后给家人和国家带来沉重的家庭及经济负担。一旦发现身边的人疑似急性脑卒中发作,需要立即拨打急救电话,转运至具有救治能力的医院进行院内治疗。不同类型急性脑卒中的治疗方法有所不

同。进入院内之后,首先需要完善影像学检查,明确诊断后再具体实施急诊救治。

1. 缺血性脑卒中　如果确诊为急性缺血性脑卒中,应该尽早开展溶栓和/或取栓治疗,强调早识别、早治疗、早康复和预防再发。溶栓和取栓治疗是提高血管再通率、改善预后的最主要手段,尽早溶栓取栓,尽早获益。

2. 出血性脑卒中　如果确诊为脑出血或蛛网膜下腔出血,往往需要积极寻找病因并尽可能消除,同时进行降颅压治疗,必要时需要进行急诊手术,防止脑疝的发生,保护生命安全。

二、急性脑卒中的治疗原则

1. 及时治疗原则　病情进展快,必须及时治疗,禁止拖延。对被照护者来说时间就是生命,要做到分秒必争,早就医、早诊治。

2. 医护配合原则　照护者要积极配合医生治疗,不随意质疑医生的诊治方案。

3. 尽早康复原则　如病情稳定,照护者应鼓励被照护者尽早进行康复治疗,从而促进神经功能的恢复,避免居家后并发症的发生。

三、急性脑卒中的治疗方法

(一)急性缺血性脑卒中的治疗方法

缺血性脑卒中的治疗应根据不同病因、发病机制、临床类型、发病时间等确定治疗方案,实施以分型、分期为核心的个体化治疗原则。

1. 溶栓治疗　通过溶栓药物把堵在脑血管里的血栓溶解掉,使闭塞的血管再通,及时恢复供血,减少缺血脑组织坏死。国内较常使用的静脉溶栓药物为重组组织型纤溶酶原激活剂(rt-PA)、尿激酶等。目前,溶栓治疗最佳时间为发病后 4.5~6 小时。

2. 取栓治疗　主要是针对颅内大血管闭塞。通过导管经血管内到达闭塞的部位,使用特殊的取栓装置将血栓取出,恢复闭塞部位血流。取栓治疗的最佳时间为发病 6 小时以内,部分被照护者可延长至 24 小时以内。

3. 急性缺血性脑卒中　急性缺血性脑卒中就如同庄稼地缺水,缺水时间久了,禾苗就会旱死;如果能尽早打通水渠进行灌溉,有些禾苗就可以挽救回来。所以,发病以后一定要尽早进行正规的溶栓取栓治疗。

4. 其他　包括抗血小板治疗、抗凝治疗、脑保护治疗、扩容治疗、改善微循环、康复治疗及中医针灸治疗等多种治疗方法。

(二)急性出血性脑卒中的治疗原则

1. 出血性脑卒中的治疗　治疗原则为脱水降颅内压、减轻脑水肿;调整血压;防止继续出血,保护血肿周围脑组织;促进神经功能恢复;防治并发症。

(1)内科治疗:一般应卧床休息2~4周,避免情绪激动及血压升高,保持呼吸道通畅。静脉输注甘露醇等脱水剂以减轻脑水肿对周围组织的压迫,降低颅内压,防止脑疝形成。

(2)外科治疗:严重脑出血危及被照护者生命时,内科治疗通常无效,外科治疗则有可能挽救生命。主要手术方法包括去骨瓣减压术、小骨窗开颅血肿清除术、钻孔血肿抽吸术和脑室穿刺引流术等。

(3)康复治疗:脑出血后,只要被照护者的生命体征平稳,病情不再进展,宜尽早进行康复治疗。早期分阶段综合康复治疗有助于恢复被照护者的神经功能,改善生活质量。

2. 蛛网膜下腔出血的治疗　急性期治疗目的是防止再出血、血管痉挛及脑积水等并发症,降低死亡率和致残率。

(1)内科治疗:安静休息、控制血压、保持呼吸道通畅、静脉输注甘露醇等脱水剂减轻脑水肿,适当限制液体入量、防治低钠血症以助于降低颅内压。防治脑血管痉挛并避免过度脱水。若发生脑积水可选择脑室穿刺进行脑脊液引流或分流。

(2)血管介入治疗:介入治疗包括多种方法,其中,动脉瘤弹簧圈栓塞术是目前首选的介入治疗方法。

(3)其他:显微手术夹闭、显微手术切除、放射治疗及联合治疗等。

四、急性脑卒中的预后

急性脑卒中影响预后的因素较多,最重要的是神经功能缺损的严重程度,其他还包括被照护者的年龄及脑卒中的病因等。通过积极控制脑卒中危险因素,应用抗血小板聚集的药物,可降低脑卒中复发的危险性。脑卒中被照护者常存在各种后遗症和功能障碍,而临床急救治疗主要在于挽救被照护者生命和减少并发症,这些后遗症的处理则需要及时的康复治疗。

康复治疗就是综合应用各种康复治疗技术,最大限度改善被照护者的各项生理机能,从而提高被照护者的生活自理能力(包括独立穿衣、吃饭、洗漱、步行等方面),改善被照护者的生活质量,使被照护者可以回归家庭和社会。因此,需要康复医师、临床医师、照护者共同制订个性化的康复治疗方案,开展综合、全面、系统的康复治疗(详见第七章"功能康复照护")。同时,要根据医务人员对被照护者入院后的评估,积极预防并发症发生,预防烫伤、跌倒、坠床、压疮、下肢深静脉血栓形成等(详见第八章"并发症预防与照护")。

加 油 站

脑血管疾病的三级预防

脑血管疾病是我国常见慢性疾病之一，具有高发病率、高致残率、高复发率、高死亡率的特点。但是通过有效的预防措施是可以减少或减轻疾病的发生和发展的。脑血管疾病的预防分为一级、二级、三级，恰似三道防线，其中一级预防最重要，针对全社会的高危人群。我国高危人群的数量相当多，预防干预的收益将会相当显著。一级预防的重点是健康教育和行为干预，投资少收益却极其可观。通过此级预防以减少疾病的发生或促进康复，减轻家庭和社会负担。

1. 一级预防　为源头预防，主要在发病前控制脑卒中的病因和危险因素，也就是根本性预防或病因预防。通过早期改变不健康的生活方式，积极主动地控制各种致病危险因素，如防治高血压、心脏病、糖尿病和血脂异常等疾病，戒烟限酒、控制体重等，从而达到不发生脑卒中（或推迟发病年龄）的目的。脑卒中可防可控，危险因素分为可干预因素和不可干预因素。高血压、高脂血症、心脏病、糖尿病、高同型半胱氨酸血症、心房颤动、睡眠呼吸暂停、吸烟、酗酒、体力活动少、高盐饮食、超重等，约90%以上的危险因素都属于可干预因素，是可以通过干预手段来预防脑卒中的发生，而年龄、性别、种族、遗传等因素属于不可控因素。要纠正错误的观念和不健康的生活方式，有意识地避免脑卒中的危险因素。定期进行脑卒中危险因素筛查，及时发现问题，做到早预防、早诊断、早治疗，这样可以有效预防或可减少脑卒中的发生。脑卒中发生后，应及时就医、规范诊治，尽早康复可以降低死亡率和致残率，部分患者病情甚至可以完全恢复，不留任何后遗症。

2. 二级预防　又称"三早预防"，即早发现、早诊断、早治疗。对已经有脑卒中症状或已发生过脑卒中的患者而言，这些人需要预防再次发生脑卒中，此时除了继续控制各种危险因素外，还需要根据卒中发生的具体原因进行干预以预防再发。

3. 三级预防　对已患中风的患者应进行早期、超早期治疗，降低致残程度，清除和治疗危险因素，预防其多发，此为"三级预防"。早期治疗是指患者发病数小时后的急性期治疗；超早期治疗是指发病后6小时以内即实施的治疗，如缺血性脑卒中，发病后6小时以内即开始行溶栓治疗，针对性治疗措施的介入愈早，治疗效果就愈好，致残程度就愈低。

划 重 点

对于不同类型急性脑卒中,治疗方法有所不同。进入医院之后,首先需要完善影像学检查,明确诊断后再具体实施急诊救治。缺血性脑卒中的溶栓治疗最佳时间为发病后 4.5~6 小时,照护者应在被照护者发病后尽快送到医院接受治疗。

脑出血的治疗原则有脱水降颅内压、减轻脑水肿、调整血压、防止继续出血、保护血肿周围脑组织、促进神经功能恢复、防止并发症等。发生脑卒中的被照护者常存在各种后遗症和功能障碍,需要康复医师、临床医师、照护者共同制订个性化的康复治疗方案,开展综合、全面、系统的康复治疗,以提高被照护者的生活质量。

试 试 手

思考题

1. 如果在生活中发生急性脑卒中应该怎么办?
2. 缺血性脑卒中静脉溶栓时间窗是多少小时?

第三单元
居家照护准备

小 案 例

李爷爷,67岁,以"急性脑梗死"入院。经过两周的积极规范治疗后,目前李大爷意识清楚,左侧肢体活动不灵,留置一枚胃管、一枚尿管,拟于2天后出院回家。李爷爷的家属应该做好哪些准备工作呢?

一、居家照护面临的问题及潜在风险

脑血管疾病患者病情稳定后常常选择回归家庭,由家庭成员进行照护。受被照护者自理能力受损、药物治疗、康复锻炼等因素影响,照护者可能会面临着缺乏照护知识与技能、社会角色转换、生活规律被打破等各种问题,而被照护者也存在疾病复发的危险及发生误吸、感染、深静脉血栓等并发症的风险,增加了家庭照护的难度及经济负担。若双方未能及时准备并调整适应,将严重影响家庭的生活质量。

二、居家照护应掌握的技能

1. 熟悉脑血管疾病相关知识及照护技能。
2. 掌握居家照护所需要的各项物品,充分做好居家照护准备。

跟 我 学

一、居家照护准备基本知识

居家照护准备是指照护者根据被照护者的需求,对家庭环境、物品、生活等进行改造和布置,以达到安全照护、促进康复的目的。

二、居家照护准备基本原则

1. **科学原则**　在疾病康复过程中,涉及用药、康复、管路护理等环节,需要科学规范的照护。而对于非医疗专业的照护者来说,均应在医护人员指导下或经专业培训后实施照护,提高科学照护的能力和依从性。千万不要随意听信偏方,或者轻易放弃康复锻炼。

2. **安全原则**　在居家照护的各个环节,如居家环境、清洁照护、合理用药、康复锻炼、心理状态等,均应把被照护者的安全放在首位。照护者应熟练掌握各项照护技术的实施要点,及时识别症状,有效预防并发症的发生,保证被照护者的安全。

3. **满足被照护者需求原则**　照护者应及时与被照护者进行沟通,了解被照护者的心理状态和真正所需,在安全的前提下做出合适的照护安排。

三、居家照护准备内容

(一) 居家环境准备

当被照护者确定需要居家照护后,应结合被照护者的身体状况及康复计划对居家环境进行改造,营造出安全、健康、舒适的居家环境空间,以满足长期照护需求。

活动不便的被照护者最易跌倒、坠床,因此,居家生活中的任何障碍物都要仔细改造,营造适合的无障碍空间。如将不必要的家具及杂物搬离卧室,以增加轮椅活动空间;床面高度不宜过高,最好与轮椅座面同高,45~50厘米;避免使用有轮子、移动式的橱柜及家具;贮物柜、架子及抽屉设置要考虑到被照护者伸手可及范围;浴室地面可以加上防滑地垫,在浴缸及马桶周围适当位置正确安装扶手等。

居住环境温湿度适宜。室温控制在 22~24 ℃,若使用空调或暖气设备时,要注意冷、暖风不要直接吹到身体上。房间的湿度一般以相对湿度在50%~60% 为宜。保持室内环境清洁,定期开窗通风,保持床铺整洁、干燥,经常晾晒和清洗,保证活动空间阳光充足,避免噪声等,以促进居家环境舒适。

(二) 照护物品准备

由于被照护者自理能力受限、疾病产生后遗症等原因,可能需要准备特殊的照护物品,以满足居家照护需求。应根据被照护者的实际状况,在医护人员的指导下准备适用的物品。

1. **生活类物品**

(1)衣:准备宽松棉质衣物,大多为开襟式的上衣或宽松、有弹性的裤子,方便穿脱。

(2)食:根据被照护者饮食途径及个人喜好,准备营养均衡的食物及专用的餐具(详见第三章第一单元"进食照护")。

(3)住:准备柔软舒适的床上用品,为长期卧床者准备气垫床和翻身垫或软枕,减少压力性损伤风险。

(4)行:准备舒适防滑的鞋子,准备合适的活动辅助用具,如轮椅、助行器、拐杖等。

2. 照护类物品

(1)药物类:降压药、降糖药、神经系统药物、营养补充剂、开塞露等。

(2)饮食类:肢体活动障碍人群专用餐具,服药器(灌食器具),必要时准备肠内营养泵。

(3)排泄类:大小便器、坐便椅、尿不湿、湿巾等。

(4)清洁类:脸盆、大浴巾、小毛巾、护肤品、床上洗头盆;清洁消毒剂,如75%酒精、84消毒液、消毒湿巾等。

(5)气道类:吸氧装置,气管切开者可准备负压吸引器、吸痰管、空气加湿器等。

(6)监测类:血压计、血糖仪、体温计等。

(三)照护者准备

照护者的照顾准备程度对被照护者日后康复情况有直接影响,照护者照顾准备不足,不仅会对被照护者日后的康复情况和生活质量产生影响,导致再住院风险增加,而且还会影响照护者自身的健康状况和生活质量。因此,照护者应知晓疾病常识,掌握相关照护技能,调整好心态,为保证照护质量做好充分准备。

1. 知识准备　照护者可通过询问医务人员、阅读书籍、网络学习等方式,获得脑血管疾病的疾病发展、症状识别、并发症预防、预防复发等相关知识,同时学会协助穿衣、进食、排泄等照护技术,知晓突发情况的处理原则及就医途径。

2. 心态准备　照护者应调适自己的心理,理性面对现实,与被照护者加强沟通和交流,及时了解其需求和问题,避免被照护者出现自卑、敏感等心理不适。但应注意不能溺爱和盲目帮助;照护者应与被照护者一起锻炼,并鼓励被照护者外出活动、做家务,提高其自我效能,减少被照护者的担心和顾虑。

(四)被照护者准备

1. 角色适应　被照护者应正确面对自身躯体功能的改变,适应自己的被照护者角色,做好自身内心适应。当自己不能够适应目前社会环境时,应主动与家人、朋友等沟通,表达自己的诉求,在别人的配合和帮助下适应社会环境。

2. 积极面对生活 被照护者自身应该努力克服自卑、孤独等心理不适，积极面对生活，自立自强。尤其是中青年被照护者应根据自身情况通过努力学习科学知识和各类技能，实现自己的价值；走出封闭的内心世界，主动与他人沟通交流，积极参与社会活动，真正成为社会的一员。

（五）家庭准备

良好的家庭及社会支持有利于弥补照护者照顾能力低、身心疲惫等不足，家庭所有成员，都应尽到照护患者的责任及义务。因此，在照护前应举行家庭会议，成立小组，讨论关于照护的相关事宜，避免在以后的照护过程中再出现问题，产生"家庭事故"。

1. 决定每个人的照护时间 长期照护面临的最大问题就是不知道这样的情况会持续多久。因此，最好的办法就是大家一起来讨论彼此可以照护的时间（如白天、晚上、单周、双周），互相协调，平均分摊。

2. 依照个人喜好安排照护内容 长期的照护工作如果能依照每个人的个性及喜好来分担，将会使照护工作更加轻松。如有些人喜欢做饭，可以为老人做饭；有些人了解资讯，可以为老人读报；有些人擅长聊天，可以陪老人沟通、散步等。

3. 不要在意外界眼光 照护工作本来就是漫长的，为了保证照护品质，所以建议一开始就说明"可以做到""不能做到"的部分。此外，不要忘了有效地利用社会资源。

四、注意事项

照护生病的亲人固然是责任，但最重要的是自己的能力能够承担多大的责任。为了所谓"面子"而勉强接下来的照护工作，无疑会使照护质量变差。经济问题、工作情况、家庭状况、居住环境、照顾的能力等，这些都是照护者要考虑到的自身问题。

加 油 站

智能化居家养护新趋势

随着老龄化社会的到来和脑卒中等疾病后并发症的发生，除了做上述基础准备外，随之一些新的事物应运而生。

1. 新自动化辅助用具 抗痉挛的便捷手功能治疗仪、可上下楼梯的电动轮椅、可按摩的气垫床，这些辅助工具便捷了居家照护者的日常照护。可通过医疗器械实体店、网上购物或就近租赁公司的方式获得。

2. 智能手机应用程序 随着移动医疗的到来,智能手机应用程序作为移动医疗的最重要媒介,具备提高优质医疗资源可及性等优势。能够为被照护者提供信息支持、康复指导、健康监测等多方面资源。在紧急救治方面,智能手机应用程序能指导患者快速识别脑卒中,同时与手机地图的融合,帮助快速获取附近医院信息,缩短就诊时间,在居家脑卒中患者紧急救治中发挥重要作用。在我国政府的大力推动下,居家照护手机应用程序发展前景广阔。但在应用过程中也存在不足,有待进一步优化、完善。需强调的是居家照护手机应用程序虽可为患者提供照护支持,但并不能取代医院及社区医疗机构,当患者出现某些症状,手机应用程序提供的照护支持不能满足患者需求时,需要及时就医,以免延误病情。

3. 新康复用具租赁模式 如何让"老有所养、老有所依"的照护之路变得通畅便捷,现在部分城市已出现护理、康复租赁专业服务公司,成为国内康复用品领域的循环经济样本,如对居家使用的制氧机、爬楼机、呼吸机、假肢矫形器、个人移动辅助器具、个人生活自理和防护辅助器具、家具及其配件等价格较贵、使用频次相对较少的用具,提供租赁服务,受到较多居家照护者的青睐。

4. 新居家照护趋势 《2018—2019中国长期护理调研报告》显示,在武汉、贵阳、苏州、成都、青岛等国内23个开展长期护理保险试点的城市中,有四分之一的老年人需要全方位的照护,而最重要的照护提供者依次是子女(40%)、配偶(22.1%)、保姆(10.8%)、医院、养老院等。在北京、上海、杭州、广东等一线城市及二线城市均出现"家庭照护床位",指有资质的照护服务机构,专业照护服务延伸至照护者家中,照护者家中床位成为具备"类机构"照护功能的床位。主要提供:①生活照护服务,如助餐、助洁、助行、助急等服务;②生活护理服务:清洁护理、排泄护理、协助和指导翻身、拍背、褥疮预防等;③电子信息化服务:安装紧急呼叫服务、智能穿戴、智能感应、远程监控等设备,紧急呼叫及时上门,常态掌握老人生理及活动情况;④医疗护理和康复服务;⑤精神慰藉、文化娱乐服务。这些新的照护趋势能有效破解居家养护服务"最后一公里"难题,更好地满足老年人多样化养老服务需求,提升老年人的获得感和幸福感,这是对机构床位的有效补充,能将机构养老、社区养老、居家养老有效结合起来,推动正式照料与非正式照料力量的融合。

划 重 点

脑血管疾病患者居家照护,需要从居家环境、照护用品、人员准备、家庭准备等方面全方位做好准备,以提供科学规范的居家照护。尤其是照护者更应该在照护技能和心态调整方面做好充分准备。

试 试 手

思考题

1. 若你作为李爷爷的家属,居家照护前需要准备什么物品?
2. 对于脑血管疾病被照护者自身,居家照护前应该做哪些准备?

第二章

清洁照护

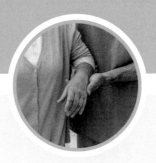

　　清洁是人们日常生活中常见的活动,日常清洁可去除皮肤和黏膜的污垢及细菌,保证身体健康,预防疾病;保持仪容整洁,衣着清洁、舒适,可使人心情愉悦。一个人全身心的干净、舒适也会减少感染的发生,照护者给予被照护者清洁照护,让被照护者更有自尊地生活。

　　脑血管疾病的特点是患病后被照护者常遗留肢体偏瘫,自理能力差,针对需要帮助的被照护者,本章主要就如何穿脱衣物,床上擦浴,口腔、头面部以及会阴处清洁等方面进行居家照护指导。通过小案例以情景再现的形式展示正确、安全的日常清洁、穿脱衣物及擦浴方法。使照护者能够掌握科学系统的居家照护方法,指导被照护者进行正确训练,提高被照护者的生活自理能力和生活质量。

第一单元
穿脱衣物照护

小 案 例

张阿姨,52岁,诊断为脑梗死,经医院治疗后病情稳定。出院回家后的张阿姨意识清楚,左侧肢体活动不灵,日常生活需要部分帮助,在居家照护过程中,该如何对张阿姨进行穿脱衣物照护呢?

一、居家照护面临的问题及潜在风险

被照护者意识清楚,左侧肢体无法自由活动,不能独立穿脱衣物。照护者对其进行穿脱衣物照护时,需要了解其偏瘫侧肢体的肌力和肌张力情况,以及个人穿脱衣物的自理能力和配合程度。照护者为非专业人士,为偏瘫的被照护者穿脱衣物过程中容易出现肌肉拉伤、关节脱臼甚至骨折等情况,照护者需要为偏瘫的被照护者选择宽松舒适的衣物,按照正确的穿脱衣物方法和顺序进行照护。

二、居家照护应掌握的技能

1. 了解为偏瘫被照护者进行穿脱衣物照护时选择衣物的原则。
2. 熟悉穿脱衣物照护的注意事项。
3. 掌握穿脱衣物照护的技巧及注意事项。

跟 我 学

一、穿脱衣物照护基本知识

穿脱衣物照护需要照护者正确评估被照护者的肌力、肌张力和自理能力,指导或协助被照护者穿脱上衣、裤子、鞋袜、扣纽扣、系鞋带等能力,以免被照

护者在穿脱衣物的过程中发生意外。

脑血管疾病被照护者常存在偏瘫,部分还存在肌张力增高的情况,因此衣物的选择尤为重要,若衣物选择不合理,可能会导致跌倒、坠床甚至骨折的发生。故照护者应根据被照护者需求选择宽松的衣裤和合适的鞋袜,使被照护者保持舒适,减少并发症的发生。

二、穿脱衣物照护基本原则

1. 鼓励独立原则　鼓励能自理和部分自理的被照护者自己穿脱衣物,照护者给予协助,尽量培养被照护者的独立生活能力。

2. 衣物选择原则　衣物应宽松、简单、重量合适,面料不能太滑。开襟式上衣扣子应易于单手捏取,也可将扣子改为尼龙搭扣,套头衫应有弹性;裤子选腰部有松紧带的、宽松轻便的类型;袜子选用宽口、松紧薄厚适宜的棉袜;鞋子选用套头鞋或搭扣式、带扣式,最好不选有鞋带的鞋子,辅助用具可准备鞋拔子。

3. 穿脱衣物顺序　先脱健侧肢体,后脱患侧肢体。先穿患侧肢体,后穿健侧肢体。先脱近侧肢体,后脱远侧肢体。先穿远侧肢体,后穿近侧肢体。

三、穿脱衣物照护方法

(一) 穿脱衣物前评估

肢体偏瘫、肌力及肌张力评估　充分评估被照护者肢体偏瘫情况、肌力和肌张力,有利于照护者有针对性地制订照护计划,更好照护被照护者。肌力评估一般分为 0~5 级,具体分级如下。

0 级:是完全瘫痪,测不到肌肉的收缩。

1 级:有肌肉的收缩,但肢体不能产生动作。

2 级:肢体可以在床面上水平移动,但不能抵抗重力,不能抬离床面。

3 级:被照护者肢体可以抬离床面,但不能抵抗外部的阻力。

4 级:可以抬离床面,也可以抵抗较弱的外部阻力。

5 级:正常肌力。

一般来说,3 级以上肌力的被照护者在居家照护时属于部分依赖,如果给予比较正规的康复训练,神经功能缺损的症状预后是比较好的,可逐步自行穿脱衣物。3 级以下肌力的被照护者预后相对较差,居家照护时属于完全依赖,需要照护者协助穿脱衣物。照护者抬起被照护者一侧上肢,肢体有阻力反应时,提示该侧肢体肌张力较高,在协助被照护者穿脱衣物时应避免生拉硬拽等动作,以免发生脱臼甚至骨折。

(二) 穿脱衣物前准备

1. 用物准备　开襟式上衣、套头衫、有松紧带的裤子、棉袜、套头鞋。

2. 被照护者准备　取舒适体位,卧位或坐位。

3. 环境准备　关闭门窗,确保室内温度22~26℃,注意保护被照护者的隐私。

(三) 穿脱衣物照护技巧

1. 穿脱上衣方法

(1)穿开襟上衣

1)被照护者坐位步骤:①被照护者取坐位,双脚踏地与肩同宽。衣服内面向上、衣领向前平铺在双膝上放好。②确认衣服正反面及有无扭曲,照护者抓衣领及衣服患侧衣袖,将袖口从患侧手穿过。③照护者将近端袖口从患侧上肢穿过,直至肩部,将衣领部分搭于肩部。④照护者将衣领从颈部绕过,并将健侧上肢穿进袖口。⑤将被照护者手臂稍微往前上方伸,或者袖子朝下摇动穿过手臂。⑥照护者协助从上到下依次扣好纽扣,整理衣服(图2-1)。

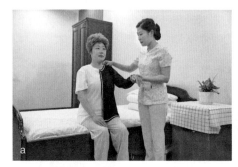
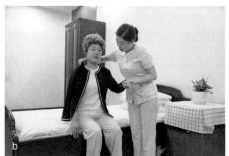
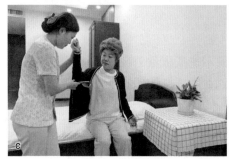
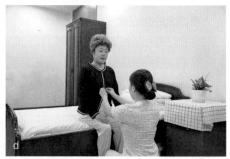

图2-1　穿开襟上衣坐位步骤
a.患侧衣袖过肘;b.患侧衣袖过肩;c.穿健侧衣袖;d.整理衣物

2)被照护者卧位步骤:①协助被照护者穿上远侧或患侧衣袖,向上拉。②帮助被照护者侧身面向照护者,将背部衣服整理后,掖在身体下面。③协助被照护者平卧,帮其穿上近侧或健侧的衣袖。④从上向下扣好纽扣,整理、拉平衣服(图2-2)。

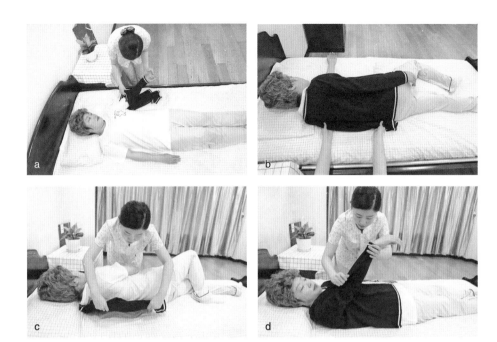

图 2-2 穿开襟上衣卧位步骤
a.穿患侧衣袖;b.侧卧整理背部衣服;c.穿健侧衣袖;d.整理衣物

（2）脱开襟上衣

1）被照护者坐位步骤:①被照护者取坐位,双脚踏地与肩同宽。照护者协助从上向下依次解开纽扣。②照护者协助被照护者身体稍微向对侧倾斜,慢慢将健侧的手臂从袖子中拔出来。③照护者提着衣领,绕过被照护者背部,提起患侧手臂,将衣服慢慢拉出(图 2-3)。

2）被照护者卧位步骤:①从下到上依次解开被照护者上衣的纽扣。②先协助被照护者脱下近侧或健侧的衣袖。③协助被照护者略微侧卧,将脱下的衣袖塞入背下至另一侧。④协助脱下另一侧的衣袖,整理好衣物(图 2-4)。

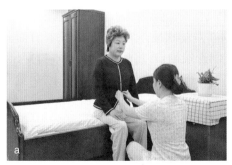

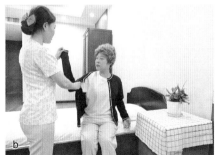

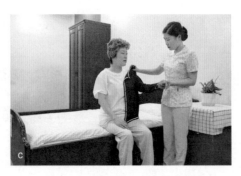

图2-3　脱开襟上衣坐位步骤
a.解开纽扣;b.脱健侧衣袖过肘;c.脱患侧衣袖

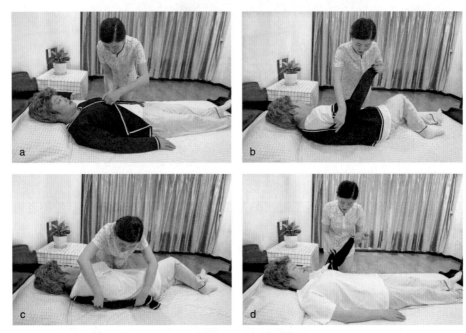

图2-4　脱开襟上衣卧位步骤
a.解开纽扣;b.脱健侧衣袖;c.侧卧整理衣物至一侧;d.脱患侧衣袖

　　3)穿套头衫步骤:①被照护者取坐位,双脚踏地与肩同宽。套头衫背面向上放在双膝上。②健手抓衣服,露出患侧近端袖口,将患侧上肢从袖口穿出。③健侧上肢穿过健侧袖口并伸出。④健手将患侧衣袖上拉至肘部以上,尽量靠近肩部。⑤健手将衣服后身收起并抓住,颈部前屈,将领口从头部穿过(图2-5)。

　　4)脱套头衫步骤:①被照护者取坐位,双脚踏地与肩同宽。②低头,健手从颈后向上拉后衣领,将衣服拉过头部。③褪出健侧衣袖。④健手脱去患侧衣袖(图2-6)。

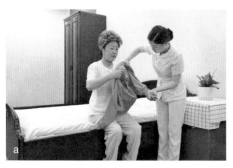
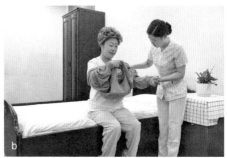
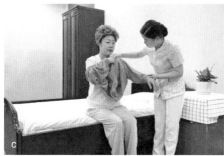
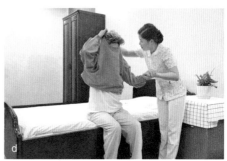

图 2-5 穿套头衫步骤
a. 穿患侧衣袖;b. 穿健侧衣袖;c. 上拉患侧衣袖;d. 套衣领

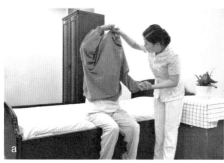
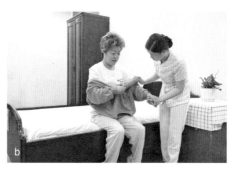
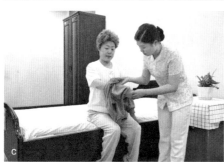
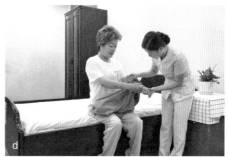

图 2-6 脱套头衫步骤
a. 上拉后衣领;b. 脱衣领;c. 脱健侧衣袖;d. 脱患侧衣袖

2. 穿脱裤子方法

(1) 穿裤子方法

1) 被照护者坐位步骤：①被照护者取坐位，使身体保持稳定，确认好裤子正反面及有无扭曲。②照护者协助被照护者用健手抬起患侧脚，慢慢将裤子提到膝盖以上，放下患侧腿，全脚掌着地，穿健侧裤腿，拉至膝上。③身体稍微前倾，分别在左边和右边一点一点地将裤子往上提至腰部。④照护者协助被照护者系好裤绳，确认松紧度和舒适度，整理衣物（图2-7）。

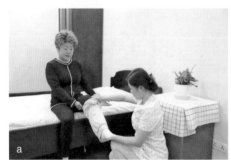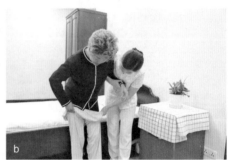
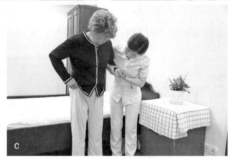

图2-7　穿裤子坐位步骤
a. 穿患侧裤腿；b. 穿上健侧裤腿上提至大腿；c. 上提裤腰

2) 被照护者卧位步骤：①协助被照护者取平卧位，先套患侧裤管，再套健侧裤管。②将两侧裤管同时拉至臀部。③协助抬臀，将裤子拉至腰部，系好裤绳，取舒适卧位（图2-8）。

(2) 脱裤子方法

1) 被照护者坐位步骤：①被照护者取坐位，身体保持平衡，照护者协助被照护者解开裤绳。②协助被照护者先将一侧裤子往下脱，左右抬臀，一点一点地往下拉裤子至臀部附近。③将裤子拉到膝盖下方附近，轻抬健侧脚，将健侧裤腿脱下。④将健侧脚稳稳放在地上，以免失去平衡，再脱患侧裤腿（图2-9）。

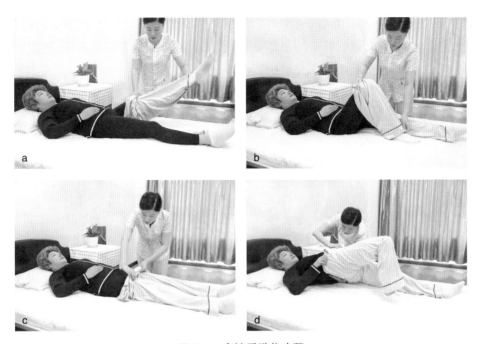

图 2-8　穿裤子卧位步骤
a. 穿患侧裤腿；b. 穿健侧裤腿；c. 卧位上提裤子至膝；d. 卧位上提裤腰

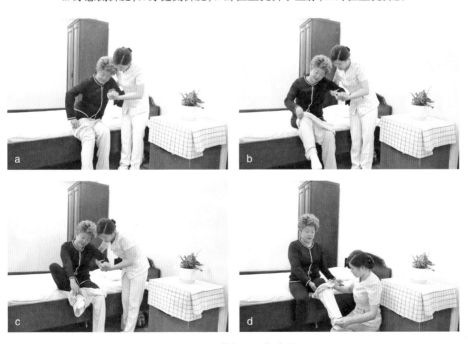

图 2-9　脱裤子坐位步骤
a. 脱一侧裤子，左右抬臀下拉至臀部；b. 下拉至膝盖；c. 脱健侧裤腿；d. 脱患侧裤腿

2）被照护者卧位步骤：①被照护者取舒适卧位，室内温度适宜，解开裤绳。②协助抬起臀部，褪下裤子。③先脱下健侧裤腿。④再脱下患侧裤腿，整理衣物（图2-10）。

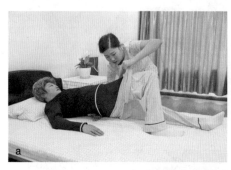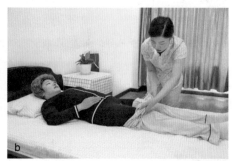
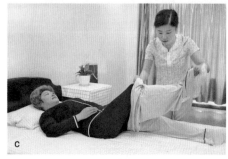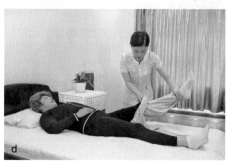

图 2-10　脱裤子卧位步骤

a. 抬臀褪裤子；b. 裤子褪至膝盖；c. 脱健侧裤腿；d. 脱患侧裤腿

3. 穿脱鞋、袜方法步骤

（1）被照护者取坐位，双脚踏地，与肩同宽，患侧下肢搭在健侧下肢上。

（2）健手拇指、食指撑开袜口，套在患脚后向上拉。

（3）健手将鞋子套入患脚。

（4）放下患腿，全脚掌着地，重心转移至患侧，穿好健侧袜和鞋。

（5）脱袜子和鞋时则顺序相反。被照护者用健手先脱去健侧鞋和袜，照护者协助其将患侧下肢抬起，脱下患侧鞋和袜。

（四）注意事项

1. 协助穿脱衣物时，注意衣物的摆放顺序，需要先穿的放在上面，需要后穿的放在下面。换下的脏衣服及时放入污衣袋里，不可放置于地上，以免交叉感染。

2. 对于卧床的被照护者，应尽量避免过多的翻动及长时间的暴露肢体，注意隐私保护。

3. 更换衣服时,照护者不可强行拉拽被照护者僵直或痉挛的肢体,应保持其关节在功能范围内活动。

加 油 站

衣服改良的小技巧

1. 适合长期卧床患者的衣服改良　脑血管疾病长期卧床患者,需要照护者给予翻身并进行舒适体位的摆放、穿脱衣物的照护。患者生活自理能力为完全依赖,因不能配合增加了穿脱衣物的困难程度,且患者安全舒适性差。为了在居家照护过程中更加方便简单地完成穿脱衣物,结合卧床患者的生活需要和护理特性,可以采用正衣反穿的小技巧(图 2-11)。

2. 适合长期静脉输液患者的衣服改良　脑血管疾病患者居家照护有长期输液的要求,需留置套管针时,在治疗期间若被照护者多次的穿脱衣物,这不仅会给患者本身带来不便,同时由于手臂的伸展动作也容易引起导管发生松动、折断、脱出等现象。在解决办法上,可以通过对衣物的改良来防止这些问题的发生(图 2-12)。改良后,衣物的衣袖更换为开窗式,并在衣袖区域做特殊处理,具体方法为,在衣袖的外侧中部裁剪出一个形状类似于 U 形的开口,开口裁剪面积一般维持在 10 厘米 × 20 厘米即可,开口区域应用布料或尼龙材质的搭扣使其与衣袖粘连完整,形式上就像一个可开启和关闭的窗户。

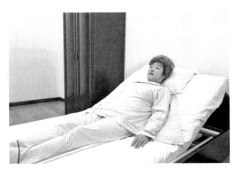
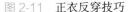
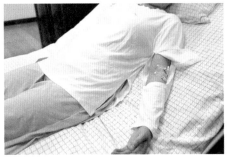

图 2-11　正衣反穿技巧　　　　图 2-12　长期静脉输液患者的衣服改良

划 重 点

被照护者因疾病造成肢体偏瘫,不能独立完成日常穿脱衣物动作,照护者应该掌握被照护者的偏瘫情况,确定其需要照护的程度,依据评定结果对被照护者进行有针对性地穿脱衣物照护,包括穿脱开襟上衣及套头衫、穿脱裤子及鞋袜等。

在协助被照护者穿脱衣物过程中,为方便照护者记忆,可牢记这个照护口诀。

穿衣物时先患后健,先远后近。
脱衣物时先健后患,先近后远。

照护者在协助过程中要注意被照护者隐私和安全双重保护,根据被照护者生活自理能力,提供适宜、恰当的帮助。

试 试 手

思考题

1. 居家照护时,如何为本案例中的张阿姨穿开襟上衣和套头衫?
2. 为本案例中的张阿姨进行穿脱衣物照护的注意事项有哪些?

第二单元
床上擦浴

小 案 例

王阿姨,56岁,脑干梗死,经治疗后病情平稳,出院回家。出院后王阿姨神志清楚,长期卧床,四肢不能活动,留置导尿,生活上需要完全依赖照护者。在居家照护中,该如何为王阿姨进行床上擦浴呢?

一、居家照护面临的问题及潜在风险

被照护者长期卧床,四肢不能活动,留置导尿,存在感觉障碍,活动障碍,皮肤容易出现干裂、脱皮、破损等情况,擦浴过程中存在牵拉导尿管的风险。照护者对被照护者进行床上擦浴时,需要了解被照护者有无体温异常、肢体僵硬、肢体疼痛,有无皮肤破损,导尿管是否固定妥善,尽量选取柔软的擦洗工具,使用无刺激的护肤品、适宜的水温等,以便于进行床上擦浴。

二、居家照护应掌握的技能

1. 了解床上擦浴照护的基本原则。
2. 掌握床上擦浴的擦拭顺序。
3. 应用床上擦浴的照护技巧。

跟 我 学

一、床上擦浴照护基本知识

床上擦浴是指照护者根据被照护者的皮肤污染情况、破损情况、肢体感觉障碍和活动障碍情况,按照正确的擦洗顺序和擦浴技巧,在温度适宜的环境下,为被照护者进行床上擦浴,清除身体表面的污垢,使被照护者日常生活感

觉更舒适,擦浴后适当地进行皮肤养护,可以促进皮肤的新陈代谢,提高被照护者的生活质量和生命质量,预防感染,减少并发症的发生。床上擦浴主要适用于制动、活动受限并且允许擦浴的被照护者。

二、床上擦浴照护基本原则

1. 知情同意原则　擦浴前取得被照护者的同意,被照护者能积极接受照护者的操作。

2. 安全原则　擦浴过程要以被照护者的安全为主,侧卧时避免肢体长期受压,避免损伤皮肤,可在肘部和腿部各放一个软枕,翻身时动作轻柔,照护者靠近床边,防止被照护者坠床。注意导尿管的妥善放置,防逆流、牵拉、脱出。操作前照护者可尝试轻柔地将被照护者的大腿外展,观察尿管有无牵拉情况。

3. 遵循节力原则　照护者两脚稍分开,降低身体重心,端水盆时,水盆尽量靠近身体,以减少体力消耗。

4. 尊重、保护隐私原则　尊重被照护者习惯,保护被照护者隐私,促进舒适,增进美观,维护被照护者自尊。根据被照护者生活习惯选择实施床上擦浴的时间。

5. 清洁原则　照护者掌握擦洗的步骤,及时更换温水,保持水温,腋窝、腹股沟等皮肤褶皱处要擦洗干净。

三、床上擦浴照护方法

(一)擦浴前评估

1. 环境评估　关闭门窗,室内温度在22~26℃,避免人员走动。

2. 皮肤评估　评估被照护者的皮肤颜色、清洁度、温度、弹性,有无感觉障碍(用冷或温暖的物品接触被照护者的手背或足背皮肤,询问被照者的冷热感觉),受压皮肤的情况。

3. 生命体征评估　照护者通过夹体温计,观察被照护者面色和指甲颜色、呼吸情况等,评估被照护者有无体温异常、面色苍白、呼吸不畅等,以免在擦浴过程中出现危险。

(二)擦浴前准备

1. 照护者准备　洗手,指甲不能过长,穿着舒适。

2. 用物准备　洗脸盆2个,水桶2个(一个桶装47~50℃热水,另一个桶准备盛污水,方便擦浴过程随时增减水),浴巾2条,毛巾3条,沐浴露,护肤品,25%~30%的酒精,清洁衣物和被褥。

3. 体位准备　被照护者平躺,移至靠近照护者的一侧。

（三）床上擦浴照护技巧

1. 将脸盆放在床边的椅子上，倒入 2/3 的热水，水温适宜，无水温计的情况下，可在手腕部试温，不烫为宜。

2. 在被照护者颈部围浴巾，将湿毛巾包在右手上（图 2-13），左手扶住被照护者头顶部，搓洗拧干毛巾，以不滴水为宜，依次擦洗眼部、额部、鼻部、面部、人中、耳后至下颌。擦眼部时，内侧眼角向外侧眼角擦拭，并注意耳后颈部皮肤褶皱处的清洁，依次再擦洗一遍。

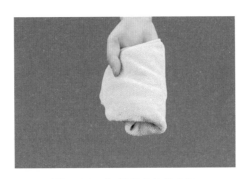

图 2-13　包裹湿毛巾的方法

3. 帮助被照护者脱下上衣，先脱近侧，后脱远侧，在擦洗部位下方垫上浴巾，先用湿毛巾润湿皮肤，再用涂好沐浴露的毛巾，擦洗被照护者近侧上肢，由上至下（注意腋窝部位的清洁），而后用清水擦净，并用浴巾擦干，将被照护者手部浸入水盆内清洗擦净（注意指缝和指尖），按同法擦洗对侧。

4. 擦洗胸腹部，注意胸部下方也要擦洗，然后帮助被照护者侧卧身体，背向照护者，擦洗后颈、后背和臀部。

5. 上身擦洗完毕后给被照护者换上清洁衣服，先穿远侧，后穿近侧，更换过程注意保暖。

6. 换水后，将被照护者的裤子褪至臀部下方，将近侧下肢抬起弯曲，脱下一侧裤腿，在腿部下垫清洁的浴巾，用涂抹沐浴液的毛巾擦洗下肢，自大腿根部直到踝部，包括前、后、内、外各侧，擦完后用专用的盆和毛巾擦洗会阴（用温水浸湿毛巾，擦洗的顺序为依次擦洗阴阜→大腿内侧→会阴→尿道口→肛门，再次擦洗第二遍，顺序为尿道口→尿管周围），注意避免牵拉和污染导尿管。我们也可以进行一次会阴冲洗，再用洗净的毛巾擦洗两次，擦洗完毕，用浴巾擦干，更换清洁裤子，按同法擦洗对侧。

7. 洗脚，在床尾垫浴巾，足盆置于浴巾上，将双脚浸泡于盆中，用小毛巾擦洗脚背、脚心及脚趾，洗毕取下足盆，两脚放于浴巾上立即擦干，擦洗完毕。

8. 可在骨突处用 25%~30% 酒精做按摩,沾少许,用手掌紧贴皮肤,力度均匀地环形按摩,由轻到重,再由重到轻,每次 3~5 分钟。

9. 帮助被照护者整理衣物,梳头,必要时剪指甲以及更换床单。

10. 适当为被照护者补充水分。

11. 整理用物。整个详细擦洗流程如图 2-14。

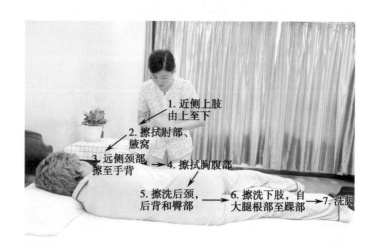

图 2-14　擦洗的先后顺序流程图

(四) 注意事项

1. 饭后不宜立即擦浴,最好在饭后一小时,擦洗时间控制在半小时以内。

2. 动作要敏捷、轻柔,要拧干毛巾,不可过湿,用力得当。导尿管固定妥善,避免牵拉。每擦洗一处,均应在下面铺上浴巾,以免弄湿床单。

3. 随时注意被照护者的变化,若发现异常,例如发抖、面色苍白、呼吸变快或变慢,应及时停止擦浴。观察皮肤有无发红、过敏等异常情况。

4. 擦浴时,水温适宜,避免烫伤及着凉。

5. 擦浴过程中,注意保护被照护者隐私,减少身体暴露。

加 油 站

皮肤擦伤的预防及护理

被照护者卧床期间容易存在营养不足,皮下脂肪减少,皮下角质层保护功能降低的情况。擦浴过程中,由于照护者的力度过大,过度刺激就容易造成皮肤擦伤,主要表现皮肤发红,出现散在的小出血点或破损。擦洗时的力度要合适,擦洗过程中要详细询问被照护者的感受,可使用海绵式搓澡巾,擦浴后涂上皮肤保护剂。如皮肤发红,可以使用液体敷料轻轻按摩发红处约2分钟。皮肤破损处可常规用碘伏消毒,必要时配合使用罗红霉素软膏进行抗感染治疗,有异常无法处理的情况要及时就医。经常出汗或潮湿的部位如腋下、腹股沟,可以使用纯棉透气的小布垫上,擦浴后更换柔软透气衣物。

湿疹的预防及护理

被照护者皮肤长期处于潮湿的环境下,容易发生湿疹,皮肤屏障受到破坏,如何预防及护理湿疹,有以下注意事项。

1. 保持皮肤清洁干燥,避免皮肤受大小便的刺激,排便后及时用温水轻擦皮肤,禁用肥皂水、酒精擦拭皮肤。

2. 有皮肤瘙痒的被照护者,应嘱其避免抓挠皮肤,皮肤剧烈瘙痒者可涂炉甘石洗剂,或遵医嘱用药,不得擅自使用药物,以免造成皮肤感染。

3. 如有皮肤破损,应结痂后让其自行脱落,不要强行撕脱。

4. 疹退后皮肤干燥可涂液体石蜡润滑皮肤。

5. 室内应保持整洁,定时通风,空气定期消毒。

划 重 点

为被照护者进行床上擦浴前,要与其耐心沟通,使其适应并接受床上擦浴,注意隐私保护,尊重被照护者。尿袋里的尿液排空,夹闭尿管,置于床上,注意避免牵拉导尿管,询问有无疼痛感受,有无尿意。擦拭过程中始终遵循从上到下,从近侧到远侧,从外侧到内侧的顺序。观察被照护者的呼吸和面色,及时发现被照护者的病情变化给予处理,擦拭过程中和擦拭后要注意保暖,必要时增添薄被。床上擦浴的照护口诀:一湿、二皂、三净、四干。

一湿:先用湿毛巾擦洗身体,毛巾不可过湿,以不滴水为宜。

二皂:将毛巾涂上香皂或沐浴露再次擦拭。

三净:将毛巾搓揉干净擦去沐浴露或香皂。

四干:用干毛巾边揉按边擦干皮肤。

试 试 手

思考题

1. 本案例中的王阿姨长期卧床,为她进行床上擦浴的顺序是什么?
2. 居家照护时,为本案例中的王阿姨进行床上擦浴的注意事项有哪些?

第三单元
头面部清洁

小 案 例

李奶奶,77 岁,诊断为脑梗死,经医院治疗后病情稳定出院。被照护者意识清楚,语言障碍,遗留右侧肢体活动不灵,清晨起床后不能独立完成洗脸、洗头,作为照护者,该如何为李奶奶进行头面部的清洁照护呢?

一、居家照护面临的问题及潜在风险

被照护者意识清楚,右侧肢体活动不灵,生活不能自理,不能自己洗脸、洗头,个人卫生状况差,舒适度下降。为被照护者进行头面部清洁照护过程中,容易出现面部擦伤、头皮抓伤、耳部及眼部进水、烫伤等情况。

二、居家照护应掌握的技能

1. 了解头面部清洁的基本原则。
2. 掌握面部清洁的方法及擦拭顺序。
3. 应用床上洗头的技巧。

跟 我 学

一、头面部清洁照护基本知识

清洁是人类基本生理需要之一。清洁干净的面部和外观美丽整洁的头发与健康、自尊、自信密切相关。如果没有良好的卫生习惯,则会出现面部皮肤污垢积存、脱皮、发炎、头皮瘙痒、皮屑等问题,相反拥有清洁干净的面部,整齐漂亮的头发,不仅可以改善自我形象,还能使人拥有自信和自尊,感觉舒适、安全及心情轻松愉快,预防头皮感染,减少细菌滋生。脑血管疾病被照护者常存在偏瘫,部分还存在肌张力增高的情况,完成洗脸、梳头等精细动作的能力较差,因此需要照护者精细照料。

二、头面部清洁照护基本原则

1. **清洁原则**　每日早、晚各清洗一次面部,去除面部皮肤表面的油脂与污垢。洗头每周至少两次,条件允许情况下可每日清洗一次。洗头可以去除头皮污垢,减少头发异味,预防头皮感染,防止细菌感染或寄生虫滋生。

2. **安全原则**　在床上洗脸、洗头过程中应注意保暖,确保水温合适,避免烫伤或着凉。揉搓过程中,动作要轻柔,避免擦伤及划伤,避免污水或泡沫进入眼睛或耳道等。

三、头面部清洁照护方法

(一)头面部清洁照护前评估

1. 评估被照护者四肢的活动能力,能否坐起,能否完成自己洗脸、梳头等精细动作。可根据本章第一单元的"肌力评估分级法"进行评估。一般来说,3级以上肌力的被照护者如果给予正规的康复训练,神经功能缺损的症状预后是比较好的,可逐步自行洗脸、梳头等精细动作。3级以下肌力的被照护者预后相对差一些,需要照护者协助进行精细动作。

2. 评估被照护者头皮及面部有无皮疹、皮炎、皮肤破损、中耳炎、眼部炎症。

3. 评估被照护者头发的长短、清洁度、有无打结等情况。

(二)头面部清洁照护前准备

1. 被照护者体位准备

(1)洗脸时可选择平卧位或坐姿。

(2)洗头时选择平卧位。

2. 照护者准备　照护者修剪指甲,洗净双手。

3. 用物准备

(1)洗脸的用物准备　脸盆、40~45℃温水、洗面奶或香皂、毛巾1条、尿不湿1片、护肤乳液。

(2)洗头的物品准备　洗头盆、污水桶或脸盆、40~45℃的温水、毛巾1条、尿不湿1片、棉球两个、眼罩、洗发水、梳子、电吹风。

4. 环境准备　关闭门窗,确保室内温度22~26℃,注意保护被照护者隐私。

(三)头面部清洁照护技巧

1. 洗脸的照护技巧

(1)选择体位,做好准备工作:被照护者采取平卧或坐位,将脸盆盛放适量温水放于被照护者床旁,铺尿不湿于被照护者枕上,松开被照护者衣领并将衣领向内折,用准备好的温水浸湿毛巾,拧毛巾至微干,以不滴水为宜。

(2)清洁面部皮肤:嘱被照护者闭眼,先将被照护者面部打湿,然后均匀涂抹香皂或洗面奶,用指腹揉搓 1 分钟,动作要轻柔,然后用微干毛巾依次擦洗额头 → 眼角 → 鼻翼 → 双侧面颊 → 下颌 →颈部,擦眼部时,由内侧眼角向外侧眼角擦拭,并注意耳后颈部皮肤褶皱处的清洁,可重复 2~3 次,直至泡沫及污垢完全清除,最后涂抹护肤乳液。

(3)清洁后整理:清洁完毕后,协助被照护者取舒适体位,检查被照护者枕巾、枕头、衣服、被褥有无潮湿,如有潮湿,予以及时更换。

2. 床上洗头照护技巧

(1)选择舒适体位,做好准备工作:协助被照护者平卧,移枕至肩下,将尿不湿垫于被照护者头及肩下,松开被照护者衣领并将衣领向内折,将洗头盆放于被照护者头部下方,使被照护者颈部枕在凸起处,头在槽中,并将排水管置于污水桶或脸盆内。将准备好的棉球塞入被照护者双侧耳道,避免污水进入耳道内,用眼罩遮盖双眼,嘱被照护者轻闭双眼,防止污水喷溅入眼。确定水温合适,水温以 40~45℃为宜,如无水温计,可用手掌侧皮肤试温。

(2)洗头:用水充分打湿头发,倒洗发水适量于掌心,涂抹头发,再用指腹由发际向头顶部揉搓头发和头皮,用力适中,揉搓完毕后用温水冲洗掉泡沫,直至洗净为止。

(3)整理发型:用梳子梳去落发,如遇头发打结可蘸取 30% 酒精涂抹于打结处,从发梢开始一点一点轻柔梳通,逐渐梳至发根。

(4)吹干头发:洗发结束,用毛巾包裹头发,一手托头,另一只手撤去洗头盆。除去耳内棉球及眼罩,用毛巾擦净脸部水迹。用电吹风吹干头发,梳理成被照护者习惯的发型,长期卧床者可进行编发,防止头发打结。最后协助被照护者取舒适卧位,盖好被褥避免着凉,检查枕巾、枕头、衣服、被褥有无潮湿,如有潮湿,予以及时更换。

(四) 注意事项

1. 关闭门窗,室内温度保持在 22~26℃,尊重患者隐私。

2. 操作者不能留有长指甲,避免划伤被照护者头皮。洗头过程中用指腹按摩头皮,不得用指甲抓挠。

3. 水温适宜,注意保暖。洗头前应该检查水温,可以先将水倒在照护者手背部,感觉温度适宜即可;试完水温后,再少量淋湿被照护者头皮,以被照护者感觉适宜为准。整个洗头过程中及时更换温水,维持水温不变。

4. 头面部清洁过程中,动作应敏捷、轻柔,毛巾要拧至微干,以不滴水为宜,避免污水或泡沫进入被照护者眼睛或耳道内。

5. 洗发后及时擦干、吹干头发,避免引起头痛、着凉。使用电吹风时,要不断移动位置,并保持 15 厘米以上距离,防止烫伤。

6. 随时观察被照护者反应,皮肤有无异常,如有发抖、面色苍白、呼吸变快或变慢,应立即停止。

加 油 站

耳内进水处理

被照护者进行床上洗脸洗头过程中容易发生耳道进水,耳内进水后会引起哪些后果和疾病?应该怎样处理呢?

一、耳内进水的危害

耳内进水后会出现耳内闭闷、听力下降、头晕等。脏水长时间停留在耳内会使耳屎软化,使耳朵堵塞、流脓等,引发中耳炎,严重的还会引起鼓膜穿孔。耳朵一旦进水,人们迫切想把水排出,甚至用不干净的小夹子、火柴棒、小钥匙等掏耳,这样虽然可以侥幸使水流出,但也容易损伤外耳道,甚至伤及鼓膜,导致耳部疾病。

二、耳内进水的处理方法

耳内进水后应及时将水排出,最常见的方法:①侧躺在床上,然后用头摩擦松软的枕头轻轻拭去,耳朵里的水会因惯性而向外流出。②将头偏向进水耳朵一侧,用手掌紧紧捂住耳朵,然后突然松开,反复几次,把水吸出来。③用干净的细棉签,消毒脱脂棉或软性吸水纸卷成捻子,轻轻地伸入进水的耳朵里,当捻子碰到水时,水就会被吸到捻子上。如发现被照护者出现耳道内流脓、流水,听力下降等症状,请及时就医。

划 重 点

被照护者在脑血管疾病恢复期,肢体偏瘫,不能自己进行洗脸洗头,因此在居家照护过程中,洗脸、洗头、剃胡须是照护者必备技能之一。

照护者在给被照护者洗脸、洗头、剃胡须过程中可记住：用物准备齐全,操作要熟练;选择合适体位,舒适适宜;塞好棉球,保护好耳和眼;水温合适,避免出现烫伤;指腹揉搓,力度要减一减;随时观察,看面色变不变;及时擦干,护肤乳涂面部;护理垫要垫好,被褥随时摸一摸,潮湿及时更换。男性被照护者要关注胡须清洁。

试 试 手

思考题

1. 为本案例中的李奶奶进行居家照护时,脸部擦拭顺序是什么?
2. 为本案例中的李奶奶进行洗头过程中,如何避免眼部及耳部进水?
3. 如果头发打结了我们该如何处理?

小 案 例

王阿姨,58 岁,诊断为脑梗死,经医院治疗后病情稳定。出院回家后的王阿姨神志清楚,右侧肢体不能活动,留置尿管,大部分日常活动需要帮助,作为照护者,该如何对王阿姨进行会阴清洁呢?

一、居家照护面临的问题及潜在风险

被照护者意识清楚,生活不能自理,不能自行清洁会阴部,可能出现会阴部分泌物多引起异味、尿液浸渍,引起失禁性皮炎等皮肤问题,被照护者留置尿管,可能会出现尿路感染的问题,对被照护者进行会阴部清洁照护过程中,容易出现尿管脱出的情况。

二、居家照护应掌握的技能

1. 了解会阴清洁照护的基本原则。
2. 掌握会阴清洁的顺序及注意事项。
3. 应用会阴清洁照护的技巧。

跟 我 学

一、会阴清洁照护基本知识

会阴清洁包括清洁会阴及其周围部分,男性会阴是阴囊根部到肛门的部分,女性会阴是由后阴唇、大小阴唇的连接处到肛门的部分。由于女性外阴及阴道结构原因,与肛门、尿道口相邻,病原体很容易从邻近器官侵入。当患病时,机体抵抗力较弱,长期卧床,会阴部空气流通不畅,加上局部温暖、潮湿,皮

肤表面毛发生长较密,易于致病菌繁殖,皮肤易破损。留置导尿管属于侵入性操作,会损伤人体尿道黏膜,破坏机体正常的防御屏障。同时,导尿管的存在可能使外生殖器周围的病原菌逆行进入泌尿系统,部分被照护者会导致尿路感染甚至全身感染、脓毒血症等。因此,会阴清洁十分重要。

二、会阴清洁照护基本原则

1. 清洁原则　保持会阴部清洁、干燥,预防尿路感染等并发症。观察阴道分泌物的颜色、清浊、稀稠,观察尿液有无异味、浓稠、颜色改变。

2. 安全原则　为患者进行会阴部清洁,选择合适体位,被照护者留有尿管,需要变换体位时,一定要妥善固定,避免尿管牵拉脱出。

3. 尊重、保护隐私原则　会阴部为私密部位,会阴清洁过程中要注意被照护者隐私的保护。环境光线和温度的调节以及适宜的衣物选择,以被照护者为中心,实施人性化照护。

三、会阴清洁照护方法

(一) 会阴清洁前评估

1. 被照护者自理能力的评估　评估被照护者的意识状况,是否瘫痪或软弱无力,有无关节活动受限,需要完全协助还是部分协助。可根据本章第一单元的"肌力评估分级法"进行评估。

2. 会阴部评估　评估会阴部有无异味、瘙痒,一般正常的气味是清淡的腥味、汗酸味或无味。如果出现了腥臭味、腐臭味或特殊的气味,就可能出现了问题。评估会阴部有无分泌物过多,评估局部皮肤有无破损。

3. 排便、排尿异常情况的评估　评估尿液有无异味、浓稠、颜色改变,排尿时有无灼热感、疼痛等不适症状;有无大、小便失禁,留置导尿管等情况。

(二) 会阴清洁前准备

1. 用物准备　水壶(内盛温水,温度与体温相近,以不超过 40℃为宜),一次性棉球 1 袋(20 粒左右),浴巾,尿不湿 1 个,一次性使用薄膜手套。

2. 环境准备　关闭门窗,提供隐私环境,调整室温在 24~26℃。

3. 被照护者准备　女性被照护者取仰卧屈膝位,两腿略外展;男性被照护者取仰卧位。冲洗前排尿或排便。

(三) 会阴清洁照护技巧

1. 女性被照护者会阴部护理

(1)帮助被照护者脱去健侧裤腿,盖在患侧腿部,并盖上浴巾,健侧腿用盖被遮盖保暖,协助被照护者取仰卧屈膝位,两腿略外展,露出外阴。被照护者肢体功能受限,照护者协助摆放被动体位,应随时关注患侧肢体情况。

(2)照护者戴手套,将护理垫置于被照护者臀下,取冲洗壶,用手腕内侧试水温,水温适宜,滴少许冲洗液于阴阜,询问被照护者冷热程度。

(3)第一遍冲洗时,避开尿道口,自阴阜一直向下冲至臀部,先冲净一侧后换一棉球同样冲净对侧,再用另一棉球自阴阜向下冲净中间。自上而下,由外向内。初步冲净会阴部的污垢、分泌物和血迹,冲洗时,一手持盛有冲洗液的水壶,另一手持棉球,一边冲刷一边擦洗(图2-15)。

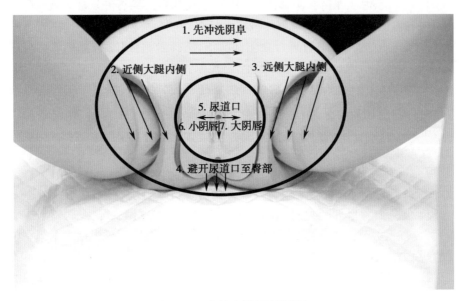

图2-15　女性会阴部清洁顺序

(4)第二遍冲洗时,以尿道口为中心,自内向外冲洗,先尿道口后两侧小阴唇,每一部位各更换一个棉球,并将冲洗后的棉球丢弃,冲洗时可据被照护者情况决定冲洗次数,直至冲净。

(5)第三遍冲洗时,擦拭尿管,由尿道口向远端依次擦洗尿管的对侧→上方→近侧→下方,最后冲洗肛门并用洁净毛巾擦干,撤去护理垫。

(6)清洁完毕后,协助被照护者取舒适体位,检查被照护者被褥有无潮湿,如有潮湿,予以及时更换。

2. 男性被照护者会阴部护理

(1)帮助被照护者脱去健侧裤腿,盖在患侧腿部,并盖上浴巾,健侧腿用盖被遮盖,被照护者取仰卧位。

(2)照护者戴手套,置护理垫于被照护者臀下,取冲洗壶,用手腕内侧试水温,水温适宜,滴少许冲洗液于阴阜,询问被照护者冷热程度。

（3）第一遍冲洗时，避开尿道口，自耻骨联合一直向下冲至臀部，先冲净一侧后换一棉球同样冲净对侧，再用另一棉球自阴阜向下冲净中间。

（4）第二遍冲洗时，一只手提起阴茎，另一只手用棉球从上到下，环行擦洗阴茎头部、下部和阴囊（图 2-16）。

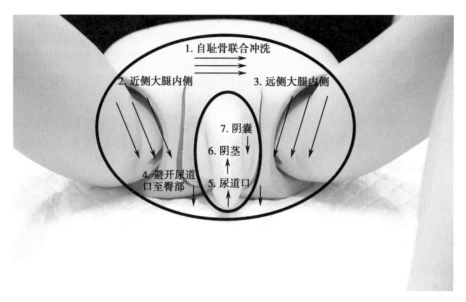

图 2-16　男性会阴部擦洗顺序

（5）第三遍冲洗时，擦拭尿管，由尿道口向远端依次擦洗尿管的对侧→上方→近侧→下方，最后擦洗肛门时，可协助被照护者取侧卧位，一手将臀部分开，一手用毛巾擦洗干净，冲洗后擦干各部位，撤去护理垫。

（6）清洁完毕后，协助被照护者取舒适体位，检查被照护者被褥有无潮湿，如有潮湿，予以及时更换。

（四）注意事项

1. 关闭门窗，提供隐私环境，调整室温在 24~26℃。

2. 会阴清洁照护应每日 1~2 次，被照护者饭后不宜立即洗会阴，排便后要进行会阴清洁。照护者不能留长指甲，操作前后必须洗手。

3. 尽量减少不必要的暴露，保护被照护者隐私。

4. 清洗前要检查水温，会阴清洁过程中要及时更换和添加热水，也可以根据被照护者需要做适当调整，注意保暖。

5. 每擦洗或冲洗一处，均应更换棉球，擦洗时注意观察会阴部皮肤黏膜情况，擦洗时动作轻稳，顺序清楚，从污染最小部位至污染最大部位清洁，避免交叉感染。

加　油　站

阴道炎的识别和处理

阴道炎即阴道炎症,是导致外阴阴道症状如瘙痒、灼痛、刺激和异常流液的一组病症。在生理情况下,女性生殖系统具有自然保护功能,因为阴道中存在阴道杆菌,它能保持阴道处于酸性的环境。当阴道的自然防御功能受到破坏时,病原体易于侵入,导致阴道炎症。通过阴道分泌物检查可以判断阴道有无炎症,还可以进一步诊断炎症的原因,如细菌性阴道炎、滴虫性阴道炎、霉菌性阴道炎等。五大信号提醒照护者应该寻求专业医护人员的帮助:①白带异常;②外阴瘙痒;③月经不调;④痛经;⑤月经过多。

居家照护时,保持外阴清洁干燥,避免搔抓。不宜食用辛辣刺激性食品。勤换内裤,并用温水进行洗涤,切不可与其他衣物混合洗,避免交叉感染。会阴清洁不要使用碱性物质,保持外阴清洁。一般阴道炎的药物治疗以外用为主,合并盆腔炎或者复发性阴道炎可以联合口服用药,注意长期口服抗生素可能抑制正常菌群,继发霉菌感染。

划　重　点

脑血管疾病患者留置尿管后,可能出现尿路感染、会阴部分泌物多引起异味、尿液浸渍引起皮肤问题、脱管的情况。为了避免这些问题的出现,照护者应重点评估被照护者的自理能力、会阴部、排尿排便情况,会阴清洁前准备好会阴清洁器具,选择适宜温度,合理摆放体位,遵循第一遍清洁由阴阜到尿道口、第二遍自尿道口往外、第三遍清洁导尿管的原则,进行会阴清洁。熟练掌握会阴清洁的方法及注意事项,熟悉并知晓会阴清洁不当的后果及其处理措施。

试　试　手

思考题

1. 为本案例中的王阿姨进行会阴清洁的顺序是什么?
2. 为本案例中的王阿姨进行会阴清洁应注意什么?

第五单元
口腔清洁

小 案 例

张阿姨,58岁,诊断为脑出血,经医院治疗病情稳定后出院回家。张阿姨居家卧床,意识清楚,左上肢抬不起来,留置胃管,口腔有臭味,有一颗门牙松动,作为照护者,该如何对张阿姨进行口腔清洁照护呢?

一、居家照护面临的问题及潜在风险

被照护者存在吞咽功能障碍、肢体运动障碍,口腔清洁自理能力下降,有发生口腔黏膜破溃及牙龈出血、口腔感染的风险。在清洁过程中,由于被照护者不能配合,可致牙齿脱落,若不认真清点口腔护理棉球数量,遗落在口腔,也会导致误吸、窒息等问题。照护者应根据被照护者的情况,与被照护者共同制订合理有效的计划,神志清醒可配合的被照护者选择牙刷刷牙,昏迷或不能配合的被照护者选择口腔护理。

二、居家照护应掌握的技能

1. 了解口腔清洁照护的基本原则。
2. 掌握口腔清洁注意事项。
3. 应用口腔清洁照护的技巧,如正确选择和使用口腔清洁用具,采用正确的刷牙方法,掌握牙线、假牙的清洁护理方法及口腔护理的方法。

跟 我 学

一、口腔清洁照护基本知识

口腔具有一定的温度和湿度,食物残渣残留在口腔里,非常适宜微生物

的生长繁殖,从而导致口腔内滋生大量的细菌,造成口腔感染。口腔清洁是对口腔器官里的牙、舌、腭、颊等部位的清洁和保护。应根据被照护者的病情及口腔情况,采用恰当的清洁器具、口腔漱口液及护理手段来为被照护者清洁口腔。

脑血管疾病尤其伴有咀嚼能力下降、吞咽障碍和肢体运动障碍,不仅会使口腔中滞留食物残渣,还可导致被照护者握力下降,运动协调性降低,活动和自我照护受限,难以进行有效的口腔清洁。另外,鼻饲的被照护者也易出现口腔干燥和细菌滋生等问题。因此,做好口腔清洁十分重要。

二、口腔清洁照护基本原则

1. 康复原则　鼓励被照护者自主进行口腔清洁,以锻炼肢体及提升自我照护能力,促进被照护者康复。

2. 清洁原则　保持口腔清洁、湿润、预防口腔感染等并发症。去除口臭、口垢,促进食欲,使被照护者舒适,保持口腔正常功能。全面观察口腔情况,按照顺序观察:唇、齿、颊、腭、舌、咽。

3. 安全原则　口腔清洁过程中要确保被照护者安全,对于有意识障碍、昏迷的被照护者,吞咽障碍、容易呛咳的被照护者,禁止漱口;对于有活动性假牙的被照护者需取出,避免假牙脱落;根据被照护者情况采取合理体位,如坐位、侧卧位、仰卧位头偏向一侧等;擦拭棉球干湿度要适宜,擦拭完清点棉球个数,避免遗落在口腔里,以免发生误吸、窒息,甚至危及被照护者生命。漱口液温度要适宜,尤其对于感知觉障碍者更需要注意预防烫伤。极度烦躁或不配合者,不宜强行进行口腔清洁,以免损伤口腔黏膜、牙龈及牙齿。

三、口腔清洁照护方法

(一) 照护前评估

1. 自理能力评估　评估被照护者的意识状态和吞咽功能,意识障碍、昏迷或吞咽障碍的被照护者禁止漱口。评估被照护者是否具备口腔清洁自理能力,需要完全协助的被照护者给予口腔护理,部分协助的被照护者给予牙刷刷牙。

2. 口腔卫生评估

(1)卫生状况评估:了解被照护者口唇有无裂口及痂皮;口腔黏膜及舌面是否干燥、有无损伤;牙龈有无萎缩、水肿和出血;牙齿有无龋齿及牙垢;唾液量的多少;口腔有无异味。

(2)口臭评估:采用感官法,照护者距离被照护者约10厘米,能否闻到被照护者口腔异味,若有,应增加口腔护理频次或应用漱口水,积极寻找口臭原因。

(3)口腔溃疡评估:采用世界卫生组织口腔溃疡分级法,0级为口腔黏膜无异常;Ⅰ级为口腔黏膜有1~2个<1厘米的溃疡;Ⅱ级为口腔黏膜有1~2个1厘米的溃疡和数个小溃疡,但被照护者能进食;Ⅲ级为口腔黏膜有2个>1厘米的溃疡和数个小溃疡,能进流质饮食;Ⅳ级为口腔黏膜有2个以上>1厘米的溃疡或融合溃疡,不能进食,需要及时就医。

(二)口腔清洁照护前准备

1.用物准备

(1)牙刷刷牙:牙刷(手动/电动牙刷,牙刷应尽量选用外形较小、刷毛软硬适中、表面平滑的尼龙毛刷,每隔3个月更换一次),牙膏,盛放漱口污水的小盆1个,干毛巾或纸巾,35℃左右的漱口水适量和防水围裙,必要时备牙线、润唇膏。

(2)口腔护理:可使用一次性口腔护理包(图2-17)或自行搭配止血钳(或镊子)1把、漱口液浸湿的棉球数个、小盆1个、干毛巾1块、必要时备协助张口的牙刷或压舌板、润唇膏或口腔外用药。

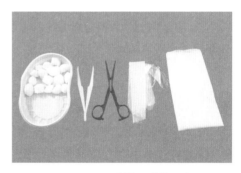

图2-17　一次性口腔护理包

2.被照护者准备　为被照护者讲解牙刷刷牙的方法及注意事项,或口腔护理时需要配合的动作,如张口、伸舌等。

(1)协助牙刷刷牙的被照护者取坐位,口腔护理的被照护者,抬高床头或背部垫软枕至30°,头偏向一侧。

(2)协助被照护者牙刷刷牙时,照护者应站在被照护者的健侧肢体一侧,口腔护理时,照护者应站在被照护者的右侧。

(三)口腔清洁照护技巧

1.牙刷刷牙步骤

(1)刷牙物品准备好后放于餐桌上,移至被照护者胸前,照护者将干毛巾围于被照护者颈部,必要时床档保护,防止坠床。

(2)漱口:漱口后直接吐到盛放漱口污水的小盆(吞咽障碍的被照护者可忽略此步骤)。

(3)打开牙膏:①旋盖式牙膏,患侧手臂放于折叠桌上,健侧手将牙膏放置于患侧手臂下方固定,健侧手拧开牙膏盖(图2-18)。②翻盖式牙膏,健侧手用拇指打开牙膏盖(图2-19)。

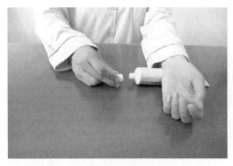

图 2-18　旋盖式打开牙膏方法

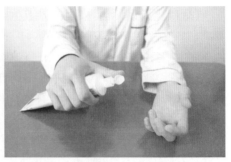

图 2-19　翻盖式打开牙膏方法

　　(4)挤牙膏:将牙刷柄置于患侧手臂下方固定,健侧手臂将牙膏挤到牙刷上(图 2-20)。

　　(5)刷牙:健侧手手持牙刷,正确的方法是上下颤动刷牙法。刷牙时,将牙刷毛面轻轻放于牙齿及牙龈沟上,刷毛与牙齿呈 45°,快速环形来回震颤刷洗,每次只刷 2~3 颗牙齿,刷完一处再刷下一部位。前邻近排牙齿的内面,可用牙刷毛面的顶端震颤刷洗,刷洗牙齿咬合面时,刷毛与牙齿平行来回刷洗;刷完牙齿后,再刷

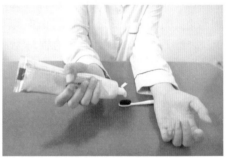

图 2-20　挤牙膏方法

舌面。另一种简便的方法是上下竖刷法,顺着牙缝上下刷,上面牙齿往下刷,下面牙齿往上刷,咬合面要来回刷,里里外外仔细刷。每日早晚各一次,每次刷牙时间 ≥ 3 分钟。

　　(6)用物整理:刷牙后再次漱口,干毛巾擦拭口角的水渍,整理用物。口唇干裂涂抹润唇膏。

　　(7)牙线剔牙法:为保证更彻底地清除牙缝之间、牙龈内的食物残渣,最好每天使用一次,宜在晚饭后或睡觉前刷牙之后使用。牙线不能替代牙刷,两者共同使用效果最好。

　　2. 口腔护理步骤

　　(1)将清洁用物摆放于床旁桌上,抬高床头,协助被照护者移近照护者,有利于照护者操作时节力,将被照护者头偏向一侧,面向照护者。

　　(2)干毛巾围于被照护者颈部,避免污染床单和枕头,将小盆放于口角旁。

　　(3)观察口腔:止血钳夹取一个棉球,湿润口唇,防止口唇干裂,叮嘱被照护者张口伸舌,借助手电筒的光线评估口腔,有活动性假牙的被照护者应先取

下,放于冷水中,清洁后再给被照护者戴上。

(4)擦拭口腔:照护者一手执止血钳,一手执镊子,叮嘱被照护者张口,咬合上下齿,做"龀牙"的动作,每次用止血钳夹取一个棉球,依次由臼齿向门齿沿牙缝纵向擦拭对侧上、下牙外侧面,再嘱被照护者张口,发"啊"音,擦拭对侧上牙内侧面、咬合面、下牙内侧面、咬合面,弧形擦拭颊部(不能配合张口者,可用压舌板协助撑开颊部);同法擦拭近侧牙齿;再擦拭上腭、舌面、舌下及口唇。擦拭时应夹紧棉球,每次一个,防止棉球遗落在口腔里。棉球不宜过湿,以不能挤出液体为宜,以防被照护者将溶液吸入呼吸道。一个棉球擦拭一个部位,不可重复擦拭,同一部位未擦拭干净,可用多个棉球。擦拭动作轻柔缓慢,止血钳前端应用棉球充分包裹住,避免触碰牙齿,损伤黏膜、牙龈及引起被照护者不适。

(5)擦拭完毕,用干毛巾擦拭口角处水渍;清点棉球数,避免棉球残留落在口腔,导致误吸或窒息。

(6)用物整理:预防口唇干裂涂抹润唇膏。协助被照护者取舒适卧位,整理床单元和清理用物。

3. 活动性假牙的护理　活动性假牙也会积聚食物碎屑,必须定时清洗。佩戴假牙者应白天持续佩戴,有利于增进咀嚼功能、说话和保持面部形象;晚间应卸下,可以减少对软组织与骨质的压力。卸下的假牙浸泡在冷水中,以防遗失或损坏。不能自理者由照护者协助。

(1)操作前洗净双手,帮助被照护者取下上腭部分,再取下面的假牙放在冷水杯中。

(2)牙刷刷洗假牙的各面,再用冷水冲洗干净,让被照护者漱口后戴上假牙。

(3)暂时不用的假牙,浸泡于带盖的冷水杯中,每日更换一次清水。不可将假牙泡在热水或乙醇内,以免假牙变色、变形和老化。如遇假牙松动、脱落、破裂、折断,但未变形时,应将损坏的部件保存好。

(四)注意事项

1. 选择合理口腔清洁的时机,早晚各一次,必要时,增加口腔清洁频次。经口进食的被照护者宜在进食后半小时内进行,以免大量食物残留导致细菌繁殖。鼻饲饮食的被照护者宜在餐前或餐后半小时,避免清洁方法不当引起恶心、呕吐,导致误吸、窒息的发生。

2. 昏迷、不能张口配合的被照护者,用牙刷柄或开口器从臼齿处放入保持被照护者张口,牙关紧闭者不可暴力张口。

3. 擦拭上腭及舌面时,位置不要靠咽部太近,以免引起恶心、呕吐。

4. 各部位擦拭频次及棉球所需数量,以口腔清洁为准。

5. 牙齿松动,可用长约 15 厘米的细线系在牙齿上,细线的尾端放于口腔外,防止牙齿脱落误入呼吸道和食道内。

加 油 站

特殊口腔护理常用漱口溶液和外用药的选择

为被照护者进行口腔清洁可选用不同的漱口溶液用于清洁口腔、抗菌除臭及预防感染等(表 2-1)。也可以选择涂抹不同的口腔外用药治疗口腔溃疡、口唇疱疹及咽喉肿痛等(表 2-2)。

表 2-1　口腔护理常用漱口溶液

溶液名称	浓度	作用
氯化钠溶液	0.9%	清洁口腔、预防感染
过氧化氢溶液(双氧水)	1%~3%	遇有机物时,放出新生氧,抗菌除臭
碳酸氢钠溶液	1%~4%	碱性药剂,用于真菌感染
氯己定(洗必泰)	0.01%	清洁口腔,广谱抗菌
甲硝唑溶液	0.08%	用于厌氧菌感染
中药漱口液(金银花、一枝黄花、野菊花)		清热、解毒、消肿、止血、抗菌

表 2-2　口腔护理常用外用药

药物名称	作用功效
碘甘油	收敛、止疼作用,用于口腔黏膜溃疡、牙龈炎、冠周炎
阿昔洛韦软膏	具有抗病毒作用,用于病毒感染或是带状疱疹引起的疱疹
口腔溃疡散	清热敛疮,用于口腔溃疡
西瓜霜	清热解毒,消肿利咽,用于防治咽喉肿痛、喉痹、口疮等

划 重 点

脑血管疾病被照护者进行口腔清洁前,照护者应重点评估被照护者的自理能力、意识状态、吞咽功能、偏瘫肢体功能、口腔卫生情况。口腔清洁前准备好口腔清洁器具,合理摆放体位,根据病情和口腔情况正确选择漱口液。熟练掌握口腔擦拭方法、活动性假牙的护理方法及口腔清洁的注意事项。

为方便照护者记忆,可记住如下照护口诀。

"昏迷患者不漱口,活动假牙要取出,正确评估口卫生,合理选择漱口液,清洁之前摆体位,宜选侧卧或头偏,湿润口唇第一步,棉球干湿要适宜,按序擦拭要牢记,一个棉球一部位,不可重复防感染,棉球个数要数清,避免遗落口腔里,勤涂唇膏防干裂,每日早晚各一次,刷牙至少3分钟,口腔清洁湿润好。"

试 试 手

思考题

1. 居家照护时,为张阿姨进行口腔清洁的注意事项有哪些?
2. 如何协助张阿姨进行口腔清洁的照护?
3. 对有活动性假牙的被照护者如何进行口腔清洁?

第三章
饮食与排泄照护

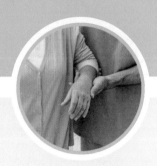

　　脑血管疾病患者多合并有糖尿病、高血压、高脂血症，因病变部位不同可遗留吞咽功能障碍、尿便障碍等。居家照护时，被照护者在进食过程中发生呛咳、误吸、尿便失禁后未及时处理导致失禁性皮炎，都会影响其预后及生活质量。

　　本章主要就脑血管疾病患者居家照护中遇到的饮食与排泄问题，进行总结与指导，旨在帮助照护者正确、快速掌握照护技巧，减少相关并发症的发生及再入院的发生率，提升被照护者康复的信心。

第一单元
进食照护

小 案 例

刘爷爷,78岁,诊断为脑梗死,经医院治疗后病情稳定。出院回家后的刘爷爷意识清楚,遗留左侧肢体活动不灵,伸舌左偏,喝水偶有呛咳,作为照护者,如何为刘爷爷进行进食照护避免呛咳的发生呢?

一、居家照护面临的问题及潜在风险

被照护者意识清楚,伸舌左偏,喝水有呛咳,存在吞咽功能障碍、运动障碍,进食过程中容易发生误吸。在照护者对被照护者进行进食照护时,需要了解被照护者的意识是否清楚、哪一侧肢体偏瘫,有无吞咽障碍、感觉障碍、视觉障碍或视野缺损等情况,从而提供有针对性的照护和帮助。如不慎在居家照护时发生进食呛咳或误吸,可能会继发吸入性肺炎,对脑卒中患者十分不利,甚至会危及生命。

二、居家照护应掌握的技能

1. 正确识别被照护者的偏瘫侧肢体,有无吞咽障碍、感觉障碍、视觉障碍等。
2. 掌握被照护者饮食的选择原则、进食照护的技巧及注意事项。

跟 我 学

一、进食照护基本知识

人体通过进食获得身体所必需的营养,俗话说"民以食为天",说明人体的健康与食物的摄取息息相关。食物中具有营养作用的有效成分成为营养素,概括分为七大类:蛋白质、脂肪、碳水化合物(糖类)、无机盐、维生素、膳食纤维和

水。蛋白质、脂肪及碳水化合物提供人体生产发育、组织更新、修复的材料,维持基础代谢,调节生理功能,维持体温和生活、劳动所需要的能量,使身体组织、器官正常工作,如心脏的跳动、血液的流动等。因此,脑血管疾病患者的进食是患者康复、维持基本生命体征的前提和基础,是居家照护的重要内容之一。

进食照护是指照护者通过正确评估被照护者的肢体功能、营养需要和饮食习惯,从而制订科学合理的饮食计划,选择符合脑血管疾病营养需求的食物种类,采用正确的喂食、进水体位,使用恰当的餐具器皿等,以减少并发症的发生,促进被照护者尽快康复。

二、进食照护基本原则

1. 鼓励自主进食原则　如果被照护者可以自主进食,照护者可从旁提供必要帮助,鼓励其自主进食,锻炼被照护者的肢体活动能力,提升自我照护能力。

2. 进食能量、蛋白质目标原则　出院后的被照护者,应按照公斤体重计算被照护者每日所需能量目标及蛋白质需要量,以免摄入过少不能满足机体日常活动及营养需要,摄入过多增加肥胖发生风险。可按照每天能量30~35kcal/kg、蛋白质 1.2~2.0g/kg,计算被照护者的能量及蛋白质需要量。

例如刘爷爷体重为 5kg,那么他每天需要的能量目标为 1 950~2 275kcal,蛋白质需要量为 78~130g。

3. 食物选择原则　被照护者应少食多餐、营养均衡、限制盐和脂肪的摄入,合理搭配食物中的蛋白质、碳水化合物和脂肪。多食富含膳食纤维的食物(粗粮、蔬菜、水果等),少吃蔗糖、蜂蜜、糕点等;每日进食优质蛋白(瘦肉、蛋、虾、鱼、大豆等);尽量少吃或不吃含饱和脂肪酸高的肥肉、动物油以及动物内脏;吃富含钾的食物,如菠菜、玉米、蘑菇、橘子、香蕉、海带、紫菜等。也可参考地中海饮食金字塔推荐:每餐都吃豆类坚果、粗粮谷物、蔬菜水果、橄榄油;经常吃鱼和海产品,每周至少两次;每天或每周适量食用家禽、鸡蛋和乳制品;每月少量食用红肉和甜品;每天保证八杯水;偶尔适量饮用葡萄酒。每人每天摄入的盐量不超过 6 克(约一啤酒瓶盖)。烹饪原则为易咀嚼、消化吸收,以清蒸和炖煮为主,忌油炸、烧烤和煎炒。可参照不同能量水平对应的各类食物摄入量推荐(表 3-1),依据被照护者的实际情况进行调整。

4. 安全原则　进食过程中要确保被照护者的安全,对于吞咽障碍、容易呛咳的被照护者,食物性状以糊状为最佳,其次为布丁状、蛋羹状、泥状(图 3-1)。食物要求应去骨去刺、切细、煮烂,可将食物用料理机打碎成泥后食用,避免进食干脆、易碎的食物,如烤面包、饼干或稀水样食物等,以减少被照护者呛咳、误吸的发生。食物的温度不宜太高或太低,以避免不良的物理刺激,尤其对于感知觉障碍的被照护者,更需要预防烫伤的发生。

表 3-1 各类食物组合摄入量对应的不同能量水平对照表

各类食物组合摄入量 / 克										各类食物摄入能量合计 /kcal
谷类	大豆类	蔬菜类	水果类	畜禽肉类	蛋类	水产品	乳制品	烹调油	食盐	
175	20	300	200	25	25	35	300	15	5	1 200
200	30	300	200	25	25	50	300	20	5	1 400
225	30	350	200	50	25	50	300	20	5	1 600
250	30	400	200	50	25	50	300	25	5	1 800
300	40	450	300	50	25	75	300	25	5	2 000
300	40	500	300	50	50	100	300	25	5	2 200

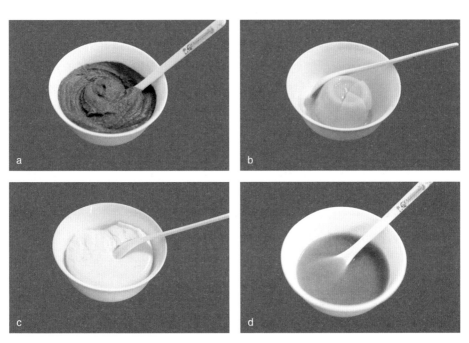

图 3-1 合并吞咽障碍被照护者食物性状选择
a. 糊状（首选）；b. 布丁状；c. 蛋羹状；d. 泥状

三、进食照护方法

(一) 进食前评估

在进食前评估被照护者的肢体偏瘫及肌力、吞咽功能、感觉障碍、视觉障碍等，为其选择适合的食物种类和恰当的进食方式，协助被照护者进食的方式包括协助经口进食以及喂食。

1. 肢体偏瘫及肌力的评估　脑血管疾病被照护者常遗留偏瘫,充分评估偏瘫侧肢体活动能力及肌力,有利于照护者针对性地制订照护计划,规避不良风险。照护者可以让被照护者平举双手,观察两手高度是否相同,有无震颤、抖动、抬举不能的表现,照护者轻轻向下按压被照护者上肢,观察其能否抵抗阻力。如若被照护者出现一侧肢体不能抬举、抖动,则不适合使用该侧肢体进食,若被照护者能够平举,但一侧肢体不能克服阻力,则可使用健侧肢体进食。

2. 吞咽功能的评估　患脑血管疾病的被照护者因病变位置、病灶大小不同,部分被照护者遗留吞咽功能障碍,如为轻度吞咽功能障碍,可通过改变食物的性状由照护者协助经口进食,如有严重吞咽功能障碍则需要管饲饮食。

照护者可通过洼田饮水试验的方法,评定被照护者的吞咽障碍情况。此方法操作简单,具体方法为让被照护者端坐,喝下 30 毫升温开水,观察被照护者是否存在呛咳、饮水所需时间、有无水从嘴边流出等情况。被照护者如有以下表现可经口进食:①5 秒内能够饮水完毕。②无呛咳停顿或者一次饮完,但饮水时间大于 5 秒。③分两次饮完,无呛咳停顿的被照护者。需要分两次以上饮完水、无法饮完全部水或饮水过程中发生呛咳的被照护者不建议经口进食。

3. 感觉障碍、视觉障碍的评估　照护者通过询问被照护者双眼视野大小是否相同、图像有无重影以及瞳孔的变化,评估被照护者有无视觉障碍。照护者通过触摸被照护者口周皮肤和双侧肢体,评估被照护者有无感觉障碍,以免在进食时因食物过冷或过热对被照护者的身体造成伤害。

(二)进食前准备

1. 用物准备　选择脑血管疾病患者专用的餐具器皿,如斜口杯、长勺、奶瓶、高边碗等。偏瘫患者自主进食时还可准备可缠在被照护者手部的勺子(图 3-2),以防食物滑落。准备性状、温度适宜的食物,温水适量。

2. 被照护者准备　照护者协助被照护者完成大小便、洗净双手,必要时可围好围嘴,以防食物掉落弄脏衣物。

3. 体位准备

(1)对于能坐立、需要协助进食的被照护者:被照护者与照护者可坐在同侧或对向而坐,便于照护者协助进食。

(2)对于不能坐立、需要协助进食的被照护者:照护者需要将被照护者床头抬高或背部垫软枕,使被照护者的头部和上半身抬高 30° 以上。照护者站在被照护者健侧,咀嚼及吞咽食物时尽量使被照护者下颌贴近胸部。

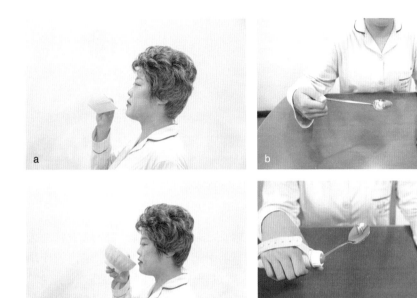

图 3-2 脑血管疾病患者进食的专用餐具器皿
a.斜口杯;b.长勺;c.高边碗;d.可缠在手部的勺子

（三）进食照护技巧

1. 对于能坐立、需要协助进食的被照护者 照护者开始时只需要观察被照护者进食时有无呛咳、是否能将食物充分咀嚼、进食后有无食物残留在口腔。对于一侧肢体障碍的被照护者,照护者可在健侧辅助其进餐,指导其健侧手拿汤匙或筷子,协助其患侧手尽可能地扶住碗盘,嘱其慢慢进食,锻炼其自理能力。对有视力障碍的被照护者,要告知食物的名称,将筷子或汤匙按被照护者喜好和习惯放好,并协助其进食。

2. 对于不能坐立、需要协助进食的被照护者 进食过程中需要做到"一量、二放、三低、四观察"(图 3-3):①一量:照护者需要先盛量 1/3 勺的糊状食物,用手腕部皮肤试温,以食物温热、不烫嘴为宜。②二放:将勺子放于被照护者口腔的健侧舌部,告知被照护者利用健侧牙齿咀嚼食物并吞咽,健侧放置的好处在于食物不易从口中漏出,有利于食物向咽部运送,以减少反流及误吸的风险。③三低:被照护者咀嚼吞咽时,嘱被照护者低头,尽量让下颌贴近胸部,使食物顺利进入食管。若被照护者存在颈项强直,照护者可通过轻抬被照护者下颌,辅助其做吞咽动作。④四观察:观察被照护者有无呛咳、食物是否从口腔流出、能否充分咀嚼食物、有无食物残留在口腔,待被照护者充分咀嚼吞咽完毕后,再喂下一口,不要催促,以免引起被照护者呛咳、误吸或呕吐。

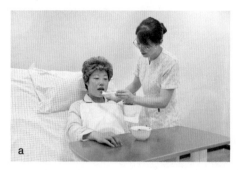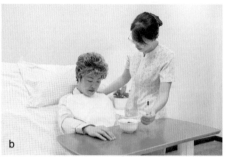

图 3-3　协助进食照护要点
a.食物放于被照护者的健侧舌部;b.嘱被照护者低头吞咽

　　协助被照护者饮水时,建议选择奶瓶,以锻炼被照护者口腔周围肌肉力量,出水量与被照护者吸吮力量成正比,不易引起被照护者呛咳。不建议使用吸管辅助被照护者饮水,以免被照护者吸吮过程中水流过大、速度过快引发呛咳或误吸。进食结束后协助被照护者用清水漱口,协助清理口腔内食物残渣,并使用纸巾或毛巾擦嘴。如被照护者在进餐前佩戴活动性义齿,进餐后应取下义齿进行清洗,清洗方法与刷牙法相同。取下的义齿应浸没于贴有标签的冷水杯中,每日换水一次,以减少细菌滋生。进食后,保持进食时体位至少 30 分钟,以免造成食物反流或误吸。

　　3. 对于不能自主进食的被照护者　需要采用管饲饮食,照护方法详见第五章"常见管路维护"。

　　(四) 注意事项

　　1. 建议选用专用的餐具器皿　对于可自主进食的脑血管疾病患者,使用专用的餐具器皿可减少进食难度,锻炼被照护者的自理能力。

　　2. 为被照护者准备适宜的食物性状　对于容易呛咳的被照护者,食物性状以糊状食物为宜。

　　3. 重视被照护者进食、进水时的体位　能坐立的被照护者,协助其端坐,对于不能坐立的被照护者,应将床头抬高或背部垫软枕,使被照护者的头部和上半身抬高 30° 以上。

　　4. 控制进食的速度和量　喂食的速度不宜过快,每次喂食不宜过多,每口食物以不超过 1/3 勺为宜,以减少进食过程中发生呛咳、误吸、窒息的风险。

　　5. 重点观察被照护者有无不良反应　进食过程中如出现呛咳,应立即将被照护者头偏向一侧,减少误吸风险。

　　6. 注意进食后的口腔卫生　进食后用清水漱口,协助清理口腔内食物残渣,以免大量食物残留导致细菌繁殖。

　　7. 进食后不要立即平卧　保持进食时体位至少 30 分钟再恢复至进食前

的体位,以防止过早平卧使食物从胃中溢出,造成食物反流或误吸。

加 油 站

误吸的识别

误吸是指在进食或非进食状态中,食物、水、胃内容物、口咽部的分泌物等进入气道的过程,可引起呛咳、肺部感染、窒息甚至死亡,是脑血管疾病伴吞咽障碍者最常见、最需要处理的并发症。根据发生误吸时是否存在咳嗽、呛咳症状,分为显性误吸和隐性误吸。显性误吸表现为进食过程中或进食后出现咳嗽、嗓音改变或者发绀等症状,呼吸困难是其主要表现。隐性误吸没有明显的症状,不易被察觉,甚至直到出现吸入性肺炎时才会引起照护者的注意。因此,在进食照护时应正确判断误吸,并给予相应处理。

海姆立克急救法

如果被照护者进食过程中发生误吸、窒息,第一时间打开气道是抢救被照护者生命的关键。海姆立克急救法是一名叫海姆立克的医生发明的,是一种专门抢救急性呼吸道异物阻塞引起呼吸困难的方法,也是目前世界上公认有效的抢救方法之一。其原理主要是冲击被照护者的上腹部,令腹部的膈肌迅速上抬,胸腔的压力突然增加,从而给气道一股向外的冲击力,可以促使堵塞到气道的异物排出。如果被照护者是清醒的、可以站立的,在这种情况下施救者一般站在被照护者的后面,双手从其腰部环抱,双手握拳,向被照护者上腹部,给予向内、向上的冲击力,则可以完成。但是如果被照护者是昏迷的,必须保持被照护者平卧,再给予其上腹部向内、向上的冲击力(图3-4)。

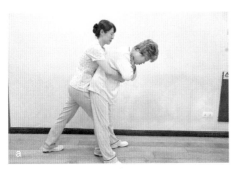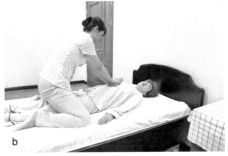

图 3-4 海姆立克急救法的实施
a. 清醒被照护者;b. 昏迷被照护者

划　重　点

　　脑血管疾病患者进食前,照护者应重点评估被照护者的吞咽功能、意识状态、偏瘫侧肢体功能、感觉及视觉障碍发生情况,为其选择适合的食物种类、性状和恰当的进食方式,协助被照护者进食的方式包括协助经口进食以及喂食,补充被照护者日常所需营养。进食前准备好进食器具,合理摆放体位,掌握好温度控制、进食速度、吞咽观察、口腔食物残留观察等技巧。进食后,待初步消化后再恢复至进食前体位。

　　协助被照护者进食要做到"两度、一注意"原则。"两度"即指食物的温度和进食的速度,在进食前需要测试食物的温度,进食时要注意喂食的速度和量,整个过程动作轻柔,不说笑、不催促。"一注意"即注意防止被照护者发生呛咳和误吸。

　　为方便照护者记忆,可记住如下照护口诀。

> "脑血管疾病了不得,吞咽感觉偏瘫了,营养充足防误吸,照护者心中要记牢,进食床头抬高30°,健侧放置少半勺,缓缓进食误吸防,观察口腔食物忙,休息休息你再躺。"

试　试　手

思考题

1. 该病例中的刘爷爷进食时的体位应如何选择?
2. 如何对刘爷爷进行进食照护?
3. 刘爷爷辅助进食的专用食物器具有哪些?

第二单元
排尿照护

小 案 例

李阿姨,52 岁,因高血压导致脑出血,出院后遗留右侧肢体活动不灵,只能在家属帮助下依靠左侧肢体进行日常活动,特别是如厕时,李阿姨特别不好意思麻烦家人,作为被照护者家属,我们该如何帮助李阿姨呢?

一、居家照护面临的问题及潜在风险

脑血管疾病患者因脑部病变,常合并有肢体活动障碍、感觉障碍及尿便障碍,无法独立完成如厕、控制大小便等。许多一侧肢体偏瘫的被照护者因自尊需要往往不想让家属帮助自己排尿,卧床被照护者无法独立完成排尿,这就导致了被照护者在如厕过程中易发生摔倒等不安全事件。卧床被照护者因尿液长时间浸渍易发生失禁性皮炎、压力性损伤等并发症,为被照护者及照护者增加了照护的困难。

二、居家照护应掌握的技能

1. 了解脑血管疾病患者排尿的生理特点及尿液的观察要点。
2. 掌握协助被照护者至厕所排尿的照护措施。
3. 掌握卧床被照护者床上排尿的照护措施。

跟 我 学

一、排尿照护的基本知识

排尿是人的基本生理需要,也是保证机体健康的重要前提。尿液的产生是由肾脏进行的。水分由大肠吸收进入血液循环,最终流经肾脏的时候排出体内多余的废物、电解质及水分。生成的尿液经过输尿管送入膀胱储存,当膀胱内尿液超过 250 毫升后,膀胱内压力增加引发排尿反射,产生尿意。大脑感受到尿意后,会促使人们完成排尿动作,成人每天平均尿量为 1 000~1 500 毫升,每天排尿次数为 4~6 次。

脑血管疾病患者因大脑发生损害,会出现尿意减弱或消失,加之脑血管疾病患者多为老年人,尿道括约肌松弛,无法通过自身意识调节排尿,无意识的漏尿、出现不规则排尿状态即尿失禁。男性被照护者随着年龄增加,前列腺肥大后压迫尿道,还会引起排尿困难。因此,脑血管疾病患者居家照护时容易出现的主要问题是排尿困难、尿失禁。

二、排尿照护基本原则

1. **鼓励多饮水原则**　在病情允许的前提下多喝水。

2. **排尿优先原则**　因脑血管疾病患者无法像正常人一样控制好排尿功能,一旦产生尿意应尽快协助排尿,以免弄湿衣裤或出现尿潴留。

3. **坐位排便优先原则**　许多照护者为了方便照护,经常为卧床被照护者穿纸尿裤或尿布,但却忽略了人体排泄的原理,也忽略了被照护者的生活品质。坐位排便能够增加腹部压力,借助重力促进尿液排出,更符合人的生理习惯,卧床的姿势则无法达到以上效果。

4. **尊重原则**　脑血管疾病患者因肢体活动障碍,部分或全部依赖照护者辅助完成排尿,自尊心受到严重的打击与挑战,照护者应体谅被照护者心情,耐心倾听被照护者的心声,照顾被照护者的情绪和感受,注意保护被照护者的隐私,避免催促、责怪的语气,鼓励被照护者锻炼自主排尿功能。

三、排尿照护的方法

(一)排尿照护评估

照护者需充分评估被照护者能否独立行走、能否使用健侧手完成脱裤子、穿裤子动作,有无摔倒的风险。照护者应在排尿前了解被照护者平时排尿习惯,尿液颜色、量、气味,有无排尿困难,排尿次数增多,尿潴留,尿失禁,排尿过程中是否伴随尿频、尿急、尿痛。在评估局部情况之后,同时需要评估被照护者生活自理能力、居家照护环境有无障碍物等,以便为下一步的照护提供参考和依据。

(二)排尿照护前的准备

1. **环境准备**　为协助半自理的被照护者完成排尿,最大限度地保证被照护者安全,完善厕所环境极为关键。首先要确保从卧室到厕所的通道便于通行,无杂物堆积,尽量保证通道与厕所在同一水平面、无台阶,地面干燥、无水渍。使用轮椅到厕所的被照护者,居家厕所门的入口要保持宽度在80厘米以上,便于轮椅进入。厕所门建议选择推拉门,厕所内需要安装两根扶手,一根水平安装在墙上,与被照护者坐下时的肩膀同高,以便排尿时扶握,另一根安装在健侧肢体侧或正面墙上,以便蹲起时借力。坐便器与轮椅高度持平,如被照护者坐在坐便上双脚无法接触地面,则需安放脚踏以增加稳固性。呼叫电话或呼叫铃放在健侧手边,方便有事及时呼叫,厕所光线明亮适宜,地面采用防滑材质,保持清洁干燥。

2. 用物准备　排尿前充分评估被照护者的行动能力,准备合适的便器,对行动不便的被照护者可准备便携式马桶,卧床女性被照护者准备便盆,男性被照护者准备小便器。

(三)排尿照护的技巧

1. 能够到厕所、便携式坐便器排尿的被照护者　协助被照护者排尿需要经过以下几个步骤:①感受尿意准备排尿;②起床后扶被照护者在床边坐立,协助其使用助行器、轮椅或由照护者搀扶至厕所;③协助被照护者脱裤子,坐在马桶或便携式坐便器上;④完成排尿;⑤排尿后清洁、整理;⑥从坐便器上站立起身;⑦穿好裤子;⑧返回床上。下面以坐轮椅至厕所为例,详细讲解辅助排尿过程。

(1)推被照护者至坐便器旁,使轮椅与坐便器成直角,便于被照护者起身后旋转坐下,起身前需固定好轮椅制动,防止滑倒。

(2)能独自站立的被照护者可抓住墙面扶手缓慢起身,以健侧肢体足跟为旋转点,转动身体,使臀部正对马桶。不能独自站立的被照护者可由照护者双手环抱被照护者,将被照护者从轮椅转移至坐便器。

(3)照护者协助被照护者脱掉裤子,完成排尿。排尿过程中不要催促被照护者,待完成排尿后,照护者需要观察尿液的颜色、气味、量等有无异常。正常尿液的颜色为淡黄至深褐色,澄清、透明,长时间放置可出现氨臭味。如出现尿液浑浊有絮状物、血尿或尿液呈浓茶色、酱油色均为异常。成人24小时尿量少于400毫升为少尿,少于100毫升为无尿,如出现异常情况应及时到医院检查。

(4)排尿后协助被照护者穿好裤子,冲洗坐便器,按照上述方法转移至轮椅,返回床上。

2. 卧床使用便器的被照护者　在使用便器帮助被照护者排尿时,应事先准备好便器,洗手用的温水或湿毛巾及一次性手套。使用便器时,长期卧床的男性被照护者可选择侧卧位使用小便器排尿,女性被照护者采用仰卧位或床头抬高仰卧位姿势排尿。排尿前最好在被照护者身下垫好尿不湿,以免尿液溢出排尿器,弄脏床单。排尿前协助被照护者脱下裤子,用浴巾或被子遮盖被照护者下半身,以保护被照护者隐私和自尊心,将小便器置于被照护者尿道口周围,待排尿结束后取下小便器放于地上,盖上便器盖子。帮助被照护者整理衣物及被子,用湿巾或手巾擦拭被照护者双手。

3. 卧床使用尿不湿排尿的被照护者　脑血管疾病后昏迷的被照护者,无法配合照护者完成排尿动作,呈尿失禁状态,此时照护者可在被照护者身下垫尿不湿,随时查看被照护者是否排尿,排尿后应及时为被照护者更换尿不湿,以免尿液长时间刺激皮肤引发失禁性皮炎。

为尿失禁被照护者更换尿不湿的步骤如下:①帮助被照护者取侧卧位,将身下脏尿不湿向被照护者臀部卷起,塞在被照护者臀部下方;②展开新尿不湿在原有位置,并将多余部分卷成一卷放在被照护者臀部下方,使用温水清洗被照护者会阴部周围皮肤,减少尿液刺激,轻轻擦干后观察被照护者局部皮肤有无发红、皮温增高、破溃等表现(图 3-5);③协助被照护者翻至对侧,在被照护者身下取出脏尿不湿,展平新尿不湿;④观察脏尿不湿上被照护者排尿颜色有无异常,气味有无异常,估算尿不湿浸湿面积,便于评估被照护者每次尿量,需要计算尿量的被照护者可将尿不湿称重,去掉新尿不湿的重量,所得重量即可估算被照护者尿量。

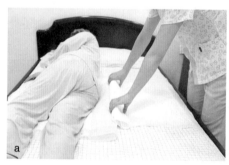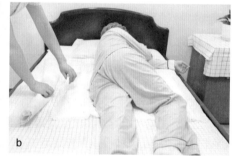

图 3-5　为卧床被照护者更换尿不湿
a. 放置新尿不湿；b. 撤下旧尿不湿

(四) 注意事项

1. 排尿前评估被照护者有无不适　协助被照护者进行如厕前,务必充分评估被照护者有无头晕、血压升高、低血糖等不适表现,以免起身后被照护者突然晕倒,引发不安全事件。

2. 变换体位动作宜慢　由卧位转为坐位和站位时,起身需缓慢,以免快速改变体位引发直立性低血压。

3. 排尿后观察　应认真评估被照护者尿色、气味及尿量,以便及时发现被照护者有无排尿异常情况。

4. 卧床被照护者排尿后会阴清洁　应注重会阴部皮肤的清洁,选用温水或 pH 接近中性的洗液为被照护者清洁会阴,以免肥皂等碱性液体改变局部皮肤 pH,进而造成皮肤保护屏障受损。

5. 早期识别尿潴留、尿失禁,对症处理　尿潴留是指尿液潴留在充盈的膀胱内无法自行排出,照护者需要消除其紧张情绪,为被照护者提供一个不受他人影响的舒适的排尿环境,采用被照护者适应的排尿姿势,如坐位、站位。可通过轻轻按摩膀胱区,下腹部热毛巾湿敷,听流水声等方法缓解尿道括约肌痉挛,增强膀胱逼尿肌功能,促进被照护者自行排尿。膀胱内尿液不能受意识控制而随时流出称尿失禁,应根据不同病情,采取相应的护理措施,必要时给予留置管导尿。一旦发生上述两种情况无缓解的情况时,应立即就医。

加 油 站

失禁性皮炎

失禁性皮炎是暴露于尿液或粪便所造成的皮肤损害。被照护者如不能得到妥善护理会产生失禁性皮炎。失禁相关性皮炎临床表现为红斑、水肿、浸渍、剥脱、破损、丘疹的形成。伤口的边界通常不清晰,呈弥散状,伴有瘙痒或疼痛以及继发性的真菌感染。失禁性皮炎发生的区域不在骨突部位,通常呈弥散状以及在一些皮肤皱褶处。

失禁性皮炎预防与护理

对于皮肤问题,永远是预防胜于治疗。因此,在皮肤尚未出现严重的问题时,就应该采取必要的预防措施来维护皮肤的完整性。照护者应为被照护者每天进行会阴部清洁,每次排尿、排便后清洗。皮肤的清洗要尽可能及时,以减少尿液和粪便对皮肤的刺激。力度温和,尽量减少摩擦。避免用碱性肥皂清洗。使用柔软的一次性无纺布进行擦拭会阴部。清洗后,可使用皮肤保护剂进行皮肤保护。

划 重 点

本单元通过介绍尿液的生成及排泄途径,重点讲解了可到厕所排尿、卧床使用便器、卧床使用尿不湿三类被照护者的排尿照护技巧,照护者应充分评估被照护者活动能力,帮助其选择合适排尿方法,缓慢变换体位动作,待被照护者准备充分后脱去裤子,排尿结束后观察排尿颜色及排尿量,排尿过程中注意保护患者隐私,保持会阴部清洁,减少尿液对皮肤的刺激,时刻将被照护者的安全记在心间,以免排尿过程中发生意外。

试　试　手

思考题

1. 该案例中的李阿姨排尿前需要重点评估的内容有哪些?
2. 若李阿姨卧床使用尿不湿排尿,该如何进行照护呢?
3. 李阿姨排尿后照护者应该重点观察哪些内容?

第三单元
排便照护

小 案 例

齐叔叔,56岁,因高血压导致脑出血,经住院治疗后遗留左侧肢体活动不灵,需要在帮助下进行日常活动,不能独自前往卫生间如厕,作为照护者,该如何对齐叔叔进行排便照护呢?

一、居家照护面临的问题及潜在风险

脑血管疾病患者遗留肢体活动障碍、尿便障碍,需要卧床,导致肠蠕动减慢。因疾病需要定时服用降压、降糖药物,部分降压药物内含有利尿成分,水分流失导致粪便干结。留置胃管的被照护者因鼻饲家属自制营养制剂,容易发生腹泻,造成失禁性皮炎。因肢体活动不灵导致如厕过程中跌倒、坠床等不良事件风险增加。以上都是居家照护过程中被照护者排便所面临的问题,如何做好脑血管疾病患者排便的照护是满足被照护者居家照顾需求的重要内容之一。

二、居家照护应掌握的技能

1. 了解脑血管疾病患者排便的生理特点及粪便的观察要点。
2. 掌握厕所排便的照护措施。
3. 掌握卧床被照护者排便的照护措施。

跟 我 学

一、排便照护的基本知识

人们在摄取食物后,食物经胃消化由小肠吸收后变成食糜运送至大肠,最终未能被消化吸收的食物残渣、黏液、细菌、水分等物质形成了大便。直肠是排出大便的器官,肛门是控制排便的重要器官,一般而言,自然排便需要靠直肠的收缩力、腹部的压力和大便的重力作用共同协调运作。正常情况下,成人每日排便1~2次,粪便呈黄褐色,量为150~200克。粪便颜色受饮食影响较大,摄入大量绿色蔬菜粪便呈绿色,摄入动物血、肝脏或者服用铁制剂的粪便呈黑色。

便秘和大便失禁是脑血管疾病患者容易发生的排便问题。脑血管疾病患者多为老年人,随着年龄的增长,其肛门括约肌逐渐松弛,不容易控制大便。而疾病本身导致了被照护者发生运动障碍、感觉障碍,大脑无法正常处理直肠传输的排便信号,以致出现大便失禁的情况,加之肢体活动障碍,无法独立完成排便及处理。照护者需要认真学习并掌握便秘及排便失禁的照顾方法,使被照护者发生排便问题时能够得到及时的、适宜的照顾,并提高被照护者舒适度,减少并发症的发生。

二、排便照护基本原则

1. 排便优先原则　被照护者一旦产生便意应尽快协助排便,如果憋着,就会逐渐失去排便的感觉,容易导致便秘。因此,坚持排便优先原则有助于预防便秘。

2. 自然排便原则　自然排便不仅能够维护被照护者的尊严,同时也符合生理特点,是身体负担最小的排便方式,通过直肠收缩力、腹压、重力作用相结合促进粪便排出。刚刚睡醒的清晨,吃过早饭后排便最为合适。

3. 坐位排便优选原则　详见本章第二单元"排尿照护"。

4. 安全与舒适的原则　协助排便时要做到保护隐私和保证安全,如厕会暴露被照护者的隐私部位。因此,在如厕前要拉好隔断帘或使用屏风遮挡,避免跌倒、坠床的发生。注意观察被照护者的皮肤情况,提高被照护者舒适度。

三、排便的照护方法

(一) 排便照护评估

照护者在对被照护者进行排便照护时,应重点评估以下内容:评估被照护者每日排便次数,粪便颜色、量、性状,是否伴随腹痛,若被照护者持续排漆黑光亮柏油样伴有腥臭味或暗红色血腥味,陶土色、果酱样便,黏液便或血便,每日排便超过5次以上,应尽快就医。若排便频率减少,1周内排便次数少于2~3次,排便困难,大便干结则提示发生了便秘,需要早期干预与处理。

(二) 排便照护准备

1. 排便前的准备　排便前充分评估被照护者行动能力,准备相应物品。

为行动不便的被照护者可准备便携式马桶；为卧床女性被照护者准备便盆、卫生纸、湿巾、尿不湿、纸尿裤、开塞露等。

2. 体位准备

（1）照护者协助被照护者摆好体位。

（2）对于能坐立排便的被照护者：被照护者坐于便器上，照护者在保证被照护者安全的前提下可暂时回避。

（3）不能坐立的被照护者：左侧卧位，臀下铺护理垫。

（三）排便照护技巧

1. 对于能够到厕所、便携式坐便器排便的被照护者 详见本章第二单元"排尿照护"。

2. 对于卧床使用排便器的被照护者 卧床使用排便器是居家照护常用也是难度较大的排便照护方式之一，照护者应掌握照护重点及注意事项，具体步骤如下。

（1）照护者将1张尿不湿铺于大便器中，使其充分覆盖大便器内部，以便排便后丢弃，减少工作量。可事先用温水对大便器加热，擦干后使用，以免被照护者着凉。

（2）照护者在被照护者臀部下方提前垫好2片尿不湿，尿不湿一横、一竖交叉放置，最大限度防止排便过程中污染床单。

（3）被照护者取仰卧位，照护者协助其抬起腰部，若无法配合抬起腰部，可使用一块方巾从被照护者腰部下方穿过，两人借力抬起被照护者腰部，抬起时将便器置于被照护者身下，需要注意的是应将大便器扁平侧朝向被照护者腰部，以免粪便溢出大便器（图3-6）。若照护者无法一手抬起被照护者腰部，还可让被照护者取侧卧位，在臀部位置放好大便器，让被照护者变为仰卧位，臀部恰好置于大便器上，肛门位于大便器的正中间位置，将一张尿不湿盖于被照护者会阴上方（图3-7），以免排便同时排尿，污染床单。

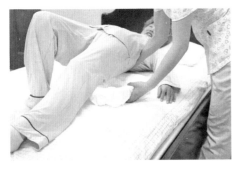 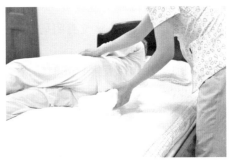

图3-6 被照护者仰卧位放置便盆方法　　图3-7 被照护者侧卧位放置便盆方法

（4）被照护者膝盖弯曲呈一定角度以促进排便，在尿不湿上加盖毛毯，保护隐私，创造舒适的排便环境。

（5）排便结束后，协助取侧卧位，取出大便器，用卫生纸或湿巾清洁肛门。如果残留粪便较多时，可用温水进行局部冲洗，擦洗动作应轻柔，以免造成皮肤破损。

（6）擦拭干净后，协助被照护者穿好衣裤，洗手。观察大便器内粪便有无颜色、形状、排便量等方面的异常。排便结束后取出大便器内尿不湿放入垃圾桶内，用清水冲净大便器，晾干备用。

3. 卧床使用尿不湿排便的被照护者　详见本章第二单元"排尿照护"。

（四）注意事项

1. 协助排便时，应告知被照护者切忌用力排便，以免腹内压力骤然增加、血压升高，引发心梗等不良事件。

2. 由卧位转为坐位和站位时，起身需缓慢，以免快速改变体位引发直立性低血压。

3. 排便后应对粪便进行观察，脑血管疾病患者多服用抗血小板聚集药物、抗凝药物，合并便秘、粪便干结很常见，应警惕消化道出血的可能。

4. 排便结束后清洁皮肤时，擦拭时应动作温柔，切忌用力摩擦，选用温水或 pH 接近中性的洗液进行局部擦洗，避免使用肥皂水等碱性液体清洁皮肤，尤其是排便次数增多时，以免破坏皮肤黏膜屏障功能，导致失禁性皮炎的发生。

加　油　站

便秘的识别与处理

便秘是指排便次数减少，一周内小于 2~3 次，粪便干燥、结块或呈球形，出现排便时间长、排便感觉有阻碍、排便后仍有粪便未排尽的感觉、需手按腹部帮助排便等。

脑血管疾病患者常合并便秘，往往不能自然排便，需要借助一定药物完成排便。开塞露是居家照护时辅助排便常用药物，照护者可了解开塞露的使用技巧，促进排便。开塞露的主要成分为甘油和山梨醇，甘油具有很好的润滑作用，山梨醇为高渗溶液，可起到软化大便的作用。被照护者取侧卧位，臀下垫两片尿不湿。对于胃肠道功能较差的被照护者可用温水将开塞露加热至 40℃ 左右，挤出少量液体润滑前端，将开塞露前端插入肛门，挤压瓶体，将药物注入肛门内,清洁肛门,将被照护者恢复至平卧位,放平双腿,以防药物流出,保留5~10分钟,以刺激肠道蠕动,促进粪便排出。

便秘者还可自行或由家属协助其进行腹部环形按摩。预防便秘时按摩方法如下:①仰卧位屈膝,腹部放松;②从腹部的左上方开始按摩,经过左下方、右下方、右上方,然后再回到左上方,即顺时针方向;③稍用力使腹部略有受压感;④每次按摩50次;⑤按摩时间可选在每天入睡前,睡醒后。有促进肠道蠕动帮助排便的作用。若为协助被照护者排便而按压腹部,应协助被照护者取左侧卧位,手握虚拳,稍用力推按左下腹,促进结肠内粪便排入直肠。

划 重 点

本单元通过介绍粪便的生成及排泄途径,重点讲解了到厕所如厕、卧床使用大便器、卧床使用尿不湿三类被照护者的排便照护技巧。卧床使用大便器排便是本单元掌握的重点,照护者应将尿不湿垫在大便器内,在被照护者身下一横、一竖铺好尿不湿,防止排便过程中粪便污染床单,大便器的扁平端朝向被照护者腰部以增大接触面积,排便后清洁会阴及肛门皮肤,观察排便颜色、量及形状,排便过程中注意保护隐私,避免着凉,时刻将被照护者的安全记在心间,以免排便过程中发生意外。

试 试 手

思考题

1. 该案例中的齐叔叔排便前需要重点评估的内容有哪些?
2. 如何对卧床使用大便器的齐叔叔进行排便照护?
3. 齐叔叔排便后,清洁擦拭肛门时的注意事项有哪些?

第四章

日常活动照护

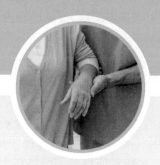

　　脑血管疾病会导致不同程度的机体运动功能障碍,见于任何年龄、性别的脑卒中患者群体。有 10%~40% 的患者受到偏瘫问题的困扰,其中约 3% 的患者病情严重,需长期卧床。该疾病严重影响患者的生活质量,缺乏短期见效的治疗方法,即便患者运动能力未完全丧失,也依然需要长期接受日常生活护理。

　　本章节我们重点从翻身与肢体摆放、助行器的使用、轮椅的使用三个方面来介绍脑血管疾病患者日常活动的照护方法及注意事项。

第一单元
翻身与肢体摆放

小 案 例

张爷爷,75 岁,诊断为脑梗死,经对症治疗后病情稳定。目前被照护者意识清楚,左侧肢体活动不灵,肌力为 1~2 级,活动翻身需要全部由他人帮助。作为照护者,应该如何帮助张爷爷翻身并且正确地摆放肢体呢?

一、居家照护面临的问题及潜在风险

被照护者意识清楚,左侧肢体活动不灵,不能主动翻身,而长期的固定体位可能导致压力性损伤、坠积性肺炎、肌肉萎缩、关节变形等并发症的发生。翻身与肢体摆放过程中,增加了被照护者管道脱出、皮肤受损、关节脱臼等风险,因此,我们需要协助被照护者科学、正确的翻身,并将其肢体摆放于良肢位。随着被照护者病情好转,如何正确进行主动翻身也是我们需要关注的重点。

二、居家照护应掌握的技能

1. 熟悉被照护者的病情以及肢体功能障碍程度的评估。
2. 熟悉正确的被动翻身技巧,良肢位的摆放。
3. 熟悉主动翻身技巧及相关知识。
4. 了解节力原则的运用。

跟 我 学

一、翻身与肢体摆放基本知识

1. 被动翻身 是指患者依赖外力改变并调整姿势和身体的位置,包括床上的翻身和移动,可以促进全身血液循环,早期预防压力性损伤、尿路感染、坠积性肺炎、肌肉萎缩、关节变形等并发症的发生。

2. 主动翻身　是指在不需要外力帮助的情况下,个人按照自己的意愿和需求改变并调整姿势和身体的位置,包括床上的翻身和移动。与被动翻身相似,可以促进全身血液循环,早期预防压力性损伤、尿路感染、坠积性肺炎、肌肉萎缩、关节变形等并发症的发生。

3. 良肢位摆放　良肢位是防止或对抗痉挛姿势的出现,保护关节及早期诱发分离运动而设计的一种治疗体位。它能够使偏瘫后的关节相对稳固,可以有效预防上肢屈肌、下肢伸肌的典型痉挛模式,同时也是预防以后出现病理性运动模式的方法之一。

二、翻身与肢体摆放基本原则

1. 保护原则　在为被照护者进行翻身时,避免托、拉、拽肢体,防止肢体损伤。

2. 安全原则

(1)在为被照护者变换体位时,如被照护者身上有各种管路,注意管路的固定,防止管路脱落;若被照护者有皮肤损伤,注意保护受损皮肤,防止其受压,可以局部或者全身运用减压工具以预防压力性损伤的发生,同时注意被照护者的安全,避免坠床。

(2)在被照护者主动变换体位时,照顾者应该正确指导被照护者,保证被照护者处于舒适体位并保证其安全,避免跌倒、坠床、脱管等意外事件的发生。

三、翻身与肢体摆放照护技巧

(一) 照护前评估

1. 生理评估　依照以下五个方面进行:①被照护者精神意识状态、生命体征变化;②肢体功能障碍程度和认知障碍程度;③简要病史;④皮肤状况和管路留置情况;⑤患者体重。

2. 心理评估　评估被照护者是否有抑郁、焦虑等心理特征。

3. 其他评估　翻身间隔时间。

(二) 翻身与肢体摆放前准备

1. 被照护者准备　妥善固定管路,整理衣物。

2. 照护者准备　去除身上一切尖锐物品,修剪指甲,防止划伤被照护者,洗手。

3. 用物准备　翻身枕(没有可以选择软枕),用于保持翻身、肢体摆放后有效体位。

4. 环境准备　固定床单位,移除床单位周围物品,确保足够的操作空间,保持环境安静、温度适宜,必要时进行遮挡。

（三）照护技巧

1. 被动翻身照护技巧

（1）一人协助翻身法

1）照护者站于翻身目标侧的对侧,松动盖被。

2）被照护者仰卧,以健侧上肢屈曲抱住患侧上肢,并由照护者将其患侧手置于健侧肘关节处。

3）照护者将双手从被照护者肩部和背部以下插入,一手托起肩部、一手托起背部,将其上半身移至床边。

4）照护者再将双手从被照护者腰部和臀部以下插入,以托起被照护者腰臀部,并移至床边。

5）照护者将双手从患者大腿和脚踝以下插入,托起肢体并移至床边。将被照护者整体置于床边后,使靠近照护者一侧膝盖微屈,然后照护者一手置于被照护者肩部以下,一手置于被照护者膝盖以下,轻轻地将被照护者翻向对侧。

6）将翻身枕(或软枕)置于被照护者背部以保持 30° 斜坡卧位,达到支撑的作用,并给予患者良肢位摆放。观察被照护者精神意识状况,以及皮肤、黏膜受压情况。

7）为被照护者整理好盖被,防止受凉;拉上床档,防止坠床。

8）注意记录时间及皮肤受压情况,以便为下一次翻身做好准备(1~2 小时翻身一次)。

（2）两人协助翻身法

1）两人同时站于翻身目标侧的对侧,为被照护者松动盖被。

2）被照护者仰卧,由一名照护者将被照护者健侧上肢屈曲抱住患侧上肢,并将其患侧手置于健侧肘关节处,另一位照护者将被照护者双下肢屈曲。

3）一名照护者将双手分别置于被照护者的肩部和腰部以下并托住;另一名照护者将双手分别置于被照护者的臀部和膝盖以下并托住。两名照护者同时将患者托起并移至近侧床沿。

4）两名照护者同时用力将被照护者翻向对侧,并将翻身枕置于被照护者背部以保持 30° 斜坡卧位,达到支撑的作用,并给予被照护者良肢位摆放。观察被照护者的精神意识状况,以及皮肤、黏膜受压情况。

5）为被照护者整理好床被,防止受凉;拉上床档,防止坠床。

6）注意记录时间及皮肤受压情况,以便为下一次翻身做好准备(1~2 小时翻身一次)。

2. 主动翻身照护技巧

(1)主动向健侧翻身方法

1)被照护者取仰卧位,照护者站于被照护者床旁,指导其翻身,并保证被照护者翻身过程中的安全。

2)指导患者做 Bobath 握手,具体方法是双手交叉相握,掌心相对,偏瘫手拇指置于健手拇指掌指关节之上,双上肢上抬与躯干呈90°,保持关节与腕关节伸直,健侧下肢屈曲,插入患侧下肢下方。

3)指导被照护者双上肢左右摆动,健侧下肢协助患侧下肢协同摆动,利用惯性使身体翻向健侧。

4)照护者将翻身枕(或软枕)置于被照护者背部以起支撑作用,并协助被照护者进行良肢位的摆放。

5)若被照护者有留置管路,注意检查管路并妥善固定。

6)确保被照护者的舒适,并拉上床档,防止坠床。

(2)主动向患侧翻身方法

1)被照护者取仰卧位,照护者站于患者床旁以指导被照护者翻身,并保证被照护者翻身过程中的安全。

2)指导被照护者双手采取 Bobath 握手,双上肢上抬与躯干呈90°,保持关节与腕关节伸直,健侧下肢屈曲,脚置于床面。

3)指导被照护者健侧上下肢同时用力,使身体翻向患侧。

4)照护者将翻身枕(或软枕)置于被照护者背部以起支撑作用,并协助被照护者进行良肢位的摆放。

5)若被照护者有留置管路,注意检查管路并妥善固定。

6)确保被照护者的舒适,并拉上床档,防止坠床。

3. 良肢位摆放照护技巧

(1)床上正确体位摆放

1)患侧卧位:一种患侧肢体在下方,健侧肢体在上方的卧位(图4-1)。①头部:在被照护者头下方放置软枕,头部和躯干处于直线;②躯干:被照护者背部稍后仰,并在背后和头部放软枕固定;③患侧上肢:被照护者肩关节前屈,肘关节伸直,手臂旋后,手指伸展,手掌向上;④健侧上肢:放于身上或者身前的枕头上,更利于放松;⑤患侧下肢:髋关节伸直,膝关节略屈曲,踝关节屈曲,防止足下垂;⑥健侧下肢:呈迈步位,屈膝、屈髋置于枕头上;⑦确保被照护者舒适,并拉上床档,防止坠床。

2)健侧卧位:一种健侧肢体在下方,患侧肢体在上方卧位(图4-2)。①头部:在被照护者头下方放置软枕,头部和躯干处于直线;②患侧上肢:肩关节充分前伸,肩前屈曲90°,肘关节伸直,手臂旋前,腕关节背伸,手指伸展,整个上肢置于枕上;③健侧上肢:自然摆放;④患侧下肢:髋关节、膝关节屈曲呈迈步态,踝关节屈曲,防止足下垂,下肢置于枕上;⑤健侧下肢:稍微屈曲髋关节、膝关节,置于床上;⑥体位摆放完毕,确保被照护者舒适,并拉上床档,防止坠床。

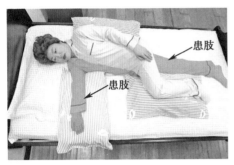

图 4-1　患侧卧位示意图

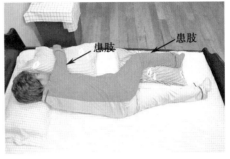

图 4-2　健侧卧位示意图

3)仰卧位:一种面部朝上卧位(图 4-3)。①头部:被照护者平卧,在被照护者头下方放置软枕,头部和躯干处于直线,避免颈部悬空;②患侧上肢:肩部置于枕上,上肢稍外展,肘关节、腕关节保持伸直,手指伸直并分开,上肢置于身旁枕头上并使其略高于心脏,防止上肢水肿;③患侧下肢:在臀部和整个下肢之下放软枕,防止髋关节外旋;④健侧上、下肢:自然摆放;⑤体位摆放完毕,确保被照护者舒适,并拉上床档,防止坠床。

(2)正确坐位指导:半坐位体位摆放。①躯干:在被照护者后背垫软枕,使脊柱伸展;②头颈部:自然放松,避免过屈;③髋关节:屈曲 90°;④膝关节:关节下垫一软枕,保持微屈状态;⑤双上肢:稍抬高,放在身前小桌上,并在肘和前臂以下垫软枕以增加舒适感;⑥体位摆放完毕,确保被照护者舒适,并拉上床档,防止坠床(图 4-4)。

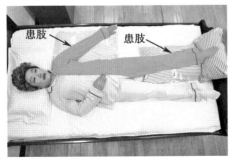
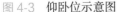

图 4-3　仰卧位示意图

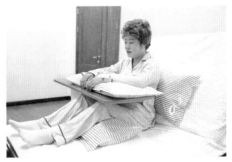

图 4-4　半坐位示意图

（四）注意事项

（1）照护者应该注重被照护者心理护理,告知被照护者主动翻身的重要性和好处,并鼓励其进行主动翻身。

（2）若被照护者身上置有管路和敷料,应在翻身前后进行管路检查并妥善固定,观察引流液的情况、敷料是否清洁干燥、是否有脱落破损,如果出现异常立即通知就医。

（3）保持床单清洁干燥、床面平整无异物;注意观察皮肤受压情况,对于卧床被照护者,注意至少每2小时变换一次体位,识别是否有压力性损伤发生。对于坐位的被照护者,每天坐起的次数和持续时间(建议不超过2个小时),参考被照护者的个人感受,保证被照护者的舒适感。

（4）照护者在对被照护者进行指导时,可以视情况对被照护者进行辅助,注意动作轻柔,不可拖拉,防止皮肤关节损伤。

（5）注意劳逸结合,训练强度和时间应以被照护者耐受为宜。

加　油　站

居家照护常用的体位垫

1. 上肢垫　为抬高上肢的手术护理体位垫,适用于上肢骨折患者术后,用其垫高手臂,可以防止手臂充血过多而发生肿胀。适用人群:①长期卧床的患者或老人;②接受手术、需要卧床静养、不能自理者;③局部创伤或已患有褥疮,其创伤部位不能重压者。

2. 梯形垫　特点是形状如梯形,根据下肢结构设计,上窄下宽,帮助下肢维持于外展中立位,放于大腿内侧,主要用于髋关节置换术后。适用人群:骨科,康复科患者。

3. R形翻身垫　由高密度海绵制成,分为三角形和平行四边形两部分,用于支撑被照护者的后背、骶尾部,对整个脊柱进行支撑。在协助翻身时,以坡度较大一面紧贴患者背部,减轻骶尾部局部的压力,形成三角形部分形成支撑,维持改变体位后的稳定性。适用人群:需要协助变换体位或翻身,不能自理者。

4. 下肢垫　可抬高下肢10~30厘米,并保持下肢生理弯曲,促进腿部血液循环,有效地预防褥疮的发生,可用于体位支撑和骨突出等软组织保护,以及骨折后体位的牵引。适用人群:长期卧床及康复者,下肢手术、胫腓骨及股骨骨折者。

划 重 点

　　本单元重点讲述了照护者为脑血管疾病患者进行翻身和良肢位摆放照护技巧。良肢位摆放是通过持续控制和抑制静止性反射达到缓解异常运动模式的一种方法，它可以帮助预防照护者由于肢体长期活动障碍等引起的肌肉挛缩、足内翻和肩关节半脱位等并发症的发生。翻身可减少压力性损伤等并发症的发生，促进血液循环。照护者应该依据评估结果，指导或帮助被照护者进行有针对性的翻身（包括主动翻身和被动翻身）及良肢位摆放（包括仰卧位、健侧卧位、患侧卧位、半坐位、轮椅坐位），从而有效预防和减少被照护者肢体后遗症的发生，促进被照护者病情康复并提高生活质量。

试 试 手

思考题

　　1. 结合病情，如何对张爷爷进行被动翻身，注意事项有哪些？
　　2. 张爷爷想由卧位转变为半坐卧位，应该如何进行肢体摆放呢？

第二单元
轮椅的使用

小 案 例

李爷爷,61岁,诊断为脑出血,经医院治疗后病情稳定。出院回家后被照护者意识清楚,但左侧肢体活动不灵,日常活动需要使用轮椅。作为照护者,该如何协助被照护者正确使用轮椅并及时识别安全隐患呢?

一、居家照护面临的问题及潜在风险

被照护者意识清楚,左侧肢体活动不灵,可独坐于床旁,但动态平衡能力差。居家后被照护者的日常活动都需要借助轮椅,但在使用过程中容易发生跌倒、碰撞伤等不良事件,存在较大安全隐患。因此,照护者应掌握轮椅的使用方法及注意事项,协助被照护者开展日常活动,提高轮椅使用的安全性。

二、居家照护应掌握的技能

1. 了解轮椅使用的基础知识。
2. 掌握脑血管疾病患者轮椅的使用方法及注意事项。

跟 我 学

一、轮椅使用基本知识

轮椅是老年人及患者得以自理的一种重要康复工具。对该类被照护者提供照护是指照护者正确评估被照护者的轮椅使用能力,在保证被照护者充分发挥其自身作用的同时,有针对性地为其提供帮助以提高其使用轮椅的安全性。

普通轮椅一般由轮椅架、车轮、小轮、手推圈、车闸、座椅、靠背、扶手、脚踏板、手柄、后倾杆等部分组成。根据使用者的具体情况有时还需要配备座椅、靠背垫、轮椅桌等。

二、轮椅使用基本原则

1. 安全原则
(1)定期检查轮椅的功能,保持完好备用。
(2)照护者及被照护者在进行移乘时勿穿拖鞋,被照护者勿自行进行移乘。
(3)上下轮椅时,注意管路的固定,防止管路脱落。
(4)被照护者处于轮椅坐位时注意正确摆放患侧上肢,保护好患侧肢体,系好安全带。
2. 合适原则　选择适合被照护者的轮椅,避免轮椅选择不当导致被照护者异常坐姿。

三、轮椅的使用方法

(一)使用前评估
在协助被照护者使用轮椅时,需先对被照护者的病情和轮椅的性能进行评估,并以此为依据选择对被照护者提供何种程度的照顾,使被照护者能够最大程度发挥其自身作用。

1. 一般评估
(1)评估被照护者的病情、精神状态、认知功能、合作程度。
(2)评估被照护者的坐位平衡能力,骨盆、腰部和下肢的支持能力,上肢的肌力。
(3)评估轮椅的性能是否良好。
2. 轮椅移乘能力评估　根据改良 Barthel 指数量表(表 4-1)评定肢体功能障碍者床与轮椅之间的转移能力,具体评级标准如下。

表 4-1　改良 Barthel 指数评定量表

评定项目	完全依赖 (1级)	最大帮助 (2级)	中等帮助 (3级)	最小帮助 (4级)	完全独立 (5级)
修饰	0	1	3	4	5
洗澡	0	1	3	4	5
进食	0	2	5	8	10
用厕	0	2	5	8	10
穿衣	0	2	5	8	10

续表

评定项目	完全依赖 （1级）	最大帮助 （2级）	中等帮助 （3级）	最小帮助 （4级）	完全独立 （5级）
大便控制	0	2	5	8	10
小便控制	0	2	5	8	10
上下楼梯	0	2	5	8	10
床椅转移	0	3	8	12	15
平地行走	0	3	8	12	15
坐轮椅*	0	1	3	4	5

注：* 仅在不能行走时才评定此项。

0分：完全依赖或需要两个人从旁协助或要使用器械帮助转移。

3分：某种程度上能参与，但在整个活动过程中需要别人提供协助才能完成整项活动。

8分：能参与大部分活动，但在某些过程中仍需要别人提供协助才能完成整项活动。

12分：除准备或收拾时需要协助外，可以自行转移；或者过程中需要有人从旁监督或提示，以保障安全。

15分：自行在床椅之间来回转移，无须他人从旁监督、提示或协助。

（二）轮椅使用前的准备

1. 用物准备　准备轮椅，检查其座椅、靠背、刹车、安全带等是否完好，轮子有无松脱、锈蚀，平地试推。

2. 被照护者准备　检查被照护者肢体受损、偏瘫的部位，移动时要加强注意。

（三）轮椅的使用技巧

1. 轮椅的展开和折叠

（1）轮椅的展开：双手握住手柄向两侧轻拉，使左右车架稍许分开，手心向下轻压坐垫两侧，轮椅即自行展开平放。展开，切勿硬扳左右车架，以免损坏各部件，向下压坐垫时，勿将手指握住左右支撑管，以免夹伤手指。

（2）轮椅的折叠：折叠先将左右脚踏板翻起，用双手抓住坐垫两端向上提起，即可折叠。

2. 自行使用

（1）在平地上推动轮椅：①臀部坐稳，身体保持平衡，头仰起，向前；②双臂向后，肘关节稍屈，手抓轮环后部，双臂向前，伸肘；③身体略向前倾，多次重复。

(2)轮椅在平地上倒退:①双手置于手动圈上;②倾身向后,压低双肩,使手臂能用足够力气将车轮向后推动;③偏瘫患者患肢与健侧协调运动,推动轮椅行进。

(3)在斜坡上推动轮椅。①上坡:身体前倾,双手分别置于手动圈顶部之后,腕关节背伸、肩关节屈曲并内收向前推动车轮,通过转换车轮方向,使之与斜坡相交,还能使轮椅在斜坡上立足;②下坡:伸展头部和肩部,并应用手制动,可将双手置于车轮前方(图4-5)。

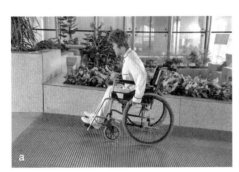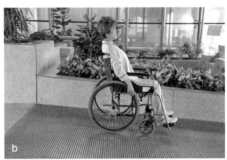

图4-5　在斜坡上使用轮椅
a.上坡;b.下坡

(4)转换轮椅方向(以转向左侧为例):①将左手置于手动圈后方;②左臂略向外侧旋转,从而将身体重量通过左手传递至车轮内侧;③以左手将右侧车轮向后转动,同时右手在正常姿势下将右侧车轮转向前方。

3.照护者使用

(1)前进或后退。①四轮着地法:轮椅四轮着地保持水平前进或后退;②二轮着地法:方向轮悬空,大轮着地,轮椅后倾推或拉。

(2)上下台阶

1)上台阶:①被照护者面对台阶,双手置于轮椅扶手上,照护者驱动轮椅至台阶旁,正对台阶并调整轮椅与台阶垂直。②照护者脚踩放倾杆的装置,翘起小轮,使小轮搭在台阶上;双手同时稍用力往上抬轮椅把手上完成上台阶。

2)下台阶:①被照护者背对台阶,双手置于轮椅扶手上,照护者驱动轮椅使后轮退至台阶边缘并调整轮椅与台阶垂直;②缓慢控制后轮下降至台阶下,再转动轮椅把前轮从台阶上放下。

4.轮椅转乘方法　如图4-6。

(1)移开床边物品,如桌椅等,保证充分的转移空间,无障碍物。

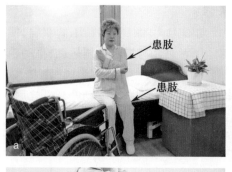
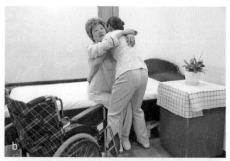
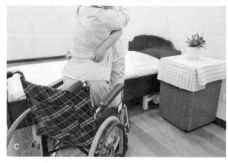
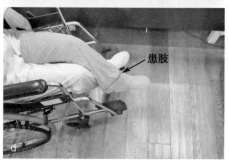

图 4-6　床到轮椅的转移
a. 患者准备；b. 协助站起；c. 向轮椅转移；d. 摆放患足

（2）将轮椅推至床边放于被照护者健侧，与床成 30°~45°，制动轮椅手刹，收起脚踏板。

（3）协助被照护者端坐于床边，被照护者双足踩地与肩同宽，用健侧上肢将整个患侧上肢托起，使双肩平齐并保护好患侧肩、肘、腕关节及手部，防止肘关节、手及腕部悬空。

（4）帮助被照护者稍向前调整坐姿，被照护者将重心前移，上身紧贴照护者肩部，照护者双膝夹住被照护者患侧膝关节，双手抓紧其裤腰，但要注意避免造成被照护者的皮肤损伤。照护者头看向轮椅方向，确定好轮椅位置。

（5）照护者发出"1、2、3、起"的口令，协助被照护者一同起身，稳住重心后，被照护者以健足为轴缓慢移动至轮椅。在移动过程中照护者需要注意此时仍要双膝夹紧被照护者的患侧膝关节。

（6）移动至轮椅后，被照护者在保护下缓慢坐下。

（7）照护者从后方环抱住被照护者，帮其向后调整好坐姿。

（8）被照护者利用健足放下脚踏板，健足从患足下方钩住踝部，将患足放于脚踏板上摆正后，再将健足放于脚踏板上摆正。

（9）照护者帮助被照护者系好安全带，被照护者保持正确坐姿，腰部挺直，双肩平齐，头部居中，双眼平视前方，患侧上肢平放于轮椅手扶上，为防止被照护者上肢控制不稳滑落,可在轮椅扶手上安装大小合适的模板,帮助其患侧上肢保持正确姿势。

(四)注意事项

1. 轮椅适合在平整的地面上行驶,当前面遇到障碍物时,应绕道避开,以防出现轮椅倾倒的危险。

2. 在倾斜路面上使用轮椅时,切勿突然转换方向,以防轮椅侧翻。上坡时躯干前倾,重心前移,防止轮椅后翻。下坡时不要突然紧急刹车,防止轮椅前翻。当倾斜角度大于 10° 时,无论是上坡还是下坡照护者都需要站在被照护者身后以保证其安全。

3. 照护者与被照护者需养成制动轮椅手刹的习惯,并定期检修轮椅以保证其功能完好。

4. 压力性损伤是长时间使用轮椅常见的并发症之一。为避免压力性损伤的发生,应保持轮椅坐面的清洁、柔软、干燥、舒适,并定时进行臀部减压,一般每 30 分钟抬臀一次,即用双手支撑轮椅的扶手,使臀部悬空并保持 15 秒左右。双手支撑困难者,可选择向前弯腰或向一侧倾斜的方法来达到臀部减压的目的,同时也要对其他容易受压部位进行减压。

加　油　站

轮椅各主要部件的尺寸是否合适,直接关系到被照护者的坐姿和稳定、皮肤局部受压以及转移时的安全。一辆合适的轮椅不仅可以让被照护者在使用中更加节力,而且可以有效地预防其他不良事件的发生。轮椅选择主要参数如下。

1. 座位宽度　是指轮椅两侧扶手挡板之间的距离,坐位挡板与臀部之间应各留出 3 厘米或两横指的空隙。坐位太窄,上下轮椅比较困难,臀部及大腿组织受到压迫;坐位太宽则不易坐稳,操纵轮椅不方便,双上肢易疲劳。

2. 座位长度　是指靠背到座位前缘之间的距离,被照护者腰、臀贴于靠背上,屈膝时腘窝与座位前缘应空出 6 厘米或四横指的距离。若座位太短,体重将主要落在坐骨上,易造成局部受压过多;若座位太长会压迫腘窝部影响局部的血液循环。

3. 座位高度　坐下时测量足跟(或鞋跟)至腘窝的距离,再加 4 厘米,放置脚踏板时,脚踏板离地面 5 厘米。座位太低,坐骨承受重量过大。

4. 靠背高度　靠背上缘位于腋下 10 厘米的位置。

5. 扶手高度　坐下时上臂垂直,前臂平放于扶手之上,测量椅面到前臂下缘的距离,加上 2 厘米为宜。

6. 坐垫　为促进舒适和预防压力性损伤,轮椅的椅座上应放置坐垫,厚度 5~10 厘米。

7. 轮椅桌　应易于装卸、便于清洁。此外,应选择带有安全带的轮椅,保证安全。

划 重 点

本单元重点介绍了轮椅的使用方法和注意事项,首先在使用轮椅之前,照护者需正确评估被照护者的轮椅使用能力,在保证被照护者充分发挥其自身作用的同时,有针对性地为其提供帮助以提高使用轮椅的安全性。另外,照护者还需检查轮椅的性能是否良好,以确保其在运行中不会出现故障。在使用轮椅时,照护者需要指导被照护者采用正确的坐姿,并注意观察其有无不适。在使用轮椅之后,被照护者要定期对轮椅进行养护和检修以保证其功能完好。

试 试 手

思考题

1. 李爷爷坐轮椅自行上下坡时应注意什么?

2. 如何协助李爷爷进行轮椅转乘?

第三单元
助行器的使用

小 案 例

张叔叔,58岁,因脑梗死入院,经治疗后病情稳定。出院后意识清楚,右侧下肢活动不灵,日常生活需要借助助行器,但使用助行器存在较大的安全隐患。作为照护者,该如何在张先生使用助行器的过程中为其提供照护呢?

一、居家照护面临的问题

张先生出院后处于居家状态,其意识清楚,右侧下肢活动不灵活,日常活动都需要借助助行器。助行器在为其日常活动带来便利的同时,也存在着极大的安全隐患,如使用不当会造成平衡失调将导致跌倒发生。因此,照护者应掌握助行器使用的方法及注意事项,协助被照护者日常活动,进而提高助行器使用的安全性。

二、居家照护应掌握的技能

1. 了解助行器使用的基础知识。
2. 掌握脑血管疾病患者助行器的正确使用方法及注意事项。

跟 我 学

一、助行器使用的基本知识

助行器是利用健康上肢辅助下肢支撑体重、保持平衡和行走的辅助器具。在协助被照护者使用助行器时需要正确评估被照护者使用助行器的能力,在发挥被照顾者自身作用的同时,有针对性地为其提供帮助,以提高其使用助行器的安全性。有针对性地为其提供帮助,以提高其使用助行器的安全性。

二、助行器使用基本原则

1. 安全原则

(1)使用前检查助行器各部件是否牢固,橡皮头或螺丝有无损坏,有无尖锐突出部位等。

(2)定期检查助行器,保持完好备用。

(3)照护者及被照护者在使用助行器时勿穿拖鞋或高跟鞋。

(4)不宜长时间使用步行器,以免造成肌肉挛缩或关节僵硬。

2. 合适原则

结合被照护者的一般情况(包括身高、体重、全身情况等),行走能力和肢体活动能力,认知和合作能力以及环境,选择适合的助行器。

三、助行器的使用方法

(一) 助行器使用前的评估

1. 被照护者评估

(1)了解被照护者目前病情、意识状态、自理能力和配合能力。

(2)评估被照护者双上肢肌力,能否有力量使用助行器支撑前进。

(3)评估被照护者的身高以便调节助行器的高度。

2. 助行器评估　评估助行器的螺丝是否有松动、支脚垫是否完好适用。

3. 环境评估　注意观察路面是否平整、有无水渍、光线是否充足。

(二) 助行器使用前的准备

1. 物品准备　将助行器调节至适宜高度(被照护者直立,双手握住助行器把手、肘关节屈曲 15°~30° 时的高度为宜)。

2. 被照护者准备选择合适的衣服和鞋子,不宜穿拖鞋。

(三) 助行器使用技巧

1. 拐杖

(1)单拐杖使用方法:将拐杖放置在健侧腿(即正常肢体侧)的腋下;行走时先将健侧腿的拐杖前移,身体前倾,身体重心集中于健侧手臂;将患侧(即活动障碍侧)下肢向前移动(不负重);健侧下肢向前摆出,使健侧足与患侧足平行,从而完成行走过程。此时患肢最大负重约为体重的 35%。

(2)双拐杖使用方法:将双拐支撑在双脚两侧,呈等腰三角形,保持身体平稳。先迈患肢,足尖不可超过双拐头连线,站平稳后,双手撑拐同时健肢向前迈步,站稳后抬患肢,同时提拐向前移动同等距离,足与拐同时着地,但足尖仍然落在双拐头连线内,如此逐步前移(图 4-7)。

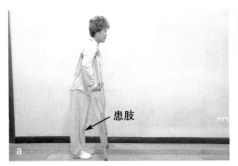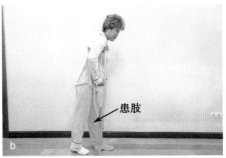

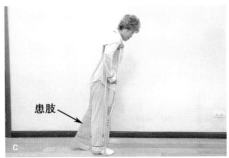

图 4-7　双拐使用方法

a. 双拐支撑；b. 先迈患肢；c. 健肢迈步

（3）上下楼梯时正确使用拐杖方法：上楼梯时健侧腿先上，然后患侧腿与拐杖同时上。下楼梯时两拐杖同时出，再出患侧腿将重心下移，继而出健侧腿。

2. 步行器

（1）框式步行器的使用方法　被照护者双手持助行器站稳；助行器前移，放置于身体前一臂远处；患侧或肌力较弱的腿向前迈出，足落在助行器后退水平连线位置；健侧腿跟上，重复上述动作，逐渐稳步前进（图 4-8）。

（2）两轮式助行器的使用方法：两轮式助行器是靠使用者双臂推动助行器前进的。被照护者双手持两轮助行器；助行器前移，放置于身体前一臂远处；患侧或肌力较弱的腿向前迈出，足落在助行器后退水平连线位置；健侧腿跟上，重复上述动作，逐渐稳步前进。

（3）助行器坐位到立位转移技术

1）坐位转移至立位：①被照护者坐在椅子上，臀部适当前移；②助行器直接放在座椅前；③被照护者躯干前倾，重心前移，下推扶手进入站立位；④一旦到了站立位，分别用手抓住助行器。

2）立位转移技术：①当被照护者接近座椅时，向健侧旋转，背对座椅；②被照护者缓慢后退，直到腿部靠近座椅；③分别用双手抓住座椅扶手；④以可控制的方式降低身体重心坐回座椅。

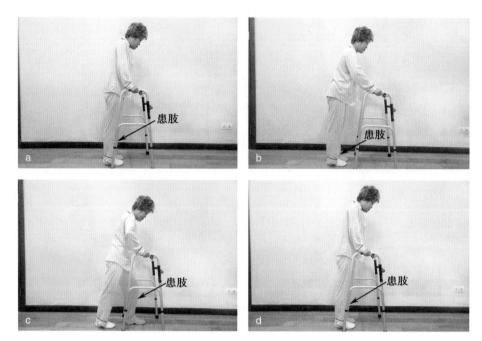

图 4-8   框式步行器的使用方法
a. 持助行器站稳；b. 助行器前移；c. 患肢先向前迈出；d. 健肢跟上

（四）注意事项

1. 做好被照护者的思想工作，锻炼应循序渐进。次数由少到多，时间由短到长，距离由近到远。开始时要在平地上行走，逐渐练习上下台阶，以不感到疲劳为宜。

2. 被照护者刚开始下地后，常出现下肢红肿，此时应该让被照护者适当减少活动时间，卧床时应抬高患肢并配合按摩，以促进血液回流，减轻肿胀。

3. 助行器选择与被照护者身高、臂长相适应的长度和高度，有利于操作；每次使用助行器前需要将其调整到适宜高度，并仔细检查助行器的稳定性和安全性，如支脚是否稳定接触地面，螺丝是否松动，脚轮是否转动灵活等。

4. 使用助行器时应穿着合适的服装，不宜穿过长的裤子、拖鞋和带跟的鞋。

5. 被照护者迈步时不可距离助行器过近或过远，否则会扰乱平衡有跌倒的危险；行进中注意始终保持身体平衡，眼睛看向前方，不要低头。

6. 初次使用助行器时，应有照护者陪同，以防被照护者摔倒；每次使用助行器，要先站立片刻达到平衡，如有头晕等不适，不要急于前进。

加　油　站

跌倒的预防与处理

使用助行器的过程中照护者和被照护者应做好跌倒的预防。

1. 评估被照护者是否有意识障碍、平衡功能和协调能力障碍、行动缓慢、感觉障碍、视觉障碍、环境障碍、药物因素等跌倒风险,增强防跌倒的意识。

2. 为被照护者选择适宜的衣物和合适的防滑鞋具,合适的助行器、助听器和视力辅助工具。

3. 识别并明确现存的可能增加跌倒风险的环境因素,根据环境评估结果,改善居家环境,清除环境中的障碍和危险因素,消除环境隐患;被照护者应熟悉家庭及社区的生活环境。

4. 使用助行器过程中发生跌倒的应急处理　立即检查确认伤情。若被照护者意识不清应立即拨打急救电话;如有呕吐,立即将头偏向一侧保持呼吸道畅通;如有抽搐,移至平软地面防止碰伤,必要时牙间垫硬物防止舌咬伤;如发生呼吸、心跳暂停,应立即进行胸外按压和人工呼吸;有外伤出血者立即止血包扎。若被照护者意识清醒则询问跌倒、坠床情况及对过程是否有记忆,如不能则立即送往医院或拨打急救电话;询问是否头痛、手脚无力等,提示是否有脑血管疾病复发,处理时应避免加重脑出血;检查四肢有无骨折,被照护者在跌倒后局部有无疼痛和压痛,且有无局部肿胀、瘀斑、肢体功能障碍、畸形,若存在以上情况应怀疑骨折发生,及时送往医院治疗。在送往医院途中要注意平稳搬运被照护者,被照护者应保持平卧姿势。

划　重　点

本单元重点介绍了助行器的使用方法和注意事项。首先,在使用助行器之前,照护者需要对被照护者、助行器和环境进行评估以确保使用过程中的安全。其次,在使用时,照护者需要指导被照护者采用正确的方法并注意观察其有无不适。最后,需定期检查助行器性能以保持完好备用。

试 试 手

思考题

1. 家人买了一个框式助行器给张叔叔，应该如何使用？
2. 在使用助行器过程中，张叔叔应该注意些什么？

第五章
常见管路维护

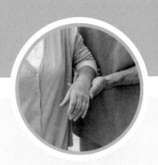

　　脑血管疾病患者出院后，往往因病情需要携带各种管路返回家中，如胃管、尿管等，这些管路对于患者的康复具有重要意义，不规范的护理将容易导致误吸、感染、窒息等严重并发症，威胁患者生命安全。而对于非专业的照护者而言，这些管路无疑增加了照护难度与风险。

　　本章主要介绍脑血管疾病患者居家照护中常见的五种管路日常维护原则、照护技巧等内容，以帮助照护者掌握各类管路的照护方法，减少相关并发症的发生，促进患者早日康复。

第一单元
留置鼻胃管维护

小 案 例

王爷爷,68岁,诊断为脑出血,经住院治疗后病情稳定出院。被照护者意识清楚,吞咽障碍,不能经口进食,留置鼻胃管一枚,以保证营养足量、安全摄入,作为照护者,该如何对王爷爷进行鼻胃管维护呢?

一、居家照护面临的问题及潜在风险

经鼻留置鼻胃管,存在影响呼吸通气、鼻咽部不适等情况,易发生被照护者自行将鼻胃管拔除或活动时受到牵拉导致管路脱出。被照护者存在吞咽障碍,经鼻胃管注入食物时,如果体位管理不当,容易导致胃内食物反流,增加误吸风险。被照护者长期不经口进食,使唾液分泌减少,口腔自洁作用减弱,如果未及时进行口腔护理,容易使口腔细菌繁殖,增加吸入性肺炎的风险。

二、居家照护应掌握的技能

1. 了解鼻胃管维护的相关基础知识。
2. 熟悉鼻胃管日常维护基本原则。
3. 应用鼻胃管维护的照护方法,安全注入食物。

跟 我 学

一、留置鼻胃管维护基本知识

留置鼻胃管是将鼻胃管经鼻腔、咽部、食管置入被照护者胃中,通过鼻胃管向被照护者胃中注入食物、水分和药物来维持其营养、治疗需求。留置鼻胃管的适用人群:①作为短期(<4周)经胃肠道提供人体所需营养物质的一种方

式;②因神经或精神障碍所致的进食不足及因疾病原因不能进食的被照护者;③意识不清,经口进食量≤60%机体需要量;④避免营养不良,导致体重丢失、身体免疫力降低等。

二、留置鼻胃管维护基本原则

1. 预防误吸原则 照护者准确判断误吸,观察被照护者有无咳嗽及痰液性状,如痰中含营养液,提示有误吸。常表现为呕吐、剧烈咳嗽后憋喘、呼吸加快、发热。一旦发生误吸,立即停止鼻饲,保持呼吸道通畅,让被照护者取侧卧位,尽早就医,以防发生意外。

2. 安全原则 经鼻胃管注入食物时,要注意"六度原则":①角度:床头抬高30°~45°或半卧位。②温度:经鼻胃管注入温水或食物时,温度宜为38~40℃,将灌食器放于手臂内侧测试温度,以不觉烫为宜。特别是冬天,应适当用热水袋或恒定加热器加热,避免营养液过凉刺激被照护者胃肠道引起腹泻。③速度:间歇推注时,注意缓慢匀速,速度不宜过快,避免引起反流,导致误吸。间歇滴注或连续输注时,应由慢到快,开始时速度为每小时20毫升,然后逐渐增加,使用肠内营养泵速度一般为每小时50~150毫升。④浓度:不宜过高,减少胃肠道不耐受反应,颗粒不宜过大,避免引起堵管。⑤洁净度:保持卫生,营养液、配制营养液工具及灌食器保持清洁。⑥适应度:根据胃肠道功能,选择合适的营养液。

3. 营养液配制原则 被照护者胃肠道功能较好时,可以选择匀浆膳,根据被照护者营养需要量,采用天然食物经捣碎并搅拌成糊状或浓流液体饮食。例如正常人饮食(牛奶、鱼、肉、水果、蔬菜等食品)去刺和骨后,用高速捣碎机搅成糊状,所含营养素与正常饮食相似,营养成分全面、蛋白质和热量充足,可满足被照护者对维生素和微量元素的需求。被照护者胃肠道功能较差时,建议选用易消化吸收的成品肠内营养制剂。营养液配制时应现配现用,配制过程中注意清洁卫生,配制前洗手,避免营养液污染。配制好的营养液常温保存不宜超4小时,超过4小时应置于冰箱冷藏,24小时内未用完应丢弃,成品肠内营养制剂应根据产品说明保存。

三、留置鼻胃管维护照护方法

(一)留置鼻胃管维护前评估

1. 评估胃肠道情况 有无腹部不适、恶心呕吐、腹泻、便秘等情况,如存在上述情况及时就医。

2. 评估鼻胃管位置 查看鼻胃管在鼻孔处的刻度也就是鼻胃管置入深度,是否与出院时标记的长度一致,一般成人置入深度为45~55厘米,如有鼻胃管位置改变,应及时与医生沟通,不可自行处理。

3. 评估鼻胃管固定情况　观察鼻贴有无松动、卷边、潮湿等情况,若存在及时更换,鼻胃管固定处皮肤和黏膜受压情况。

4. 评估鼻胃管通畅情况　回抽胃液,注入少量温水,判断有无阻力。

5. 评估胃残留量情况　回抽胃内容物,并观察其性状及量,如回抽量≥200毫升,则暂不予鼻饲,2小时后再评估。回抽胃内容物100~200毫升时,则维持原来的速度及量。回抽胃内容物<100毫升时,根据需要可适当增加输入速度,每小时20毫升,但不能超过最大输注速度,每小时150毫升,且需要通过管路将胃内容物打回胃内,以避免损失消化液。

（二）留置鼻胃管维护前准备

1. 用物准备　营养液(38~40℃,均匀无渣)或药液(片剂充分研磨),灌食器(是一种大容量注射器,是将流质饮食注入鼻胃管的工具),温开水适量,纸巾。

2. 体位准备　能配合者取半卧位或坐位,意识障碍者需要在床头或背部垫软枕,使被照护者的头部和上半身提高30°~45°,以防止误吸。

（三）留置鼻胃管维护照护技巧

1. 温水冲管　注入食物或药液前后,需用20~30毫升温水冲管,连续输注营养液时,每4小时用20~30毫升温开水冲管一次,需冲净管壁,防止营养液积存于管腔中变质,造成胃肠炎或凝结堵管。

2. 营养液输注方式　可根据居家条件,选择间歇推注法(图5-1)、间歇滴注法、连续输注法。留置鼻胃管通常采用间歇推注法,是指根据被照护者进食习惯,每日采用顿服的方式通过鼻胃管将营养液推注到胃内,采用少量多次推注,每日鼻饲4~6次,每次250~400毫升,两次鼻饲的间隔时间大于2小时,具体根据被照护者病情及胃潴留情况而定。抽吸营养液时将鼻胃管开口处反折或关闭,避免进入空气。

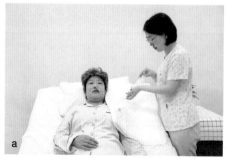
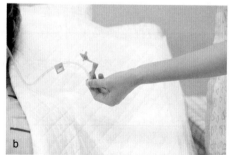

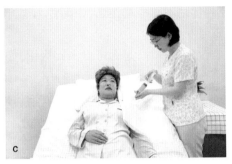
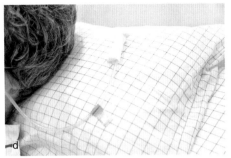

图 5-1　间歇推注法

a. 回抽胃液；b. 鼻胃管反折；c. 推注营养液；d. 鼻胃管末端关闭包裹

3. 妥善固定鼻胃管　①分叉交织固定法，用于鼻部固定，准备一条长方形胶布，从中间剪开，不剪断，剪成小裤子型，先将上部贴于鼻翼，两条小裤腿交叉缠于鼻胃管上。②高举平台法，用于面部或耳部固定，将胶布剪成"工"字形，中间稍窄部分将鼻胃管缠起，两侧稍宽部分贴于面部，既可以将鼻胃管固定良好，又可避免压迫面部皮肤（图 5-2）。

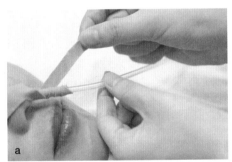
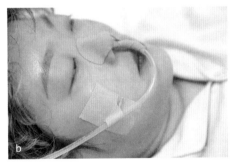

图 5-2　鼻胃管固定方法

a. 分叉交织固定鼻部；b. 高举平台固定面部

4. 照护者应掌握预防误吸的方法　①鼻饲时，保持床头抬高 30°~45° 或半卧位，鼻饲后维持原卧位 30~60 分钟。②翻身、排痰尽量在鼻饲前进行。对需要吸痰的被照护者，吸痰管勿插入过深，操作动作要轻柔，防止因剧烈呛咳引起反流、误吸。③监测胃内残留量，每 4 小时抽吸一次。

（四）注意事项

1. 营养液打磨精细无渣，做好过滤，鼻饲前、后用 20~30 毫升温水冲管。一旦冲管有阻力，需要警惕堵管发生，处理方法参考本章第二单元"留置鼻肠管维护"。

2. 新鲜果汁和奶液或者易产生沉淀的食物不可一起注入,中间注入温开水冲管,以防止凝块的产生。

3. 需要注入药片时,应先判断药片是否为缓释片,是否可以碾碎服用,如果可以需充分研碎溶解后注入。

4. 鼻饲后病情允许条件下,被照护者维持半卧位或坐位 30~60 分钟,有利于食物消化,防止体位过低导致食物逆流。

5. 保持口腔清洁,避免感染,每天至少口腔清洁两次。

6. 营养液注入过程观察被照护者反应,如发生腹胀、呛咳、误吸等,需立即停止鼻饲。

7. 遵照出院指导或产品说明书中规定的鼻胃管使用时间,定期到医院更换鼻胃管。

加 油 站

胃潴留的处理

1. 胃潴留识别　以胃排空障碍为主要征象的胃动力紊乱综合征,系胃张力减退、蠕动减慢或消失、排空延迟、消化吸收功能障碍所致,表现为上腹饱胀、返酸嗳气、呕吐胆汁及食物,严重者引起反流误吸至吸入性肺炎。

2. 胃潴留评估　胃内容物积聚而未及时排空的异常状态,呕吐出 4~6 小时前的食物或空腹 8 小时以上胃内残留食物仍大于 200 毫升者,表明存在胃潴留。

3. 胃潴留预防及处理　鼻饲营养液的量应从少到多,每次喂食前回抽胃内容物,根据量的多少调整鼻饲的量和速度,同时可在医生指导下服用促胃动力药物,通过针灸等手段积极治疗原发病,促进胃动力的恢复。居家时可通过减少进食量及服用促胃动力药物进行处理,观察胃潴留是否改善,必要时可进行胃肠减压,如不能改善应及时就医处理。常用的促胃动力药物有胃复安、多潘立酮、红霉素、莫沙比利等,一定要在医生指导下服用。

划 重 点

本单元重点讲述了脑血管疾病被照护者留置鼻胃管日常维护基本原则及照护方法,首先照护者需要掌握预防误吸原则、配制营养液原则。鼻饲前,照护者应重点评估被照护者的胃肠道情况、鼻胃管的位置、固定、通畅以及胃残留量情况。鼻饲时注意前后温水冲管,选择合适的输注方式,把握"六度原则",即角度、温度、速度、浓度、洁净度、适应度,鼻饲后妥善固定鼻胃管,预防脱管。

　　为方便照护者记忆,可记住如下照护口诀。

> "鼻饲饮食不要怕,备齐用物心不慌,抬高床头摆体位,清洁双手保卫生,胃管位置确认好,温度速度量适中,前后冲管防堵塞,预防误吸记心间。"

试 试 手

思考题

1. 清晨鼻饲前,回抽胃内容物 120 毫升,如何处理?
2. 清晨洗脸后,发现王爷爷鼻胃管的胶布卷边松动,如何处理?

第二单元
留置鼻肠管维护

小 案 例

王爷爷,68 岁,诊断为脑出血,经医院治疗后病情稳定出院。被照护者意识清楚,住院期间因胃瘫存在误吸高风险,留置鼻肠管一枚,以保证营养足量、安全摄入,作为照护者,该如何对王爷爷进行鼻肠管维护呢?

一、居家照护面临的问题及潜在风险

鼻肠管也是经鼻留置的管路,同样存在影响呼吸通气、鼻咽部不适等情况,易发生被照护者自行将鼻肠管拔除或活动时受到牵拉导致管路脱出。被照护者留置鼻肠管,管路相较于鼻胃管细,更易发生堵管。被照护者存在胃瘫,容易导致胃内食物反流,增加误吸风险。

二、居家照护应掌握的技能

1. 了解鼻肠管维护的相关基础知识。
2. 熟悉鼻肠管日常维护基本原则。
3. 应用鼻肠管维护的照护方法,安全注入食物。

跟 我 学

一、留置鼻肠管维护基本知识

留置鼻肠管是指将鼻饲管经鼻置入十二指肠或空肠给予肠内营养的方法,临床主张将鼻肠管置入空肠,所以也称"鼻空肠管"。留置鼻肠管的适用人群:①作为短期(小于 4 周)经胃肠道提供人体所需营养物质的一种方式。②误吸风险高或经胃喂养后表现不耐受。③某些消化道疾病(如胰腺炎等)无法

进行经胃喂养。

二、留置鼻肠管日常维护基本原则

1. 预防误吸原则　经鼻肠管注入食物时,因被照护者疾病原因(往往存在吞咽障碍、胃瘫等),同样存在误吸风险,照护方法同鼻胃管,具体详见本章第一单元"留置鼻胃管维护"。

2. 安全原则　经鼻肠管注入食物时,同样需要注意"六度原则",照护方法同鼻胃管,具体详见本章第一单元"留置鼻胃管维护"。

3. 营养液配制原则　由于鼻肠管管腔较细,不建议经鼻肠管鼻饲匀浆膳,尽量选择稀释的流质营养液,如成品肠内营养制剂,也可注入牛奶、豆浆等流质食物。若自行配制营养液,需将食物充分研磨、稀释、过滤,制成完全无渣流质状,现配现用,配制过程中注意清洁卫生,配制前洗手,避免营养液污染。配制的营养液常温保存不宜超 4 小时,超过 4 小时应置于冰箱冷藏,24 小时内未用完应丢弃。成品肠内营养制剂应根据产品说明保存和使用。

三、留置鼻肠管维护照护方法

(一) 留置鼻肠管维护前评估

1. 评估胃肠道情况　有无腹部不适、恶心呕吐、腹泻、便秘等情况,如存在上述情况及时就医。

2. 评估鼻肠管位置　查看鼻肠管在鼻孔处的刻度也就是鼻肠管置入深度,是否与出院时标记的长度一致,查看有无在口腔中盘旋,如有鼻肠管位置改变,应及时与医生沟通,不可自行处理。

3. 评估鼻肠管固定情况　观察鼻贴有无松动、卷边、潮湿等情况,若存在,及时更换,观察鼻肠管固定处皮肤和黏膜受压情况。

4. 评估鼻肠管通畅情况　注入少量温水,判断有无阻力。

(二) 留置鼻肠管维护前准备

1. 用物准备　营养液(38~40℃,均匀无渣),肠内营养泵,肠内营养输注器,温开水适量,纸巾。

2. 体位准备　能配合者取半卧位或坐位,意识障碍者需将床头或背部垫软枕,使被照护者的头部和上半身提高 30°~45°,以防止误吸。

(三) 留置鼻肠管维护照护技巧

1. 温水冲管　注入食物或药液前后,需用 20~30 毫升温水冲管,连续输注营养液时,每 4 小时用 20~30 毫升温开水冲管一次,需冲净管壁,防止营养液积存于管腔中变质造成胃肠炎或凝结堵管,如果冲管有阻力,可增加冲管次数,但应注意不可暴力冲管,以免管路破裂。

冲管方法推荐脉冲式冲管,采用推一下停一下的冲洗方法,使冲管液在导管腔内产生正、负压形成涡流,增加对导管壁全面均匀的冲洗,可有力地将附着在导管壁上的残留营养液颗粒冲洗干净,更有效地减少堵管的发生。

2. 营养液输注方式　留置鼻肠管通常采用间歇滴注法、连续输注法,条件允许情况下,建议使用肠内营养泵连续输注营养液。

间歇滴注法是指将营养液置于营养输注瓶或袋中,经肠内营养输注器与鼻肠管连接,借助重力将营养液缓慢滴入胃肠道内,每天 4~6 次,每次 200~250 毫升。

连续输注法是指使用肠内营养泵保持恒定滴速,在 12~24 小时持续输注营养液。速度应由慢到快,先调至 20~50 毫升 / 小时,根据患者耐受情况逐渐增加,最高不超过 100 毫升 / 小时。连续输注一段时间后,间断休息 6~8 小时,有利于恢复胃肠道功能状态。

肠内营养泵的使用方法:将肠内营养泵妥善固定,连接并打开电源。按照仪器使用说明书安装肠内营养输注器,排净输注器内空气。设置合适的泵入速度和泵入量,将肠内营养输注器连接至鼻肠管末端,开始输注。

3. 妥善固定鼻肠管　仅留置一枚鼻肠管的固定方法,同本章第一单元"留置鼻胃管维护"。因病情需要患者同时留置鼻胃管和鼻肠管时,鼻部固定的两条小裤腿型胶布,一条固定鼻胃管,另一条固定鼻肠管。面部使用两个"工"字形胶布分别固定。

(四) 注意事项

1. 营养液选择稀释的流质营养液,鼻饲前、后用 20~30 毫升温水脉冲式冲管。一旦冲管有阻力,不可暴力冲管,需警惕堵管发生,及时处理。

2. 新鲜果汁和奶液或者易产生沉淀的食物不可一起注入,中间注入温开水,以防止凝块的产生。

3. 不建议经鼻肠管给药,增加堵管的风险,如果只有鼻肠管必须经鼻肠管给药,需充分研磨,碾碎服用,如果既有鼻肠管又有鼻胃管,建议经鼻胃管给药。

4. 鼻肠管同样存在误吸风险,鼻饲后病情允许条件下,被照护者维持半卧位或坐位 30~60 分钟,有利于食物消化,防止体位过低导致食物逆流。

5. 保持口腔清洁,避免感染,每天至少口腔清洁两次。

6. 营养液输注过程观察被照护者反应,如发生腹胀、呛咳、误吸等,需立即停止鼻饲。

7. 遵照出院指导或产品说明书中规定的鼻肠管使用时间,定期到医院更换鼻肠管。

加 油 站

鼻肠管堵管的处理

1. 常见原因 鼻肠管打折;营养液黏稠、有颗粒;冲洗鼻肠管不及时;营养液温度低,输入速度慢。

2. 预防措施 鼻饲前后用 20~30 毫升温水冲鼻肠管;持续输注营养液时,每 4 小时脉冲式冲洗管路一次。

3. 处理方法 准备 50 毫升注射器一个,20 毫升注射器一个,可乐或苏打水 5 毫升(鼻肠管容积 5 毫升)。用 20 毫升注射器抽可乐或苏打水 5 毫升,尽可能多的加压注入堵塞的鼻肠管。关闭鼻肠管,等待 10~30 分钟,用 50 毫升注射器抽吸,抽出注入液体。若恢复通畅,反复用温水脉冲式冲洗管路以达到彻底冲净管壁残留物的目的。若未通畅可重复上述步骤两次,三次以上仍不成功,应及时寻求医务人员帮助。

划 重 点

本单元重点讲述了脑血管疾病被照护者留置鼻肠管日常维护基本原则及照护方法。首先照护者需要掌握预防误吸原则、安全原则、配制营养液原则。鼻饲前,照护者应重点评估被照护者的胃肠道情况、鼻肠管的位置、固定、通畅情况。鼻饲时注意前后温水冲管,特别注意脉冲式冲管手法,掌握肠内营养泵使用方法,把握"六度原则",鼻饲后妥善固定鼻肠管,预防脱管。鼻肠管易发生堵管,应特别注意做好冲管,严密监测管路通畅情况,一旦发现冲管时有阻力或有营养物质挂壁情况,及时处理。

为方便照护者记忆,可记住如下照护口诀。

"勤看刻度勿脱出;自制食物管易堵;营养制剂稀释好;如须喂药研究分;脉冲手法要记牢;卫生清洁防感染;如遇堵管莫慌张;可乐苏打来帮忙。"

试 试 手

思考题

1. 如何协助本案例中的王爷爷经鼻肠管注入食物?
2. 为王爷爷冲洗鼻肠管时阻力较大,疑似堵管,如何处理?

小 案 例

王爷爷,76岁,诊断为脑梗死,经医院治疗后病情稳定出院。王爷爷意识清楚,存在神经性吞咽困难,长期不能经口进食,留置胃造瘘一枚,以保证营养足量、安全摄入,作为照护者,该如何对王爷爷进行胃造瘘维护呢?

一、居家照护面临的问题及潜在风险

被照护者经腹壁留置胃造瘘,为有创性操作,处理不当易导致造瘘处切口感染、造瘘旁营养液渗漏;胃造瘘内外有固定片,如果固定过紧,易导致胃黏膜缺血坏死或内垫片移位入胃壁或腹壁。如果体位管理不当,胃造瘘同样存在误吸风险。对于照护者而言,胃造瘘较鼻胃管少见,照护难度较高,在知识与技能方面应做好充分准备。

二、居家照护应掌握的技能

1. 了解胃造瘘维护的相关基础知识。
2. 熟悉胃造瘘维护基本原则。
3. 应用胃造瘘维护的照护方法,安全注入食物。

跟 我 学

一、留置胃造瘘维护基本知识

经皮内镜下胃造瘘是指在纤维内镜的协助下,经腹壁将导管置入胃内形成造瘘,以达到对不能经口进食的被照护者行肠内营养或胃肠减压的目的。适用于各种不同原因导致的吞咽、进食困难、经口腔或鼻饲补充营养有困难以及神经性厌食及神经性呕吐者。

留置胃造瘘的适用人群：①作为长期（大于4周）经胃肠道提供人体所需营养物质的一种方式。②上消化肿瘤、神经性吞咽困难、创伤、长期机械通气、口咽部围手术期等。

二、留置胃造瘘维护基本原则

1. 预防误吸原则　经胃造瘘注入食物时，同样存在误吸风险，照护方法同鼻胃管，具体详见本章第一单元"留置鼻胃管维护"。

2. 安全原则　经胃造瘘注入食物时，同样需注意"六度原则"，照护方法同鼻胃管，具体详见本章第一单元"留置鼻胃管维护"。

3. 预防感染原则　首先，每天检查瘘口周围的皮肤有无红、肿、热、痛以及纱布是否干净，判断是否有胃内容物渗漏，保持瘘口周围皮肤清洁、干燥，防止感染。一旦瘘口周围的皮肤有红、肿、热、痛，应第一时间到医院就诊。其次，应做好口腔清洁，预防口腔感染。

三、留置胃造瘘维护照护方法

（一）留置胃造瘘维护前评估

1. 评估胃肠道情况　有无腹部不适、恶心呕吐、腹泻、便秘等情况，如存在上述情况及时就医。

2. 评估胃造瘘位置　在皮肤瘘口处做管路标记，每天观察管路刻度及管路标记是否在原位，如有胃造瘘位置改变，应及时与医生沟通，不可自行处理。

3. 评估瘘口周围皮肤情况　每日观察瘘口周围皮肤有无红肿、切口有无渗液，瘘口周围是否存在呈鲜红色、颗粒状、柔软湿润、形似鲜嫩的肉芽的情况，如果存在可能出现瘘口周围肉芽肿组织增生，应及时到医院就诊。

4. 评估胃造瘘固定情况　管路的内外垫固定时应松紧适宜，有无牵拉、受压、打折，管道晃动引起疼痛或皮肤破损。

5. 评估胃造瘘通畅情况　回抽胃液，注入少量温水，判断有无阻力。

6. 评估胃潴留情况　回抽胃内容物，并观察其性状及量，照护方法同鼻胃管，具体详见本章第一单元"留置鼻胃管维护"。

（二）留置胃造瘘维护前准备

1. 用物准备　营养液（38~40℃，均匀无渣）或药液（片剂充分研磨），灌食器，温开水适量，纸巾。

2. 体位准备　能配合者取半卧位或坐位，意识障碍者需要在床头或背部垫软枕，使被照护者的头部和上半身提高30°~45°，以防止误吸。

（三）留置胃造瘘维护照护技巧

1. 经胃造瘘管注入营养液照护技巧

（1）温水冲管：冲管方法及要求同鼻胃管，具体详见本章第一单元"留置鼻胃管维护"。

（2）营养液输注方式：可根据居家条件，选择间歇推注法、间歇滴注法、连续输注法。胃造瘘通常采用间歇推注法，具体照护方法详见本章第一单元留置鼻胃管维护"。

（3）妥善固定胃造瘘：管饲完毕将胃造瘘管端帽盖紧，并用纱布包好。外露管路可用胶布固定于腹部。

2. 瘘口换药照护技巧　为预防皮肤感染及包埋综合征等并发症的发生，需严格按照换药流程进行胃造瘘换药。方法：①打开外固定夹及外垫片。②去除纱布，完全露出需要换药的伤口，在清洁切口或更换敷料时要观察切口周围皮肤有无红、肿、热、痛，敷料是否干净，置管处有无渗漏等。③用棉签蘸碘伏，消毒导管周围皮肤 3 遍，由造瘘口处向外周消毒，范围为 5~10 厘米。④用棉签蘸碘伏，消毒导管，由导管的末端向上端消毒，范围为 5 厘米。⑤用棉签蘸碘伏，消毒外垫片。⑥转动固定夹和导管，同时轻轻地将导管推进 1~2 厘米再拖回原位，移动导管是为了防止包埋综合征。⑦垫纱布，纱布为开口纱布，即将纱布从中间剪开，呈小裤子型，将造瘘管放于纱布开口中。⑧固定外垫片。⑨夹紧固定夹，胶布固定纱布。管道的内外垫固定时应松紧适宜，不宜过紧，防止腹壁组织坏死，也不宜过松，防止渗漏（图 5-3）。

（四）注意事项

1. 营养液打磨精细无渣，做好过滤，鼻饲前后用 20~30 毫升温水冲管。一旦冲管有阻力，需要警惕堵管发生，处理方法参考本章第二单元"留置鼻肠管维护"。

2. 新鲜果汁和奶液或者易产生沉淀的食物不可一起注入，中间注入温开水，以防止凝块的产生。

3. 需要注入药片时，应先判断药片是否为缓释片，是否可以碾碎服用，如果可以需充分研碎溶解后注入。

4. 鼻饲后病情允许条件下，被照护者维持半卧位或坐位 30~60 分钟，有利于食物消化，防止体位过低导致食物逆流。

5. 保持口腔清洁，避免感染，每天至少口腔清洁两次。

6. 严格按照换药流程进行胃造瘘换药，置管 1 周内每天换药一次，1 周后每周换药一次。

7. 如果出现瘘造处切口感染、造瘘旁渗漏、导管移位、包埋综合征等异常情况，请及时向医生求助，勿自行处理。

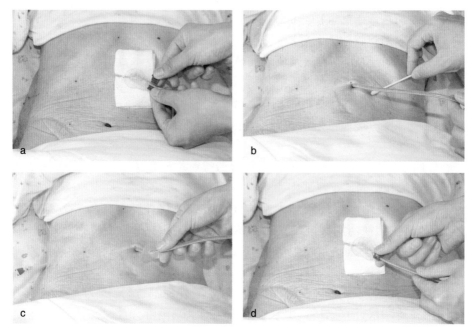

图 5-3　瘘口换药照护技巧

a. 打开外固定夹及外垫片；b. 消毒皮肤、导管及外垫片；c. 转动导管 360°，推进 1~2 厘米，
再拖回原位；d. 垫开口纱布、固定外垫片、夹紧固定夹

加 油 站

胃造瘘并发症——包埋综合征的预防与处理

胃造瘘后，胃壁内层细胞能将胃内留置的内固定片"包埋"掉，这种现象称为包埋综合征。包埋综合征是胃造瘘术后的一种严重并发症，一旦发生，如果没有及时诊断及处理，可能导致严重后果，如出血、穿孔、腹膜炎，甚至死亡等，故必须积极预防及处理。

1. 典型表现　导管移动有阻力，腹壁处按压到硬结。内镜检查发现溃疡形成、黏膜内陷、不见内固定器。

2. 预防及处理　胃造瘘换药时，旋转导管 360° 并推进 1~2 厘米再拖回原位，以减少局部受压，每周应至少重复操作 1 次，但每天至多 1 次。此外，对于长期置管的成人被照护者，建议外固定装置应与皮肤保持间距 0.5 厘米，以避免内外固定装置间张力过大，减少包埋综合征的发生。导管轻微的出入是正常情况,可预防导管固定过紧引起的并发症,但如果刻度改变 2 厘米以上,要与医生联系。一旦发生包埋综合征应第一时间到医院就诊。

划 重 点

本单元重点讲述了脑血管疾病被照护者留置胃造瘘照护日常维护基本原则及照护方法。首先,照护者需要掌握预防误吸的原则、安全管饲的原则、预防瘘口周围感染原则。管饲前,重点评估被照护者胃造瘘的胃肠道情况、瘘口周围皮肤情况、固定、通畅及情况。管饲时注意前后温水冲管,选择合适的输注方式,把握"六度原则"。操作后掌握妥善固定管路的方法。其次,还应掌握胃造瘘的换药方法及观察的要点,以预防感染、包埋综合征等并发症的发生。

为方便照护者记忆,可记住如下照护口诀。

> "胃肠造瘘在腹部,穿衣脱衣防脱管,六度准备提前做,造瘘喂养先回抽,喂养前后须冲管,妥善固定要牢记,瘘管换药按时做,异常情况心莫急,如遇问题找医生。"

试 试 手

思考题

1. 如何维护王爷爷的胃造瘘,并安全注入食物?
2. 在为王爷爷造瘘管换药时发现导管旋转困难,可能发生了什么?

第四单元
气管切开套管维护

小 案 例

王奶奶,70岁,诊断为脑出血,经医院治疗后病情稳定出院。王奶奶意识不清,气道痰液较多,留置气管切开套管一枚,为金属套管。王奶奶出院回家后,作为照护者,该如何对王奶奶进行气管切开套管维护呢?

一、居家照护面临的问题及潜在风险

被照护者意识不清,气道内痰液较多,如不能及时清除气道及套管内分泌物易导致误吸甚至窒息。气管切开为有创切口,维护换药不恰当易引发感染,气切套管固定带松紧不适宜或不小心牵拉易导致管路滑脱。另外,由于气管切开改变了正常呼吸道结构,还需要加强呼吸道湿化、排痰等照护,避免肺部感染等其他严重并发症发生。因此,照护者需要掌握气管切开套管维护方法,早期发现潜在风险,及时处理。

二、居家照护应掌握的技能

1. 了解气管切开套管维护的相关基础知识。
2. 熟悉气管切开套管维护的基本原则。
3. 应用气管切开套管维护技巧完成气切套管维护。

跟 我 学

一、气管切开套管维护基本知识

气管切开术是一种切开颈段气管前壁,插入气管套管,并通过气管套管呼吸的急救手术。由于气管切开术后气管套管的刺激、痰液及分泌物的污染、

咳嗽的刺激,切口发生感染的机会较多,故对气管切开的维护尤为重要,不但能够预防切口感染,保持气道通畅,同时能够促进创面愈合,增加被照护者舒适度。

二、气管切开套管日常维护基本原则

1. 保持通畅原则　衣物、被褥不覆盖气管切开套管口,以保证呼吸通畅;外出活动或洗澡时,可使用单层薄的纱布覆盖气管切开套管口并妥善固定,防止吸入异物;痰液黏稠者根据医嘱给予化痰药雾化吸入,及时吸痰,防止痰痂形成。

2. 妥善固定原则　一般使用棉质细绳/寸带作为气管切开套管固定带绕脖颈一圈固定,气管切开套管固定带松紧要适中,以能插入一个手指为宜,防止外套管脱出。做好解释工作,强调气管切开套管的重要性,避免自行拔管。

3. 预防感染原则　病情允许情况下多饮水,鼓励被照护者有效咳嗽,也可在房间内使用空气加湿器,促进痰液稀释,易于排出;加强口腔清洁卫生,每天进行两次口腔清洁;气管切开套管周围皮肤应保持清洁、干燥(每日应更换敷料),当潮湿、污染时应及时更换,及时观察气管切开伤口处有无渗血渗液及有无异味,如有异常应及时就医。

三、气管切开套管照护方法

(一) 气管切开套管维护前评估

1. 气道分泌物情况的评估　评估被照护者气道分泌物情况,如听见痰鸣音、看到痰液以及频繁咳嗽或怀疑误吸时,应及时吸痰,保持气道通畅。

2. 气管切开切口的评估　评估气管切开切口有无渗血,渗痰,渗液,切口周围皮肤有无红肿,皮下气肿(按压皮肤有捻发音、踏雪感)等。

3. 气切套管固定带的评估　评估气管切开套管固定带松紧度、洁净度,过松易引起脱管,过紧易发生皮肤破损;如果气管切开套管固定带松紧不宜或污染,在气切开维护操作中应给予更换。

4. 进餐时间的评估　照护者应知晓被照护者进餐时间,应在进餐30分钟之后进行气管切开护理;若有肠内营养,应暂停营养液的注入。

5. 气囊压力的评估　金属套管没有气囊,无须评估。若为塑料套管,条件允许可使用气囊压力表监测气囊压力,使气囊压力达25~30厘米水柱。若无压力表,气囊软硬度宜为软于鼻尖、硬于嘴唇的程度。

(二) 气管切开套管维护前准备

1. 用物准备　一次性换药包、75%酒精、灭菌注射用水、酒精棉球(至少5个)、盐水棉球或碘伏棉球(至少10个)、气切敷料(开口纱布或泡沫敷料)、无菌纱布、气切套管固定带、一次性手套,放置备用内套管的套管盒,消毒好的备用内套管。

2. 被照护者准备 照护者给予按需吸痰,并确保禁餐时间至少30分钟。

3. 体位准备 照护者协助被照护者平卧,暴露颈部(必要时肩部垫软枕)。

(三)气管切开套管照护技巧

1. 气管切开换药消毒 用4个酒精棉球对切口周围皮肤进行消毒,依次为对侧上颈部、下颈部、近侧上颈部、下颈部,由外至内进行消毒,消毒面积为8厘米×8厘米,消毒要充分。再用盐水棉球(当切口感染时使用碘伏棉球)擦拭切口周围及气管套管双翼,顺序为对侧、上侧、近侧、下侧、对侧翼、近侧翼、再消毒上侧、下侧(图5-4)。

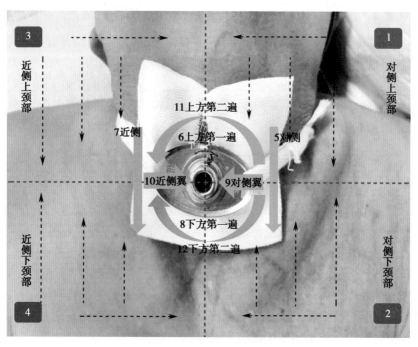

图5-4 气管切开换药消毒顺序

2. 更换内套管及消毒 照护者戴一次性清洁手套,一手固定气管切开套管外套管柄两端,一手将污染的气管切开套管内套管轻轻取出,再将备用的内套管置于外套管中,动作轻柔避免脱管;污染的内套管用流动水冲洗清洁,如有痰痂附着于管壁上,可用毛刷刷洗直至无痰残留,再采用煮沸消毒法,将污染的内套管放入专用的耐高温容器内,自水沸腾计时20分钟后取出,冷却后用无菌纱布包裹放于清洁的套管盒中以备下次使用。若为塑料套管无须煮沸,直接将污染的内套管用流动水冲洗彻底清洁,用纱布包裹放于患者清洁的套管盒中以备下次使用。无论是金属套管还是塑料套管使用前均需要在75%酒精中浸泡30分钟消毒,并用生理盐水或灭菌用水冲净,置于弯盘中待用。

3. 固定套管 根据气管切开套管固定带污染程度判断是否需要更换,检查其松紧度,以能伸进一指为宜,并在气管切开套管固定带下垫无菌纱布以保护颈部皮肤。

(四)注意事项

1. 操作过程中注意手卫生,严格按照要求洗手,每个消毒棉球只用于消毒一次,不可反复消毒,预防感染。

2. 操作过程中密切观察被照护者反应,咳嗽明显时停止操作,必要时给予吸痰,待症状缓解后再行操作。

3. 每日进行气管切开换药至少1次,根据切口分泌物的多少,适当地增减次数,气管切开敷料如有污染,应及时更换。

4. 如发现气管切开伤口及周围皮肤出现感染或皮下气肿等异常情况,请及时向医生求助,勿自行处置。

5. 密切观察被照护者呼吸变化,呼吸困难者,吸痰后不能缓解时,应迅速取出气管切开内套管,检查有无阻塞及压迫。如套管通畅,应注意有无肺部及其他原因,并及时就医。

6. 被照护者因气管切开不能正常发声,影响语言交流,常感到孤独和恐惧,应加强沟通交流及心理安慰,采取一些有效的交流方式和示意方法,如图片、写字等方法,以了解被照护者的想法和要求。

加 油 站

气管切开套管脱管与处理

1. 套管不完全脱管 被照护者发生套管不完全脱管主要表现为在短时间内呼吸逐渐加深且加快,呼吸频率可达30次/分,呼吸困难程度加重、躁动、大汗淋漓、心率增快。主要的处理方法,保持呼吸道通畅是急救的重中之重,一方面严密观察被照护者的呼吸情况,及时联系医生,另一方面同时用力将气管切开套管压入气道,并观察气管切开套管口气流是否增大,呼吸困难症状是否缓解,吸痰管是否能顺利进入气道。

2. 套管完全脱管 被照护者发生套管完全脱管时,立即采取措施,重新安放气管套管。气管切开时间在一周内可用弯止血钳将切口撑开,然后插入同型号的气管套管并妥善固定,防止再次发生脱管的情况。超过一周者可直接沿已经形成的窦道插入合适的气管套管。

划　重　点

本单元重点讲述了气管切开日常维护方法以及注意事项。在进行气管切开维护操作前,照护者应重点评估被照护者是否需要吸痰、切口及周围皮肤情况、气管切开套管固定带松紧情况及进餐时间,妥善完成用物准备及被照护者准备。操作中充分消毒切口周围皮肤,掌握套管的正确消毒方法,妥善固定气管切开套管,防止管路滑脱,同时密切观察被照护者反应,咳嗽明显时停止操作,必要时给予吸痰,待症状缓解后再行操作。在整个操作过程中既要充分消毒,避免切口感染,又要动作轻柔,避免脱管发生。

为方便照护者记忆,可记住如下照护口诀。

> "气切套管很重要,日常维护要记牢;保持湿润常咳嗽,套管通畅呼吸好;金属套管煮沸消,使用之前酒精泡;两种棉球都备齐,切口周围全擦到;取送套管轻轻换,松紧一指固定牢;按时维护勤观察,异常及时把医找。"

试　试　手

思考题

1. 进行气管切开维护时,切口周围消毒的顺序是什么?

2. 在为王奶奶进行气管切开维护时,发现气管切开套管内有痰痂,该如何处理及消毒?

第五单元
留置尿管维护

小 案 例

张爷爷,76 岁,诊断为脑出血,经医院治疗后病情稳定。出院回家后的张爷爷意识清楚,双上肢活动正常,双下肢活动障碍及感觉障碍,伴有尿失禁,留置有尿管一枚,作为照护者,该如何对张爷爷进行留置尿管的维护呢?

一、居家照护面临的问题及潜在风险

留置尿管将尿液从膀胱直接引出体外,有助于保持会阴部皮肤清洁干燥,能避免尿失禁导致的会阴部皮肤问题,减轻照护负担。但留置尿管对尿道和膀胱黏膜都会有刺激作用,长时间留置易破坏尿道正常的生理环境,会削弱其对细菌的防御作用。如果日常维护措施不到位,易发生尿路感染、尿管堵塞、漏尿、出血及尿道损伤等相关并发症,影响预后。长时间留置尿管,容易发生膀胱功能退化,因此需要加强膀胱功能锻炼与康复。另外,因尿管维护常需要暴露被照护者隐私部位,若照护者为异性,照护者与被照护者对留置尿管维护的态度也需达成一致,避免出现不必要的矛盾。

二、居家照护应掌握的技能

1. 了解留置尿管的相关基本知识。
2. 熟悉预防尿路感染的方法。
3. 应用留置尿管维护技能,完成留置尿管规范维护。

跟 我 学

一、留置尿管的基本知识

留置导尿是指在严格无菌操作下,将导尿管经尿道插入膀胱并保留在膀胱内引流尿液的方法。主要用于生理及疾病因素造成的排尿困难、尿失禁等,目前留置尿管仍然是缓解排尿障碍的主要手段。

二、留置尿管日常维护的基本原则

1. 妥善固定原则

(1)尿管及尿袋均应妥善固定。固定尿管时可采用高举平抬法,具体方法如下,将胶带中间位置粘贴于引流管路上,并360°包绕导管后,再将两边的胶带粘贴于皮肤上。粘贴位置推荐为大腿内侧,注意使尿管有一定的活动度,以免活动时牵拉尿管。

(2)无论被照护者站立、坐位或是平躺,尿袋应始终低于膀胱水平位置,避免接触地面。卧位时尿袋可固定于床旁,站位时可固定于大腿外侧,搬运时应关闭引流管,可将尿袋放置于双腿中间进行搬运,避免尿液逆流及脱管。

(3)为被照护者翻身时,应先整理好尿袋,预留足够的长度,再进行翻身,避免过度牵拉,防止脱管。

(4)保持尿管通畅,不要扭曲、折叠或者压迫尿管和尿袋。

(5)对于意识不清、不配合者,可适当约束肢体,并加强陪护,以免自行拔管。

2. 预防尿路感染原则

(1)补充充足的水分。每日要给被照护者补充至少2 000毫升的水分,可以包含果汁、菜汁、白开水等各种液体(医嘱限制饮水者除外),以保证足够的尿量,起到生理性冲洗膀胱的作用,可以预防感染及堵塞。少食含钙高或草酸盐含量高的食物,如菠菜、茶、竹笋、动物内脏等,以避免产生尿路结石。

(2)保持尿管与尿袋接口处连接紧密,若非更换尿管或尿袋,切勿随便分离接口处。若导尿管不慎脱出或导尿装置的无菌性和密闭性被破坏时,应立即就医更换导尿管。

(3)每日进行1~2次会阴冲洗或擦洗,保持会阴部及尿管清洁。

(4)在进行尿管维护前后均应及时洗手。

(5)沐浴或擦身时应当注意对导管的保护,不应当把导管浸入水中。

三、留置尿管照护方法

（一）留置尿管维护前评估

1. 评估被照护者　评估被照护者会阴部情况,皮肤是否有红肿或破溃,清洁程度;以及被照护者肢体功能及感觉功能情况,是否可以配合。

2. 评估尿管及尿液　评估被照护者留置尿管的位置是否正确,是否脱管,评估尿液的颜色、性质和量是否异常。

（二）留置尿管维护前准备

1. 用物准备　尿不湿或专用便器、冲洗壶(盛有温水)、一次性薄膜手套、两块清洁毛巾。

2. 环境准备　清洁、无异味,室温适宜。

（三）留置尿管维护照护技巧

1. 尿管清洁照护技巧　详见第二章第四单元"会阴清洁"。

2. 尿袋维护技巧

(1)尿袋的排空:一般来说在尿液达到尿袋2/3满时应将尿袋中的尿液倒出。放尿时,尿袋底部开关尽量不要接触容器或者其他地方。必要时观察记录尿液颜色及尿量。

(2)定期更换尿袋:长期留置尿管者,应定期更换尿袋,尿袋的使用时长根据产品说明书决定,一般不超过7天,尿袋有破损应立即更换,可自行更换或到医院更换。自行更换时注意手不要触碰尿管与尿袋接口处,及时洗手。

3. 膀胱功能锻炼技巧:长期留置尿管者为防止膀胱挛缩或拔管后膀胱肌收缩无力,可遵医嘱定时关闭尿管进行膀胱功能锻炼。昏迷及截瘫者,根据膀胱充盈情况,每2小时放尿1次,3天后改为3~4小时放尿1次,每次排尿前压迫膀胱,以建立被照护者的排尿反射,维持膀胱肌肉的正常张力,避免形成痉挛性膀胱。清醒者最好在有尿意时再开放尿管,放尿时提醒其有意识地排尿,产生排尿感,形成类似正常的排尿模式。膀胱功能锻炼应在白天及被照护者清醒时进行,在被照护者睡觉前打开导尿管,避免影响其睡眠,或者可能发生膀胱破裂的严重后果。

（四）注意事项

1. 维护过程中注意保暖,避免受凉,注意调节室温。

2. 维护过程中不可用力牵拉尿管以及引流管,尿管的内固定采用的是气囊固定,若强行牵拉易引起尿道损伤。

3. 注意观察尿液的颜色、性质和量　正常的尿液颜色是淡黄色,如颜色过深,排除药物作用外,多为饮水不足,可增加饮水量。正常尿液性状是清澈透明的,若出现尿液混浊或絮状物,多见于尿路感染,应采集标本化验,及时处理。正常成人尿量24小时为1 500毫升左右,24小时尿量少于400毫升为少尿,少于100毫升为无尿,若出现无尿或少尿情况,要及时分析原因并处理。

4. 异常情况处理　由于留置尿管者往往存在意识障碍或感觉障碍,不能很好地表达自身感受,因此需要照护者细致的观察。以下情况如果发生,要及时就医:不明原因发热;下腹胀痛;尿道灼热感;尿液浑浊,有恶臭或血尿;尿管堵塞;尿管脱出;6~8小时导尿管无尿液流出或者在每日饮水量正常的情况下,24小时收集的尿液少于400毫升。

5. 定期更换及时拔除尿管　一般情况下,普通乳胶尿管留置时间为一周,硅胶尿管可留置一个月。对于长期留置尿管者,应遵照产品说明书或按照医护人员要求的时间去医院更换或拔除尿管,切勿自行拔除尿管;如拔管后无法自行排尿需要重新留置尿管者,应及时就医。长期留置尿管可导致反复的尿路感染、膀胱挛缩、继发性结石等并发症,在病情允许的情况下,应尽早拔除尿管。

加　油　站

间　歇　导　尿

间歇导尿是相对于留置尿管导尿的一种导尿方法,当膀胱充盈时,插入导尿管排空膀胱,然后拔出导尿管。一般推荐治疗神经源性膀胱导致的尿潴留。照护者需先由经专门培训的护士示范操作,掌握技能后进行操作。具体做法(以男性为例):①准备用品,做好被照护者的遮挡;②被照护者取仰卧或侧卧位(可取半坐卧位),充分暴露会阴部;③打开一次性导尿包,取出碘伏棉球,左手握阴茎中部,右手用碘伏棉球消毒,顺序为从尿道口外旋转擦龟头及阴茎,次数为5~6次,每个棉球限用1次;④进行手消毒,待干30秒;⑤取无菌导尿管时用手拿住导尿管末端取出,用硅油棉片润滑导尿管;⑥左手提起阴茎使之与腹壁成60°,右手用硅油棉片裹住导尿管缓缓插入尿道口20~22厘米,见尿液流出后再插入1~2厘米,将尿液引入准备好的接尿器;⑦导尿完毕后拔出尿管,擦净会阴部,协助穿好衣裤。

间歇导尿一般间隔4~6小时1次,每次导尿时膀胱容量不得超过500毫升,根据残余尿量调整导尿次数;每次导尿前30分钟可指导被照护者进行膀胱功能训练。

划 重 点

本单元主要讲述了脑血管疾病患者留置尿管的日常维护要点及注意事项,照护者应重点观察尿管是否妥善固定,是否通畅、在位,掌握尿道口及尿管的日常清洁方法、注意事项,并熟悉如何预防尿管相关的尿路感染的发生,病情允许的情况下及早开展膀胱功能锻炼,及早拔除尿管,避免尿管相关尿路感染的发生。

为方便照护者记忆,可记住如下照护口诀。

"留置尿管解烦恼,规范维护少不了;多喝水、勤排尿,预防感染很有效;妥善固定防逆流,翻身活动提前调;倒尿换袋和换管,通路密闭很重要;尿量尿色细观察,每日清洁不能少;膀胱锻炼要坚持,早日拔管乐淘淘。"

试 试 手

思考题

1. 如何预防尿管相关尿路感染的发生?
2. 如何为张爷爷进行膀胱功能锻炼?

第六章

安全用药

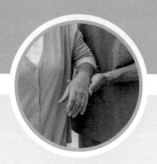

　　脑血管疾病患者合并基础疾病多，控制疾病的危险因素时，需要长期用药。因此，被照护者居家期间科学、规范、安全的用药至关重要。在北方，很多老年人定期打"通血管针"，这种思想及行为并不科学，也并不安全，找到自身存在的脑血管疾病危险因素，遵从医嘱加以干预控制，降低发病风险才是正确的。长期规范安全用药是控制危险因素的重要方法之一。

第一单元
常用药物介绍

小 案 例

张爷爷,68岁,诊断为脑梗死,经治疗后病情稳定出院。现意识清楚,言语流利,出院后需要遵从医嘱服用多种药物。张爷爷将好几种药品装了满满一小包,回到家里又有些分不清该怎样服用,作为照护者,该如何对张爷爷进行安全的用药照护呢?

一、居家照护面临的问题及潜在风险

脑血管疾病被照护者的群体以老年人居多,记忆力、理解力、活动能力都较差,文化水平有差异,存在被照护者和照护者缺乏安全用药相关知识的现状。脑血管疾病的相关用药很多,有些药物使用时有一定风险,什么时候用药,用多少,用药后有哪些常见的不良反应,用药时需要监测哪些指标等都是需要关注的问题,一旦没有做到遵从医嘱用药,将会影响被照护者的预后和康复,大大增加脑血管疾病的复发风险。

二、居家照护应掌握的技能

1. 了解自己服用哪些药物以及药物的作用。
2. 熟悉药物的使用方法和注意事项。

跟 我 学

一、安全用药基本知识

安全用药就是要根据被照护者个人的病情、体质、家族遗传病史和药物成分等,准确地选择药物,真正做到"对症下药",同时以适当的方法、剂量、适时

间准确用药,注意药物的禁忌、不良反应、相互作用等。在疗效相同的药物中可以根据自己的经济情况选择价格适当的药物。这样就可以做到安全、合理、有效、经济地用药。

二、安全使用药物原则

1. 对症原则　要根据照护者情况确诊疾病症状,然后对症下药、遵医嘱用药,不能只凭自我感觉或某一个症状就随便用药。比如发热、头痛是许多疾病共有的症状,不能简单地服用一些止痛退烧药;又如腹痛,也是一些疾病的共有症状,如果随意地使用止痛药,就会掩盖一些急腹症的症状,贻误病情而造成严重后果。

2. 准时原则　对脑血管疾病被照护者居家护理时,遵医嘱按时服药,照护者要做到有效监督及提醒或对被照护者做到"口服药到口",以便被照护者准时服药。

3. 定量原则　药物剂量要按医嘱准确掌握,仔细阅读药品说明书,服药过多或过少都会对被照护者身体健康产生威胁,按疗程服药,定期到医院复查,遵医嘱调整用药剂量。

4. 有效原则　了解药物的性质、特点、适应证、不良反应等,要选用疗效好、毒性低的药物。价格贵不一定就是好药,因为药物的价格是由其本身的来源、成本产量以及不同的厂家来决定的,好不在于贵,关键在于有效。

三、脑血管疾病常用药物的种类和功效

1. 抗高血压药(又称"降压药")　高血压是脑血管疾病的独立危险因素,规范及个体化的用药可以减少并发症的发生。不同的降压药作用机制不同,应遵从医嘱选择合适的。降压药的治疗原则为采用最小的有效剂量以获得理想的疗效,而使不良反应降至最小;要求24小时内降压稳定;为达到理想疗效,在单一药物疗效不够时,可采取两种或两种以上药物适当联合用药。常用的降压药物有如下几种。

(1)利尿剂:血压是指血液对血管壁的侧压力。利尿剂可以通过患者尿量的排出而减少血容量,降低外周血管阻力而产生作用,使血压下降;同时因为减少血容量,减轻心脏负担,因此对于心力衰竭患者同样有治疗作用。噻嗪类利尿药是利尿降压药中最常用的一类,如氢氯噻嗪等。用法:片剂,每片25mg。口服,每次12.5~25mg,1~2次/天。注意对于低钾血症、高尿酸血症、原发性醛固酮增多症及急性肾功能不全的情况禁忌使用,糖尿病患者应慎用。大量利尿可因血容量减少而发生低血钾,服药期间注意补钾,检测肝、肾功能,血钾,有无心率减慢。

（2）钙通道阻滞剂：在心肌和血管壁平滑肌细胞膜上都有钙离子通道，它像一扇大门控制钙离子的出入，细胞内钙离子浓度的增加，可以引起细胞收缩，使血管阻力增加，血压升高。钙通道阻滞剂作用于血管时，通过减少细胞内钙离子含量而松弛动脉血管平滑肌，降低外周阻力，进而降低血压。常用的有硝苯地平、氨氯地平等。用法：①硝苯地平，片剂，每片 10mg。口服，每次 5~10mg，3 次 / 天。遮光密闭保存。②氨氯地平，片剂，每片 5mg。口服，每次 5~10mg，1 次 / 天。禁用于低血压、心功能不全、主动脉瓣狭窄、妊娠妇女。服药期间注意观察血压，肝功能受损者氨氯地平需要减量慎用。

（3）β 受体阻断药：可透过血脑屏障，阻断中枢 β 受体，使兴奋性神经元活动减弱，外周交感神经张力降低，血管阻力降低从而血压下降。常用的有普萘洛尔、阿替洛尔等。用法：①普萘洛尔，片剂，每片 10mg。口服，每次 10~20mg，3~4 次 / 天，一般每日用量不宜超过 300mg，遮光密闭保存。②阿替洛尔，片剂，每片 25mg、50mg、100mg。口服，每次 50~100mg，1 次 / 天。病窦综合征、哮喘、慢性阻塞性呼吸道疾病禁用，抑郁症不宜用。不良反应是可使心力衰竭加重，应观察血压、心率、心律；老年患者，肝、肾功能不全者应减量慎用。

（4）血管紧张素转换酶抑制药：通过抑制血管紧张素转化酶，使体内水钠潴留减轻，静脉回心血量减少，有利于减轻心脏负荷，同时还使血管扩张，外周阻力降低，血压下降。该类药物是伴有糖尿病、左心室肥厚、左心功能障碍及急性心肌梗死的高血压患者的首选药物。常用药物有卡托普利等。用法：片剂，每片 25mg、50mg、100mg。口服，开始每次 25mg，3 次 / 天，饭前服，逐渐增至 50mg，3 次 / 天，最大剂量 450mg/ 天。肾功能损害（有蛋白尿）或肾功能衰竭（血肌酐 >265μmol/L）、妊娠和肾动脉狭窄的患者禁用。注意监测血压及肾功能情况。

（5）血管紧张素 Ⅱ 受体阻滞剂（angiotensin Ⅱ receptor blocker，ARB）：ARB 是通过竞争性的结合血管紧张素 Ⅱ 受体，使血管紧张素 Ⅱ 不能与受体结合，无法收缩全身微动脉血管，从而降低血压。常用药物有氯沙坦等。用法：片剂，每片 25mg、50mg。口服，每次 25mg，2 次 / 天。妊娠妇女、肾功能衰竭、双侧肾动脉狭窄患者禁忌。注意对有肝功能损害病史患者要考虑使用较低剂量。

2. 抗血小板药　血小板具有黏附于受损血管并在局部凝集的功能。当粥样斑块突然破裂时，血小板激活的病理过程会引起腔内血栓形成，造成血管阻塞、一过性缺血甚至梗死。抗血小板药又称"血小板抑制药"，主要功效是抑制血小板黏附、聚集和释放，阻止血栓形成。常用药物有阿司匹林、氯吡格雷等。用法：①阿司匹林，片剂，口服，每次 75~150mg，1 次 / 天；②氯吡格雷，片剂，口服，每次 75mg，1 次 / 天。

3. 降血脂药　降血脂药能阻止胆酸或胆固醇从肠道吸收，促进胆酸和胆固醇随粪便排出,同时阻止其他脂质的体内合成,或促进其他脂质代谢,以达到降低血脂,稳定斑块的作用。高血脂是脑血管疾病的重要危险因素之一,降低血脂,预防血管中的斑块脱落,减少脑血管疾病的发病风险,比较常用的调脂药是他汀类药物。

(1)他汀类:常用药物有洛伐他汀、辛伐他汀、阿伐他汀、瑞舒伐他汀、普伐他汀、氟伐他汀。①阿伐他汀,片剂,口服,初始剂量 10mg/ 天,必要时 4 周后可增加剂量,最多可达 80mg/ 天;②瑞舒伐他汀,片剂,口服,一般 5~40mg/ 天,分 3 次服用。③辛伐他汀,片剂,口服,每次 10mg,1 次 / 天。

(2)贝特类:常用药物有吉非贝齐等。用法:吉非贝齐,片剂,口服,每次 600mg,2 次 / 天。

(3)烟酸:常用药物有阿西莫司。用法:阿昔莫司,胶囊剂,饭后口服,每次 250mg,2~3 次 / 天。

应用降血脂药物时要注意药物的不良反应,比如肝肾功能的损害,肌肉的疼痛等,所以在用药时,要及时复查肝肾功能以及肌酸激酶的情况;还需要注意控制饮食,避免摄入过多油脂食物,进行科学的体育运动,有效控制血脂。

4. 降糖药　主要功效是降低血糖。高血糖是脑血管疾病的危险因素之一,将血糖控制在正常合理的范围可以降低脑血管疾病发病的风险。

(1)胰岛素注射剂:常见的不良反应有低血糖症、过敏反应、胰岛素抵抗、脂肪萎缩等。根据起效快慢和作用时间长短可分为:①速效胰岛素,作用时间维持在 6~8 小时;②中效胰岛素,作用时间维持在 18~24 小时;③长效胰岛素,作用时间维持在 24~36 小时;④单组分胰岛素,为高纯度胰岛素,纯度大于 99%。

(2)口服降糖药

1)磺酰脲类:主要是促进胰岛素分泌的作用机制,常用格列苯脲、格列齐特。对于空腹血糖高的患者可选择使用,用药期间避免饮酒,否则可引起致命的低血糖,也可引起双硫仑样反应。

2)双胍类:主要是以抑制肝糖生成、改善胰岛素抵抗为主,常用二甲双胍等。因为不是促胰岛素分泌药物,适用于低血糖风险较高或低血糖危害较大者。用药期间不能过量饮酒,乙醇可增加发生乳酸中毒和低血糖风险。至少每年进行一次血液学检测,因二甲双胍可降低维生素 B_{12} 的吸收,特别是贫血或神经病变的患者。

3)胰岛素增敏剂:增加骨骼肌、肝脏、脂肪组织对胰岛素的敏感性,常用药物为吡格列酮、罗格列酮等。不能用于 1 型糖尿病,不良反应比较典型,伤肝、伤肾、伤骨,一般不作为 2 型糖尿病优选的初始治疗。作用迅速且短暂,不进餐不服药。

4)α- 葡萄糖苷酶抑制剂与餐时血糖调节剂:延缓肠道碳水化合物消化和

吸收,常用阿卡波糖、瑞格列奈等。比较适合中国及亚洲人群以碳水化合物为主的饮食谱,特别适用于老年和糖尿病肾病的患者,也有助于改善老年糖尿病患者的餐后低血压症状。瑞格列奈大多经过肝脏代谢,只有不到10%由肾脏排泄,在体内无蓄积,与消化酶制剂、胃肠道吸附剂同服时,α-葡萄糖苷酶抑制剂的降糖作用减弱,应至少间隔2小时。

5. 祛痰药　主要功效是痰液稀释和黏痰溶解,促进痰液排出。脑血管疾病被照护者长期卧床后易并发肺感染,有效排出痰液可减轻肺感染。常用乙酰半胱氨酸、盐酸氨溴索等。用法:①乙酰半胱氨酸,喷雾,用10%氯化钠溶液溶解,喷雾吸入,每次1~3毫升,口服,2~3次/天。②盐酸氨溴索,片剂,口服,每次30~60mg,3次/天。溶液剂每次10mg,2次/天。用药时要注意观察痰液颜色、性状及量,及时与医生反馈,根据痰液情况随时调整用药。

6. 镇静催眠药　镇静催眠药虽不是脑血管疾病被照护者的常规用药,但脑血管疾病被照护者以老年人居多,很多老年人睡眠质量较差,长期服用催眠药物。催眠药物虽有助于睡眠,但长期服用可能会出现过度镇静、产生耐药和依赖、记忆力减退的风险。老年人机体代谢慢,甚至在服药次日仍有反应迟钝、困倦乏力的表现,跌倒的风险大大增加。剂量过大还可影响呼吸,甚至导致死亡。常用药物有艾司唑仑、三唑仑、酒石酸唑吡坦等。用法:①艾司唑仑,片剂,口服,1~2mg,睡前一次;②三唑仑,片剂,口服,0.25~0.5mg,睡前一次。

四、注意事项

1. 抗高血压药　一定要严格按照医生的医嘱剂量进行服用,用药期间监测血压,服用降压药时不能自行调换剂量、更换药物或者停止药物。长期坚持,一般需要终身服药,并需规律服用。

2. 抗血小板药　可引起各种出血,用药过程中要注意观察被照护者有无牙龈出血、皮下出血点、消化道出血等局部或全身出血情况的发生。

3. 服用降血脂药　此类药物的不良反应有如肝肾功能损害、肌肉疼痛等,所以在用药的时候,要及时复查肝、肾功能。根据血脂的控制情况,给予调整药物的剂量,最后在用药同时,需要注意控制饮食,避免摄入过多油脂食物。一般建议3个月复查一次血脂。

4. 降糖药　应用此类药物时要注意监测血糖,控制饮食并加强运动。同时要避免血糖过低,严重者会导致低血糖昏迷,所以应用降糖药物的被照护者要随身携带糖块,以防低血糖时备用。

5. 催眠药物　此类药物需要注意严格遵医嘱用药,尽量避免长期用药;服药前后12小时内禁止饮酒,服药后尽量卧床休息,减少活动,防止跌倒;老年被照护者服用安眠药后,次日起床应指导其动作宜缓慢小心;合并呼吸系统疾病,如肺气肿、支气管哮喘等严重肺功能不全者以及呼吸中枢受损者慎用。

加 油 站

正确识别药品包装的各类标识

　　药品使用前要看清包装上的提示语,药品外标签上的信息包括药品通用名称、成分、性状、适应证或者功能主治、规格、用法用量、不良反应、禁忌证、注意事项、储藏、生产日期、产品批号、有效期、批准文号、生产企业等内容。以上内容不能全部注明的,一般会标出主要内容并注明"详见说明书"字样。

　　1. 正确区分药品名称　一种药品只有一个通用名,但商品名可有很多,照护者只需要弄清药品的正名(通用名)就能避免重复用药。

　　2. 正确识别药品批准文号　药品批准文号是指国家药品监督管理局批准药品生产企业生产药品的文号,是药品生产合法性的标志,也是鉴别假药、劣药的重要依据。目前药品批准文号为"国药准字"+"字母"+"八位数字"。要分清药品和保健品,避免错把保健品当成药品使用,在购买的时候可以注意产品的批准文号,这样就更能方便我们做出判断。

　　3. 正确认识药品有效期　药品在有效期内能保证药品质量,发挥药效以达到治病的目的。因此,应注意药品的生产日期和使用期限,一定不要购买和使用过期药品。

　　4. OTC 及其药品专用标识　OTC 是非处方药的标志,是指可不经过医生处方,直接从药房或药店购买的药品,而且是不在医疗专业人员指导下就能安全使用的药品。非处方药具有疗效确切、使用方便、毒副作用小、不良反应发生率低的特点。红底是甲类非处方药,绿底是乙类非处方药,甲乙两类 OTC 虽然都可以在药店购买,但乙类非处方药安全性更高。乙类非处方药除了可以在药店出售外,还可以在超市、宾馆、百货商店等处销售。

　　5. 其他　麻醉药品、精神药品、医疗用毒性药品、放射性药品、外用药品和非处方药的标签,必须印有规定的专用标志。

　　6. 关注药品说明书中禁用和慎用事项　注意事项中会明确药品在使用过程中有哪些地方需要特别注意的地方。药品说明书上会有三个概念,即慎用、忌用和禁用。对这三个概念如何掌握,应该是一级比一级严格。慎用不代表绝对不能使用,在医生权衡利弊的情况下,可以酌情使用;"忌用"是避免使用的意思,有些药物会给被照护者带来不良后果,但因个体差异,根据被照护者情况斟酌考虑。"禁用"则表明了绝对不能使用的情况。

划 重 点

被照护者居家用药要严格遵从医嘱,作为照护者要掌握用药的方法、剂量及药物作用。以安全用药原则为主,如被照护者有任何身体不适,切忌不要凭个人经验或他人推荐盲目用药,要在正规医疗机构就诊咨询,详细提供病史,由医生制订用药方案来选择最适合的药物,这样才能保证用药安全。脑血管疾病患者常用的降血压、抗血小板凝集、降血脂、降血糖、祛痰的药物,因药品种类多,剂量不同,居家照护期间应注意药品的区分,掌握自己服用药物的作用机制、剂量及注意事项。

为方便照护者记忆,可记住如下照护口诀。

"老年患者用药多,功效不同容易错,医嘱用法要记牢,剂量准确很重要,配合医生最关键,自作主张无疗效。"

试 试 手

思考题

1. 张爷爷居家服用的药品多,作为照护者应该怎样帮助张爷爷区分呢?
2. 抗血小板药和他汀类药物的主要功效是什么?

第二单元
正确给药方法

小 案 例

李奶奶,70岁,诊断为脑梗死、高血压3级。出院后意识清楚,言语略不流畅,年龄大,身体较虚弱。遵照医嘱李奶奶需要服用抗血小板药、降压药、降脂药,作为照护者,该如何对李奶奶进行安全用药照护呢?

一、居家用药存在的问题及潜在风险

1. 随意减量或停药 很多脑血管疾病被照护者有高血压和糖尿病病史,被照护者和照护者缺乏用药相关知识,觉得被照护者状态和各项生命体征很好,就随意减量或停药,这是不正确的,这不利于控制血压和血糖,将增加脑血管疾病发病的风险。

2. 随意加量 很多被照护者居家期间血糖控制不佳,因着急就擅自增加了降糖药的剂量;还有一种情况是个别脑血管疾病被照护者年龄大,记忆力差,明明吃过一次降糖药了,但是忘记了,又重复吃了一次,这些行为存在很大的风险隐患,容易造成低血糖昏迷。

3. 随意换药 很多老年被照护者比较节俭,觉得有些药品价格较高,就自行更换,建议与医生沟通后再决定。

4. 乱用保健品 很多被照护者在医院就医时能遵从医嘱用药,但出院回家后时间长了,依从性慢慢降低,看了个别保健品的不实宣传,便放弃服用医生指导的用药,照护者也为此很苦恼。这种做法危害非常大,容易造成疾病复发。

二、居家照护应掌握的技能

1. 了解居家用药存在的风险和隐患。
2. 了解基本的安全用药知识。

3. 熟悉正确的用药方法。

跟 我 学

一、给药的基本知识

(一) 影响药物作用的因素

1. **药物因素**　①药物剂量的影响:剂量不足则药效不够,而超量会引起毒性反应;②不同剂型的药物:身体对其吸收的量与速度不同,从而影响药物作用的快慢与强弱;③不同的给药途径影响药物的吸收:吸收速度由快至慢顺序为吸入>舌下含化>直肠给药>肌内注射>皮下注射>口服>皮肤涂抹;④给药的间隔时间产生的影响:时间短易导致蓄积中毒,给药间隔时间长则血药浓度波动增大。

2. **身体的因素**　生理因素包括年龄、性别、营养状况等;病理状态可影响身体对药物的敏感性;心理因素在一定程度上影响药物的效应,乐观、愉快的情绪可提高机体的功能,焦虑紧张、悲观抑郁的情绪可使被照护者产生应激反应,如血压上升、血小板聚集等,从而加重疾病。

3. **饮食的影响**　饮食能促进药物的吸收,如酸性食物可增加铁剂的溶解度,促进铁吸收。饮食能降低药物吸收,如铁剂不能与茶水、高脂饮食同时服用。补钙时不宜同食菠菜。饮食能改变尿液 pH,如治疗尿路感染时,宜多食荤食,使尿液偏酸性,增强氨苄西林、呋喃坦啶等药物的抗菌作用;使用氨基糖苷类、头孢菌素、磺胺类药物时宜多吃素食,使尿液碱化,增强抗菌效力。

(二) 药品的保存

药物的正确储存关系到药物的疗效能否充分发挥,因此每隔一段时间应该对储存的全部药品进行清理,丢弃已失效的药品,效期临近的药品要在外包装上做好提醒标记,并放在外侧醒目的位置,有需要时先使用。正确储存药品是保证药品质量的重要环节,那么如何正确地储存药品呢? 主要是把握好以下几个关键点。

1. **温度**　在药品说明书"贮藏"项下,会规定药品的保存温度。药品说明书上若无特别说明,一般为"常温保存",不超过 30℃保存;"阴凉处保存",不超过 20℃保存;"冷藏保存",2~8℃保存,即置于冰箱冷藏保存,也有些药品会注明不能冷藏。

2. **防潮**　药品受潮容易变软、变质,故应防潮,在干燥处存放,避免在厨房、卫生间等湿度大的环境中存放药品。已开封的瓶装药品应拧紧瓶盖,已开封仅剩小包装的药品可以在外面再套上保鲜袋并扎紧袋口。

3. 避光　光照会使部分药品变质,储存药品时,应保持原有药品包装,并在暗处保存,不要分装到透明容器并置于光照强烈的地方。

4. 分开存放　成人用药和儿童用药、内用药和外用药都应标记清楚,分别存放,以免急用时错拿、误服,发生危险。

二、居家安全用药原则

1. 出院前与医护人员沟通,必须严格遵守药品的使用方法与注意事项。

2. 认真核对口服药品名称、剂量、服用时间和方法。

3. 不能随意漏服、加量、减量或停止服药,忘记服药不能加倍补量。有疑问立即到正规医疗机构就医。

4. "注意事项"要注意　对禁忌证、不良反应、药物相互作用、注意事项等要重视。若不明白或费解,应及时向药师/医师/专业机构咨询。

5. 密切观察被照护者用药后的反应,如有不适,立即到正规医疗机构咨询。

6. 一般情况下,推荐先吃胶囊,再吃片剂,然后服用颗粒剂或口服液,最后喝糖浆剂。

三、常用的居家用药照护方法

常用的居家用药途径有口服、舌下给药、直肠给药、呼吸道吸入给药、皮肤黏膜给药、皮下注射等。要选择正确的给药方式才能达到最好的用药效果,以下介绍常用的居家用药途径。

(一)口服给药技巧

1. 注意服药姿势　服用片剂或胶囊时,要用足量水送服,至少饮100毫升水。服药时应采取立位或坐位,这时食道处于垂直位,有利于药片下行入胃。若躺着服药或服后取卧位,会使刺激性的药片黏附于食管壁上,不能及时进入胃部,易导致食管炎甚至形成溃疡。还可因药物吸收延缓而使药效降低。

2. 用温开水服药　服药不宜采用牛奶、豆浆、茶水、咖啡等饮料,因为这些饮料中的一些成分与药物会发生化学变化而产生沉淀,影响疗效。果汁富含果酸,可导致药物提前分解和溶化,使药效下降。服药后亦不宜立即饮浓茶,最好服药后间隔1.5~2小时,再饮茶或牛奶等。

3. 服药时间　常规的服药时间说明,①空腹:餐前1小时或餐后2小时服用;②饭前:15~60分钟服用;③饭后:饭后15~30分钟服用;④餐中:进餐少许后服药,药服完后可继续用餐;⑤晨服:早上服(早餐前或早餐后);⑥睡前:睡前 15~30 分钟服用。有些药物因为食物可显著减少其吸收,空腹服用有利于吸收,比如卡托普利。饭前服用药品主要是为了更好发挥药效,比如大部分降糖药,如胰岛素促泌剂(格列齐特、格列吡嗪),胰岛素增敏剂(罗格列酮、吡格列酮)等。需要在餐中服用药物的主要目的是增加吸收,充分发挥药效,如降糖药物二甲双胍,血脂调节药非诺贝特。需要晨服的药物,降压药如氨氯地平,利尿剂如呋塞米、氢氯噻嗪、螺内酯等。需要睡前服用的药物,止咳药如沙丁胺醇、氨茶碱,他汀类降脂药如辛伐他汀,催眠药物如艾司唑仑。

4. 肠溶片 / 肠溶胶囊　就是在胃液中不溶解,仅在肠液中崩解溶化,在小肠内才能被溶解吸收的药物。服用肠溶片或者肠溶胶囊时,直接用水吞服,不要把药片掰开来服用,否则胃酸可能使其失效,或者药物对胃黏膜造成损伤。

5. 缓释、控释药品　均为长效制剂,能够减少血药浓度波动,减少给药次数,降低药物的毒副作用。注意不能掰开、碾碎服用,若碾碎服用会造成药物到体内快速释放,失去缓释意义,给被照护者带来安全风险。如降压药在体内快速释放药效会造成血压过低,风险很高。

6. 抗癫痫药　应严格按照医嘱时间、剂量服用。剂量不足或过大都会影响对癫痫的控制,定时服用能够确保合理的给药时间间隔,使血药浓度保持在一定的水平。

7. 避免服药的不适反应　①需服用多种药物时,要间隔时间,不能多种药品一起服用。避免因药物配伍禁忌引起不适反应。②服用抗生素,尤其头孢类,应忌酒。③服用有助睡眠的药物后应卧床休息,减少活动,活动应有人陪伴。

(二) 直肠给药技巧

1. 尽可能采取左侧卧位。

2. 温度最好和肠道温度(39~41℃)接近,这样可减少对肠道的刺激,但一定要注意温度适宜,不可烫伤被照护者。

3. 注意插入的深度,插入深一些(7~10 厘米),药液的保留时间可以长一点儿,但一定提前与医生做好沟通咨询。

(三) 呼吸道给药技巧

1. 雾化前 30 分钟尽量不进食,避免气雾刺激引起呕吐。

2. 严格遵从医嘱选择药物,剂量规范,注意配伍禁忌。切忌不要自行随意用药,或根据个人经验用药。如庆大霉素价格低,购买方便,但气道药物浓度过低,达不到抗感染的目的,同时还可刺激气道上皮,加重上皮炎症反应。

3. 雾化相关器械要按照说明书使用，不要长期反复使用。

（四）皮下注射技巧

1. 遵从医嘱，剂量准确。

2. 注射部位一般选择上臂三角肌下缘、腹部脐周、大腿前侧及外侧、后背（图 6-1）。

3. 避开炎症、红肿、硬结、瘢痕处皮肤，避开神经和血管。

4. 消毒皮肤。

5. 针头刺入角度不宜超过 45°，避免刺入肌层。

6. 推注药液完毕，略停留数秒，待药液完全吸收再拔针。

7. 长期注射者，应注意更换部位。

8. 如若使用胰岛素注射笔，建议针头每次更换，不要重复使用；若使用注射器，也要一次一用。

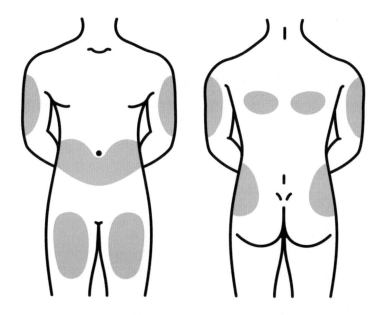

图 6-1 皮下注射部位

四、注意事项

1. 发现错服药物后先不要紧张，应该先弄清楚错服药物的名称、用量等，并留取药物的样品和呕吐物，并可以针对不同的情况采取相应的应急措施如催吐法，促使中毒药物迅速排出，减少药物的吸收，随后送进医院处理。

2. 如果忘记了吃药，发现漏服，应该根据不同的情况进行处理。如果是长期服用的药物，漏服一两次，对整个治疗效果影响不大，可以不用理会，但如果经常忘记服药或者病情加剧，则应立即咨询医生，重新计算疗程。注意不要在短时间内连续服用两次药物弥补漏服的药品。

3. 不要自行改变药品外包装 有些塑料制品对某些药物有明显的吸附作用，从而降低药物的有效浓度。现已知道塑料对下列药物能产生吸附作用：地西泮、胰岛素、硝酸甘油、醋酸酯、华法林钠和硫喷妥钠等。药品使用后，应尽量还原原包装，避免使用纸袋、纸盒、塑料袋等不防潮的包装材料包装药品，避免错服药物也充分发挥药物的疗效。

加 油 站

服药小工具的介绍

在居家护理时，遵医嘱用药也会遇到一些困难和麻烦，给照护者带来困扰。下面介绍一些实用的小工具，能为照护者带来方便。

1. 有时被照护者需要服用二分之一或者四分之一粒药片时，有的药片非常坚硬或者体积很小，并且不是所有的药片都是圆形的。这时用手或者剪刀弄开时，往往会将药片弄碎或者大小不均导致服药剂量不够准确。我们可以用切药器（图 6-2）协助完成。

2. 有些被照护者，居家期间仍有吞咽障碍的症状或留置胃管，常常因为药片过大而难以服用。此时我们就可以用到磨药器（图 6-3）了，可以将药品均匀地磨成粉末状，再用温水送服就可以很好地解决上述问题。

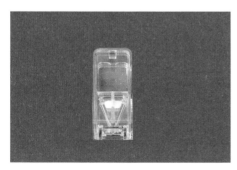

图 6-2 切药器

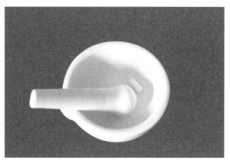

图 6-3 磨药器

3. 由于老年人记忆力差,有些时候可能出现漏服、错服、多服或少服药的情况,药品分装盒(图6-4)可以起到很好的提示作用。

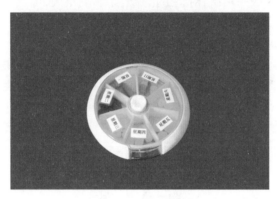

图6-4　药品分装盒

划 重 点

脑血管疾病患者居家照护时,实施正确的给药方法,首先要会识别药品包装及药品标识,查看药品有效期,详细了解药品说明书;不能随意减量、加量或停药,遵医嘱用药,不能随意换药。掌握居家用药途径,如口服给药的服药姿势,服药时间,对于缓释、控释、肠溶药品不能掰开、碾碎服用;抗癫痫药应严格按照医嘱时间、剂量服用;服用抗生素忌酒;服用安眠药物后减少活动;服用多种药物时,要间隔时间,注意配伍禁;如有不适,立即就医。直肠给药左侧卧位,插入7~10厘米。呼吸道给药要严格遵医嘱用药。皮下注射胰岛素要定期更换注射部位。居家照护时掌握正确的药品储存方法。

为方便照护者记忆,可记住如下照护口诀。

"遵医用药是根本,认真细心很关键。加减停漏不可取,吃错药品更麻烦。缓释肠溶不能掰,癫痫用药要准时,抗生素类应忌酒,安眠药后少活动。直肠给药向左躺,皮下注射换部位。"

试　试　手

思考题

1. 缓释片类药物是否可以碾碎服用,为什么?
2. 李奶奶服用降血压药物的时间有哪些注意事项?

第三单元
用药后的观察

张爷爷,70岁,诊断为脑梗死,左侧肢体活动欠灵活,病情好转出院。出院后一直服用阿司匹林和他汀类的药物,可他还是觉得恢复慢。近期他听说氯吡格雷效果不错,就也买来吃,可是服用一段时间后,张爷爷感到胃部不适,到医院检查,发现胃部有出血的情况。作为照护者,该如何帮助张爷爷做好用药后的观察呢?

一、居家照护面临的问题及潜在风险

被照护者在居家期间,即使是遵从医嘱用药,还是存在风险和隐患。大家常说"是药三分毒",科学地讲,很多药物都有一些副作用和不良反应,因此居家照护期间,服药后观察药物疗效和是否出现不良反应非常重要。服药后药效不明显要就医询问是否需要更换调整;出现不良反应而没有重视,或是自行采用一些不正确的方法来解决,是非常危险的。被照护者和照护者缺乏安全用药的相关知识,很容易忽略这些方面。

二、居家照护应掌握的技能

1. 了解药物可能产生哪些不良反应。
2. 熟悉居家服用药物出现不良反应如何处理。

跟 我 学

一、用药后观察的基本知识

药物在治病的同时,也可能产生有害反应,称为药物不良反应,即合格药物在正常用法用量下,出现的与用药目的无关或意外的有害反应,不包括无意或故意超剂量用药引起的反应。

药物不良反应可能涉及人体的各个系统、器官、组织,其临床表现与常见病、多发病的表现很相似,如表现为皮肤附件损害(皮疹、瘙痒等),消化系统损害(恶心、呕吐、肝功能异常等),泌尿系统损害(血尿、肾功能异常等),全身损害(过敏性休克、发热等)。

二、用药后观察的基本原则

1. 仔细阅读药品说明书,了解药物的不良反应。

2. 过敏体质的被照护者或服用易过敏的药物,用药后应至少密切观察 30分钟。

3. 遵从医嘱,定期复查,监测相关的体征或数据。

4. 觉得药效不佳,不能擅自加量或更换,应到医院咨询。

5. 发现不适,立即停药,到医院就诊。

三、用药后的观察及照护方法

出现药品不良反应,照护者与被照护者应采取一定的防范措施。若自行到药店购买非处方药,应针对具体症状,选择有效药物,避免盲目用药或用药不当。服药前仔细阅读药品说明书,提前了解药物的不良反应。用药后,若出现可疑的不良反应,尽量不要自行判断出现的不适症状,应及时咨询医生,以避免出现更严重的不良反应。以下为用药后的不良反应及处理。

1. 过敏反应　多见于应用抗生素后,被照护者可表现为发热、皮疹,重者可出现休克,甚至死亡。对易致过敏的药物和过敏体质者,用药前应做过敏试验,用药后如发现有过敏反应要立即停药,症状严重时要及时就医。

2. 并发症状　用药后出现与治疗无关的作用,常与治疗作用同时出现,所以难以避免。如服用扩血管药物可并发头痛,服用抗血小板聚集的药物(如阿司匹林、氯吡格雷)引起出血。若并发症的产生与用药剂量有关,而且反应症状较重,难以耐受,则需要减量或改用其他药物。

3. 毒性反应　可由用药剂量过大或用药时间过久引起。肝、肾功能不全或老年、儿童易发生毒性反应。若出现严重的毒性反应,如尿量明显减少、黄疸、乏力、血细胞计数减少等,可能是药物引起肝肾功能损害,被照护者应立即停药,并及时就医。

4. 后遗反应　指停药后遗留下来的生物学效应,如服用巴比妥类药物后,次晨出现宿醉现象等。用药时应详细阅读药品说明书,并注意相关后遗反应,提前预防,避免发生不良事件。

四、注意事项

1. 注意药物间的相互作用　居家服药过程中,如一名被照护者同时服用多种药物,要注意避免药物间发生相互作用,一定要注意听从医嘱,哪些药物可以混服,哪些药物不行。仔细阅读药品说明书,必要时两种药物要注意间隔服用。

2. 注意药物与食物之间的相互作用　在服用任何药物期间,尽量不要饮酒,否则容易立即与药品发生反应。牛奶也与一些药物有冲突,如四环素类抗生素、大环酯类的抗生素,牛奶里的钙会和这些药物结合,形成难溶物,不能被人体吸收。

3. 防止药物过敏　凡是过敏体质或过去曾有药物过敏史者,服用药物要警惕过敏反应,尤其是磺胺类(如复方新诺明),解热镇痛类(如索米痛片)等。以往对某种药物有明确过敏史者,应禁止再次使用。

4. 注意观察不良反应　有些药品在服用后会有一定的不良反应,这时要注意,不要把药物的不良反应误认为是疾病本身的加重,从而再次加大药物剂量,这样做会出现致命的危险。应详细了解药物说明书,在不能断定是否是药物不良反应时,要及时到医院就诊,以免出现更严重的后果。

加 油 站

双硫仑样反应的识别与处理

为什么吃了头孢类药物不能喝酒?

使用头孢类抗生素的同时服用含有乙醇的饮品会产生"双硫仑样反应",它是体内乙醛蓄积中毒的一种表现,表现为多汗、四肢乏力、头痛、面部潮红、胸闷、口唇发绀,严重时可出现血压下降、心率增快,甚至出现心绞痛、心肌梗死、心力衰竭、休克,最严重的可致死亡。停药7天之内不要饮酒。

"双硫仑样反应"根据体质不同,反应也不同。若反应较轻者,可以用手扣喉咙,进行催吐,且及时停药和停用含乙醇的制品。较严重者,应及时送入医院,且需及时吸氧及对症治疗。患者取平卧位,应吸氧、测量生命体征。治疗上可洗胃排除胃内乙醇,减少乙醇吸收,静脉注射地塞米松或肌内注射纳洛酮等对症处理,静脉输注葡萄糖溶液、维生素C等进行护肝治疗,促进乙醇代谢和排泄。最严重的情况可导致休克,对于休克的患者要迅速建立静脉通路,快速补充晶体溶液,必要时给予多巴胺等升压药物,积极治疗以缩短低血压期。

划 重 点

脑血管疾病被照护者多年龄大,同时合并高血压、糖尿病、心脏病,机体代谢缓慢,免疫力低下。药物在老年人体内能长时间保持较高的血药浓度水平,药效可相应增强,出现变态反应的概率也可能会增高,特别是慢性疾病需要长期服药时,或多种慢性病同时存在,需要同时服用多种药物更是如此。因此,老年被照护者居家期间服药后,一定要密切观察用药后的反应,确保安全。用药过程中要仔细查看药品说明书,掌握常见药物的不良反应,服药后要观察有无不良反应的表现,了解防范措施及处理办法。

为方便照护者记忆,可记住如下照护口诀。

"老年身体代谢慢,服药之后易不适。细心观察莫疏忽,立即停药及就医。"

试 试 手

思考题

1. 张爷爷用药后可能出现什么问题,是什么原因导致的?
2. 被照护者居家用药后观察的基本原则有哪些?
3. 如何对长期服用安眠药物的老人进行用药照护?

第七章
功能康复照护

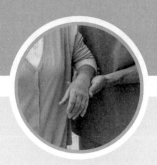

　　脑血管疾病患者多会在运动、吞咽、言语和认知等方面出现不同程度的功能障碍,从而导致不同程度地丧失生活自理能力及工作能力,不仅会影响其生存质量,同时也会给家庭及社会带来负担。而早期、科学、合理的康复介入能有效改善此类人群功能障碍并提高其生存质量。

　　本章就主要针对脑卒中后出现的肢体、吞咽、言语和认知等功能障碍如何开展康复照护进行讲解。重点介绍如何通过全面评估(针对言语、吞咽、肢体和认知功能)为被照护者选择适宜的康复方法,并具体说明康复训练的方法及相关注意事项,使照护者可初步了解和掌握脑血管疾病所致功能障碍者的居家护养技巧,使被照护者可以开展科学系统的康复,对预防及减少相关并发症的发生,以及提高其整体生存质量起到积极作用。

第一单元
语言康复照护

小 案 例

郭奶奶，65岁，诊断为脑梗死恢复期，经对症治疗后病情稳定。出院后意识清楚，听觉理解能力较差，口语表达欠流利，复述稍差，可命名，朗读欠清晰。作为患者家属，该如何对郭奶奶进行语言功能康复？

一、居家照护面临的问题及潜在风险

被照护者意识清楚，出院后处于居家状态，目前口语表达欠流利，听觉理解能力又较差，容易造成与他人的沟通障碍，使其生活需求不能得到及时满足，进而降低了生活质量。同时不能与他人保持良好的沟通也极易引起情绪急躁，使患者容易产生自卑、焦虑甚至抑郁情绪。

二、居家照护应掌握的技能

1. 了解和识别不同失语患者语言障碍的表现，有针对性地开展居家康复训练。

2. 照护者掌握一些非语言沟通技巧，逐步解决与患者之间的沟通障碍问题，能够在患者需要时及时满足其生活需求，同时关注患者的心理变化。

跟 我 学

一、语言康复的基本知识

语言，是以语音为基础，由词汇和语法两部分组成，用以表达出人们思想的符号系统，最终通过运用它达到与人交流的目的。它的表现形式包括口语、书面语和姿势语（比如手势、表情及手语）。

语言障碍,则是在口语和非口语的过程中,词语的应用出现了障碍。比如听、说、读、写等单个环节或多个环节出现问题或受损导致了交流障碍。一般主要分为运动性和感觉性,运动性主要影响的是语言的生成,而感觉性主要影响的是语言的理解,常见的由于脑血管疾病造成的语言障碍患者的症状如下。

1. 听觉理解障碍　主要表现的是患者对口语的理解能力降低或丧失。

2. 口语表达障碍　根据特点可分为流畅性和非流畅性,两者的区别如表 7-1。

表 7-1　流畅性与非流畅性口语障碍的鉴别

项目	流畅性	非流畅性
说话量	正常或多	减少,<50 词 / 分
费力程度	不费力,正常	费力
语句长度	可说长句子	短,电报式
韵律	正常	异常
信息量	少:空洞、缺乏实词、虚词多	多:仅有实词,突出名词

3. 阅读障碍　包括朗读和文字理解障碍,也可能出现这两种障碍分离现象。即虽然不能朗读但可理解文字或能够正确朗读但不理解文字。

4. 书写障碍　常见有以下表现。

(1)书写不能:表现为完全性书写障碍,构不成字形。

(2)书写障碍:表现为笔画的增添或减少或者笔画全错。

(3)镜像书写:书写的字像照在镜子里似的左右颠倒。

(4)书写过多:书写中混杂一些无关字、词或句。

(5)惰性书写:写出一个字词后,让其写其他词时,仍不停写前面的字词。

(6)错误语法:书写的句子中存在语法错误,常与口语中的语法障碍相同。

二、语言康复的基本原则

1. 语言康复开始得越早效果越好。

2. 康复训练前要了解被照护者语言障碍的表现、类型及程度,制订有针对性的治疗方案。并注意在康复过程中定期评估,动态调整训练方案。

3. 训练应该遵循循序渐进的原则,由简单到复杂。如果听、说、读、写均有障碍,应先从听理解开始训练,重点放在口语练习上,训练内容应多与日常生活内容相结合,重视实用性。

4. 在训练过程中照护者要注意被照护者对康复训练的反应,及时给予反馈,强化正确的反应,纠正错误的反应。依据被照护者的反应适时调整康复内容、量、难易程度等,避免被照护者疲劳或出现过多的错误。

5. 鼓励被照护者主动参与,激发被照护者语言交流的欲望和积极性。

三、语言康复照护方法

(一) 语言康复前评估

1. 了解被照护者的患病情况及合作程度。

2. 评估被照护者语言障碍的类型和表现,确定康复训练内容。

3. 评估环境及心理状态因素。

(二) 语言康复前准备

1. 环境准备　训练区域相对独立、安静,设施应简单,避免分散被照护者的注意力。

2. 准备训练所需物品,如图片、字卡、笔、纸、常用生活用品实物等。

(三) 语言康复照护技巧

1. 听理解训练

(1) 名词听理解:出示 1 张图片或者一个实物(如钥匙),示意患者指出图片或物体或按指令做出反应。可逐渐增加干扰图并变换位置,增加难度。

(2) 动词听理解:完成动作指令,如向上看,或呈现 3~4 张动作图片让被照护者听动词后指出相应图片,或听描述指出相应图片或实物,或通过看图回答问题。

(3) 听觉记忆广度训练:分别准备物体、动作和色彩图片,给出指令让被照护者指出正确的图片。

2. 阅读理解训练

(1) 字词阅读理解:用图片进行词 - 图匹配,可适当增加难度添加干扰图。

(2) 动词、方位词、形容词的阅读理解:与听觉理解治疗技术的内容和步骤相同,但以文字为刺激方式。

(3) 句子的阅读理解:做句子与图片的匹配,做简单句、复杂句的填空,阅读短篇或长篇文章后回答多选题。

3. 言语表达训练

(1) 言语失用症训练:①发音训练。指导发音 /a/、/i/、/u/、/o/、/ei/ 等音,练习不同的音高、音量和持续时间。②唇舌运动训练。照着镜子辅助被照护者做张嘴、闭唇、舌的伸出、缩回、舔上下齿、顶硬腭等运动。③声韵母连续发音。先掌握单个韵母或声母发音,再将掌握的辅音与元音一起发,如 /m/ 与 /a/ 连续发,说出"妈""马",逐渐尝试说困难词的单音。

(2) 口语表达训练:①单字的练习。用数数的方法,跟数 1~10,如告诉被照护者"数字 1，就是衣服的衣"，并呈现一张画有衣服的图片，再反复说"衣"，以巩固效果。②词语的练习。唱简单、熟悉的歌曲，诱导患者说出歌词。开始可与被照护者一起唱，逐渐让其自己唱出歌词，最后说出歌词，必要时给其提供歌词文字。③语句完形。出示要求被照护者说出的词的图片，由照护者说出语句的前半部分，稍停顿后被照护者说出后半部分，如有困难可适当提示。④提示患者一种物品名称的范畴、功能，并对该物进行特征描述。如"茶杯"，提示"它是一种茶具"(范畴)，"是喝水用的"(功能)，"它有一个把，掉在地上会打碎"(特征描述)，最终由被照护者说出名词。⑤手势暗示与动作配合。当要求老年患者说出动词时，如"喝水、睡觉、洗脸"等，如被照护者出现困难，照护者可做相应的动作。⑥词语联系与组词。照护者说出一个字，如"火"，引导被照护者说出与这一字相关的词，如火焰、火柴、火炉等。⑦动词练习：照护者做出一个动作，让被照护者说出描述这个动作的动词。

4. 书写表达训练

(1)部件组合：将一个字的数个部件拆开，如"帽"，拆开为"巾"和"冒"，让被照护者将部件组合成一个字，并写出。

(2)同音字、近音字书写：给被照护者看一个字，如"马"，让他／她尽可能多地写出含有"马"的其他字，如"吗""码""妈""骂""蚂"等。

(3)短句书写：有一定的字词书写能力后，可进行短句书写，逐步增加句子长度和语法难度。可以将口语表达治疗技术的内容用于书写表达。

(四) 注意事项

1. 康复训练的环境应尽可能独立、安静，以免影响患者情绪、加重紧张或分散注意力。并安排舒适稳定的座椅及高度适当的桌子。

2. 每日训练时间根据患者的具体情况决定，最初在 30 分钟，状态好时适当延长，状态差时适当缩短，或将时间分为上下午各 1 次。短时间、多频率训练比长时间、少频率的方式效果要好。要努力发现每天的最佳训练时间。

3. 注意观察被照护者异常反应和心理问题，充分理解、尊重患者，与其建立充分的信任关系。对其正面引导，避免否定患者的言行，使患者对自身障碍有正确的认识，只要患者有细微的进步都要加以鼓励，提高其主动训练的欲望。

4. 在开始一个话题前要注意先说一些引导式语言，比如是回家吃饭还是去饭店吃饭的话题前，可以先说"让我们说说今天的晚餐怎么样？"，引导患者逐步展开话题。

5. 做一个专心的聆听者，要努力从患者语调、面部表情和行为中寻找一些线索帮助理解他／她的表达。

6. 减慢语速，给患者充分的时间去理解和反应。训练时要注意正视患者,不要太过随便的交谈,因为患者可能需要照护者面部的提示去理解所说的内容。

加 油 站

实用交流能力训练法

被照护者如果经过系统的言语治疗仍没有明显改善,可考虑使用实用交流能力训练法。使被照护者最大程度地利用其残存能力(言语或非言语的),使用最有效的交流方式与周围人发生有意义的联系,特别是促进日常生活所必须的交流。

1. 积极利用非言语交流方式

(1)手势语:手势语不单指手的动作,还包括头及四肢的动作。例如用点头、摇头表示是或不是。照护者先示范,然后再让被照护者模仿,再进行实际的情景练习,以强化手势语的应用。

(2)画图:对具有一定绘画能力的患者,可以利用画图来进行交流。

(3)交流板或交流手册:适用于口语及书写都存在困难,但又有一定的识字和识图能力的患者。对于交流板或交流手册的设计应该注意将日常生活中常用的字、图片或照片表现出来,以供患者通过指出交流板上或交流手册中的字或图片来表明自己的意图。交流板的特点是内容简单,但携带可能不方便,而交流手册内容应多而全面,且方便随身携带。如果交流手册的内容足够丰富,是有可能帮助患者实现与人"交流"的。

2. 提高失语症患者的交际效果技术是目前国际上公认的实用交流的训练法之一。在训练中利用更接近实用交流环境的对话结构,使信息在照护者和被照护者之间双向交互传递,引导被照护者尽量调动自己的残存能力以获得实用化的交流技能。具体方法如下。

(1)准备一些结合日常生活的图片(如暖壶、水杯、问好情景等),图片向下扣置于桌上。

(2)照护者与被照护者交替摸取,不让对方看见自己手中图片的内容。

(3)运用各种表达方式(如命名、迂回语、手势语、绘图、指物等)将图片信息传递给对方。

(4)接收者通过重复、猜测、反复质问等方式进行反馈,照护者可根据被照护者的能力提供适当的示范。

划 重 点

语言康复要在患者意识清楚、病情稳定并能耐受集中练习30分钟左右时间的条件下开始实施。康复前要注意评估患者失语的不同表现及程度,从听觉理解、阅读理解、言语表达、书写表达、非言语交流方式的利用等方面开展有针对性的训练,同时训练应尽量结合生活和日常交流,强调语言的实际应用。尽管对于失语患者来说发病3~6个月是语言功能恢复的"黄金期",但临床中也显示即使发病2~3年的失语患者,只要坚持系统的、强化的语言康复,其语言功能也仍会有不同程度甚至明显的改善。因此,语言康复对促进患者重获交流能力具有重要的意义。

试 试 手

思考题

1. 本案例中郭奶奶听觉理解能力尚可,口语表达较差,应如何开展语言康复?

2. 如何利用非言语沟通的技巧缓解与被照顾者的沟通障碍?

第二单元
吞咽功能康复照护

小 案 例

刘叔叔,58岁,诊断为脑梗死恢复期,经对症治疗后病情稳定。出院后意识清楚,左侧肢体活动不利,吞咽困难,有经口进食时吞咽动作迟缓表现,进食时间延长,并有饮水呛咳且有误吸,进食需要部分帮助。作为患者家属,该如何对刘先生进行吞咽功能康复照护呢?

一、居家照护面临的问题及潜在风险

被照护者意识清楚,出院后处于居家状态,虽然可经口进食,但存在吞咽动作迟缓,进食时间延长等情况,经口进食存在安全风险,可能发生呛咳、误吸等,同时吞咽的障碍和缓慢还可能造成进食时间延长及进食量减少,导致营养摄入可能不足,并且水分摄入也需要部分帮助。

二、居家照护应掌握的技能

1. 开展吞咽康复基础训练和代偿性吞咽策略训练患者配合直接摄食训练,增强口、咽部的吞咽能力,提高进食的安全性,逐步防止呛咳、误吸的发生。
2. 应用间歇性经口插管管饲的方式保证水分的摄入,合理选择适合患者的食物形态。

跟 我 学

一、吞咽功能康复基本知识

正常的吞咽过程按照食物停留的部位一般分为口腔期、咽期和食管期。吞咽在吸气的终末或呼气的初期完成,正常吞咽的瞬间呼吸应该停止。喉头

上举、气道关闭和食道开放三者协调发生,才能完成安全的吞咽。

吞咽障碍是指由于下颌、双唇、舌、软腭、咽喉、食管等器官结构和/或功能受损等各种原因所致的食物不能由口腔到胃的过程,主要表现为流涎、吞咽费力、一口食物要分几次咽下,或吞咽时引起咳嗽,或是咽喉部有异物感,进食时间延长,进食过程中反复出现呛咳和发音不清晰等。吞咽障碍不仅影响摄食和营养的吸收,还可导致食物误吸入气道造成吸入性肺炎,还有可能因为营养物质摄入不足而引起水、电解质及酸碱平衡失调。

因此,吞咽障碍康复的目的主要是恢复或提高患者的吞咽功能,改善身体的营养状态,改善因不能经口进食所产生的心理恐惧与焦虑抑郁,增加进食的安全性,减少误咽、误吸食物的概率,进而减少吸入性肺炎等并发症的发生。

二、吞咽功能康复照护基本原则

1. 依据被照护者吞咽障碍的类型及程度合理制订进食方案,或遵循专业人员的指导。

2. 照护者要给予被照护者足够的时间和耐心完成进食和训练。

3. 照护者要注意观察被照护者的反应是否可以耐受训练,训练时间由短到长,循序渐进,以被照护者不出现疲惫、反复呛咳或主诉不适为宜。

4. 在吞咽功能康复照护的同时要注重被照护者的营养管理,保证每日营养和水分摄入。

三、吞咽功能康复照护方法

(一) 吞咽功能康复前评估

在开展吞咽功能照护前,照护者应对被照护者的吞咽能力做一定的评价和筛查,旨在一定程度上了解被照护者吞咽障碍主要的类型及程度,通过评估判断是否适合开展居家吞咽康复护养,并依据评价结果制订安全的喂养方案及开展健康教育。

1. 全身状态　注意有无发热、脱水等表现,注意观察呼吸状态、体力、疾病稳定性等方面的问题,确认被照护者是否适合摄食。

2. 意识水平　确认被照护者的意识水平是否清醒并适合进食。

3. 高级皮层功能　观察语言、认知、行为、注意力、记忆力、情感及智力水平是否有明显问题会影响进食或不能配合。

4. 口腔功能　观察张口、闭口情况,舌部的活动,有无流涎,牙齿及口腔内卫生状况,患者的构音和发声等情况。

5. 吞咽障碍的筛查方法

(1)空吞咽试验,也称反复唾液吞咽试验。具体操作如下:被照护者取坐位或半坐卧位,全身放松;照顾者将食指放在被照护者的下颌骨前,中指放在舌骨处,无名指放在甲状软骨(喉结)处,小指放在环状软骨,让被照护者快速反复吞咽,确认喉结和舌骨随吞咽运动,越过手指向前上方移动,其下降的时刻即为完成一次吞咽。观察 30 秒的吞咽次数、喉上抬幅度及吞咽启动时间。结果判定标准:①吞咽次数。80 岁以下完成 5 次及以上即为正常,80 岁以上完成 3 次及以上即为正常。②喉上抬幅度。喉上下移动 2 厘米及以上即为正常。当被照护者口腔干燥无法吞咽时,可在舌面上注入约 1 毫升水。

(2)洼田饮水试验:被照护者取坐位,单次喝下 2~3 勺(约 5 毫升)水,观察吞咽的启动和完成情况,是否有咳嗽、音质改变等表现。如无问题,嘱被照护者像平常一样喝下 30 毫升温水,观察并记录饮水时间、有无呛咳、饮水情况等。异常的饮水情况包括啜饮、含饮、水从唇边流出、边饮边呛、小心翼翼地喝等表现以及饮水后发生音质改变等。最终的评定结果如表 7-2,除 Ⅰ 级外其他级别均需要进一步进行专业的临床吞咽评估。

表 7-2　洼田饮水试验

分级	表现	结果判断
Ⅰ 级	5 秒内可 1 口喝完,无呛咳、停顿	正常
Ⅱ 级	可 1 口喝完,但时间>5 秒,或分 2 次以上喝完,但无呛咳、停顿	可疑
Ⅲ 级	能 1 口喝完,但有呛咳	异常
Ⅳ 级	分 2 次以上喝完,有呛咳	异常
Ⅴ 级	多次发生呛咳,难以全部喝完	异常

(二) 吞咽功能康复前的准备

1. 评估被照护者吞咽障碍的情况,向其解释吞咽康复护养训练的目的、意义,取得配合,避免出现紧张、恐惧心理。

2. 被照护者如有义齿需要取下。

3. 操作者洗手,保持手部清洁。

4. 用物准备

(1)基础训练:棉棒(冰)、压舌板、吸舌器、电动牙刷。

(2)直接摄食训练:碗,适量适温糊状食物,温开水,长柄勺子(容量依据患者一口量决定,一般 5~10 毫升,边缘浅薄),杯子,20 毫升注射器,便捷式血氧饱和度监测仪,负压吸引装置,围兜,纸巾。

（三）吞咽康复的训练技巧

1. 基础训练

（1）口腔及周围肌肉的运动训练

1）下颌运动：①被动运动。如果被照护者的运动能力或主动配合度较差，则照护者可以固定被照护者的下颌做被动的上下运动。②主动运动。指导被照护者主动张开、闭合下颌，或左右前后做反复运动。③抗阻运动。嘱被照护者保持张口中间位，用压舌板抵在下牙上施加阻力，嘱其下颌向上运动，或用手心抵住被照护者下颌，嘱其下颌向下运动，反复几次。

2）口唇运动：依据被照护者的运动能力和配合程度，采用被动、主动、抗阻运动方式做口唇突起、圆形、牵拉、张口、闭口等口型练习。

3）面部运动：指导被照护者双腮鼓起、瘪下，再分别做单侧鼓腮同时给予一定阻力做抗阻运动。注意嘱被照护者双唇紧闭、双腮鼓起后放松呼气。

4）舌部运动：①被动运动。照护者可用吸舌器牵拉被照护者舌尖向前、后、左、右、上、下各个方面运动，有助于降低舌肌的肌肉张力。②主动运动。被照护者主动进行水平后缩、侧方运动、抬高舌背、卷舌运动等。③抗阻运动。用压舌板给予阻力或让被照护者将舌抵住一侧腮，照护者用手指在面颊外抵住该部位，被照护者用舌做推顶运动，以增强舌肌的力量。④加强主动训练指导被照护者自行做舌前伸、后缩、侧方顶腮、唇齿间卷动转圈、弹舌等主动运动，提高舌部的灵活性。

（2）颈部肌肉训练：颈部的屈曲位容易引起咽下反射，可指导被照护者进行颈部被动或主动的屈伸、侧屈、旋转等训练强化颈部屈肌的肌力。此外还可做耸肩、沉肩运动使颈部充分放松。

（3）咽部冷刺激：照护者用冰棉棒轻轻刺激被照护者的软腭、腭弓、舌根及咽后壁，垂直方向摩擦 4~5 次，然后嘱被照护者做空吞咽动作。如此反复可以诱发和强化吞咽反射。

（4）触觉、味觉刺激：用手指、棉棒、压舌板、电动牙刷等刺激面颊部内外、唇周、整个舌部等，以增加这些感官的敏感度。用棉棒蘸不同味道的果汁或菜汁（酸、甜、苦、辣等）刺激味蕾，增强味觉敏感性及食欲。

2. 直接训练　又称摄食训练，是指在被照护者进食过程中采取合适的进食体位，选择合适的食物形态、食团入口位置、确认一口量、进食速度等措施，并在进食后注意给予口腔清洁。

（1）进食的体位：评估被照护者只能卧床，则需床头抬高 30°~60°，头部垫起呈前屈，偏瘫侧肩部垫起，照护者位于被照护者健侧。对于能下床者，取坐位，头、颈稍前屈。

（2）餐具的选择：选用广口平底的防滑碗，勺柄较长且边缘钝厚的勺子、容量适合患者的一口量为宜。

（3）进食的环境：应尽量安静、独立，避免被照护者进食时分心，嘱其勿讲话，以免忘记吞咽动作。

（4）食物的形态：一般分为五类，包括稀流质、浓流质、糊状、半固体和固体。临床实践中首选糊状食物，密度均匀，宜黏而不易松散，容易在口腔内移动，通过咽及食道时易变形，不易在黏膜上残留，还要兼顾食物的色、香、味及温度等，利于食用及消化的。如口腔准备期可选用菜泥、水果泥、浓汤等很软易咀嚼的；口腔期可选择很软的食物或浓汤等有内聚力和黏性的食物；咽期可以选择果蔬泥和稠厚的软食；食管期易选择湿润的软食，避免高黏性和干燥的食物。在最开始也可以选用水增加增稠剂调制到合适稠度来进行摄食训练，该稠度经过 3 次训练后患者无呛咳、无误吸则可逐渐过渡到类似稠度的食物继续训练。

（5）食团入口位置：将食物放入被照护者健侧舌的中后部或健侧峡部，可用勺子向舌后部施加压力增加感觉，引起吞咽反射。

（6）一口量：正常人为流质 1~20 毫升，糊状食物 3~5 毫升，肉团平均 2 毫升，一般先从少量（流质 1~4 毫升）试，然后增加到 5 毫升、10 毫升。一口量过多，食物很难通过咽喉，口腔内食物残留增多，增加误吸风险；过少，难以诱发吞咽反射，也同样容易发生误吸。

（7）进食速度：注意在前一口吞咽完成后要检查被照护者口腔，没有食物残留后再进食下一口，避免两次食物重叠入口的现象。有些咽期吞咽延迟启动和咽缩肌无力的患者常需要 2~3 次吞咽才能将食团咽下。

（8）进食时间：控制在 30 分钟以内，最长不超过 40 分钟，否则容易导致疲劳而提高误吸的风险。

（9）口腔护理：进食后要注意对口咽部的清洁，给予漱口或口腔护理，预防由于口腔内不清洁而引发肺部感染。

3. 代偿性吞咽策略训练技巧

（1）低头吞咽：指导被照护者颈部尽量前屈后吞咽，可使会厌谷的空间扩大并向后移位，避免食物溢漏入喉前庭，有利于对气道的保护。

（2）点头样吞咽：颈先后伸，这时会厌谷会变得狭小，残留的食物可被挤出，而后颈尽量前屈，形似点头，同时做空吞咽动作，可有效去除会厌谷残留的食物。

（3）侧方吞咽：让被照护者分别向左右两侧转头后做吞咽动作，可去除梨状隐窝部的食物残留。

（4）转头吞咽：头颈部向患侧旋转可关闭患侧的梨状隐窝使食团移向健侧，并有利于关闭该侧气道，适用于单侧咽部麻痹的患者。

（5）空吞咽与交互吞咽：每次进食吞咽后，再反复做几次空吞咽，有助于咽部残留的食物尽量全部咽下，降低误吸的风险。

（四）注意事项

1. 桌椅或轮椅的高度要适合被照护者的身高。

2. 训练最好配合日常进食时间习惯，定时定量，进食时和进食后30分钟内都应关注被照护者有无窒息、咳嗽、音质改变等不良反应。一旦发生窒息，立即急救。

3. 训练的效果与被照护者的配合度密切相关，因此应做好心理疏导，取得其积极主动的配合。

4. 充分调动照护者的主动性，做强化正确反应的主动训练。

加　油　站

间歇性经口插管管饲法

间歇性经口插管管饲法是将导管仅在需要补充营养时短暂性的插入食管或胃内，进食结束后即拔除。该方法可确保食道括约肌处于关闭状态，同时咽部声门处的内收缩反射增强，有效减少胃食管反流的发生。同时反复地插入增加了对吞咽相关肌肉的刺激，也可诱导吞咽动作，促进吞咽功能的恢复。

1. 操作前准备　协助取坐位或半坐位（床头至少抬高30°），下颌略微抬起，如有义齿应协助取出。物品准备：胃管、一次性手套、香油、温开水、50毫升注射器。

2. 润滑胃管　照护者戴一次性手套，用温水润滑胃管前段（15~20厘米）。

3. 插管　嘱被照护者张口，将润滑的导管经口腔至咽部插入，嘱其做吞咽动作，观察被照护者的反应，若无不适可继续插管，若反应难受无法插入则应停止插管。

4. 判断位置　导管末端位于口腔外距中切牙5厘米处时，照护者可测试胃管是否在食管内，可将管路的末端置于水中若未出现连续性的气泡溢出，则代表置管位置正确。

5. 固定胃管　确定位置正确后可将导管放在嘴唇边缘用胶带固定在脸颊上。

6. 灌注食物　将准备好的38~40℃无渣糊状食物用50毫升的注射器注入胃管，注入量为350~450毫升/次，注入速度50毫升/分钟，防止过快导致不良反应发生。每次注食前后均用20毫升温水冲洗导管。根据被照护者营养或水分需求情况每天插管 3~5 次。

7. 拔管 注食完毕后,在被照护者呼吸末拔除导管,保持喂食姿势 20~30 分钟。

8. 整理用物和床单位 整理床单位,拔出的导管可用温水冲洗干净备用,硅胶导管每月更换 1 次。

9. 记录 记录管饲的时间、内容、量和被照护者的反应等。

划 重 点

脑血管疾病常因神经损伤造成被照护者发生吞咽障碍,在居家护养中应重视对其吞咽功能的评估,根据情况,早期有计划有针对性地开展吞咽康复护养。本单元重点介绍了基础训练、直接摄食训练、代偿性吞咽策略训练及间歇性经口插管管饲法等,希望通过康复护养防止被照护者咽下肌群发生失用性萎缩,提高吞咽反射的灵活性,改善对不同食物的吞咽能力,以此减少呛咳、误吸,保证营养的摄入,同时对被照护者整体的康复也具有重要的意义。

试 试 手

思考题

1. 如何保证该案例中刘叔叔经口进食的安全?
2. 如何为开展摄食训练的刘叔叔选择合适的食物形态?

第三单元
肢体康复照护

小 案 例

张爷爷,68岁,诊断为脑出血恢复期,经对症治疗后病情稳定。出院后目前意识清楚,左侧肢体活动不利,但可抬离床面,右侧肢体正常活动,可自行完成翻身动作,需在他人的帮助下坐起,但不能独自站立和步行。作为患者家属,该如何对张先生进行肢体康复照护呢?

一、居家照护面临的问题及潜在风险

被照护者意识清楚,左侧肢体活动不利,但可抬离床面,可自行翻身,需要在他人的帮助下坐起,但不能独自站立和步行,需要他人保护否则易发生跌倒等意外。肩上举及手部的精细运动较差,需要他人协助完成一些日常生活活动。如不能及时开展康复训练,还易发生关节挛缩、肩手综合征等并发症。

二、居家照护应掌握的技能

1. 照护者应指导和协助被照护者开展床上运动,维持关节的活动度。
2. 依据被照护者的恢复情况协助开展平衡及步行训练等,在训练过程中注意保护被照护者的安全。

跟 我 学

一、肢体康复照护基本知识

肢体功能障碍是脑卒中后最常见的运动障碍,它主要表现在肌力、肌张力的异常,关节活动范围的受限,平衡与协调能力的下降,步态不稳等多个方面,会对被照护者的生活自理能力带来极大的影响,严重降低其生活质量。应在

功能障碍的早期积极地开展康复照护,帮助被照护者提高肌力、维持关节的活动度、恢复正常的肌张力、预防肢体并发症的发生,逐步恢复患者的日常生活自理能力,最终提高生存质量。

二、肢体康复照护基本原则

1. 防治相关并发症(如压疮、肺炎、肩手综合征等),废用综合征(如肌肉、关节萎缩)和误用综合征(如关节肌肉损伤或痉挛加重等)。
2. 从床上被动活动尽快过渡到主动运动。
3. 独立完成仰卧位到床边坐位的转换。
4. 逐步控制自身平衡。
5. 促进精细与技巧运动。
6. 改善日常生活活动能力,提高生存质量。

三、肢体功能康复照护的方法

(一) 肢体康复照护前的评估

1. 肌力的评估　主要的目的是判断肌力减弱的部位和程度,常用的肌力评定方法是徒手肌力检查法(Lovett 分级法),此方法可根据被照护者的肌肉功能,让照护者在减重、抗重力和抗阻力的条件下做一定的动作,按照活动的范围及抗重力或阻力的情况将肌力进行分级的。具体的内容如表 7-3。

表 7-3　徒手肌力检查法(Lovett 分级法)

肌力分级	评定标准	相当于正常肌力的百分比 /%
0 级	无肉眼可见的肌肉收缩	0
1 级	肌肉有轻微收缩,但不能引起关节活动	10
2 级	去除重力的条件下能在水平面做关节全范围运动	25
3 级	能抗重力做关节全范围运动,但不能抗阻力	50
4 级	能抗重力、抗一定阻力全范围运动	75
5 级	能抗重力、抗充分阻力全范围运动	100

2. 平衡的评估　可分为静态平衡和动态平衡评估。通过简易平衡评定法可大致了解。找出引起平衡障碍的环节,有针对性地开展相关康复护养训练,也有助于预测患者可能发生跌倒的危险性。具体的评估方法如表 7-4。

表 7-4 简易平衡评定法

体位	分级	表现
坐位	Ⅰ级	静态维持自身平衡 10 秒以上
	Ⅱ级	自身动态维持平衡 10 秒以上(伴随上肢运动可以维持平衡)
	Ⅲ级	轻外力作用下维持平衡 10 秒以上(被轻推时可以维持平衡)
站位	Ⅰ级	静态维持自身平衡 10 秒以上
	Ⅱ级	自身动态维持平衡 10 秒以上
	Ⅲ级	轻外力作用下维持平衡 10 秒以上
行走	Ⅰ级	自身维持平衡 10 秒以上
	Ⅱ级	自身动态维持平衡 10 秒以上
	Ⅲ级	轻外力作用下维持平衡 10 秒以上

(二)肢体康复照护前的准备

1. 评估被照护者的意识状态、生命体征、肢体功能障碍程度、认知水平及管路情况。

2. 向被照护者介绍肢体康复护养的方法及重要性,取得理解和配合。

3. 选择适宜的训练环境和辅助用具。

(三)肢体康复照护技巧

1. 床上运动

(1)体位准备:被照护者取仰卧位或坐位。

(2)上肢运动康复。

1)肩关节活动

a. Bobath 握手(图 7-1):指导被照护者双手十指交叉相握,双手掌心对称性贴在一起,患侧拇指置于健侧拇指之上。

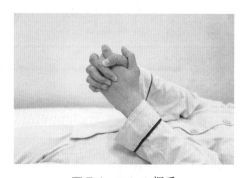

图 7-1 Bobath 握手

b. 上臂抬举(图 7-2)：在 Bobath 握手的基础上上臂充分向前伸，肩胛骨前伸，健侧上肢带动患侧上肢上举过肩至头顶上方，再缓慢放下。重复此动作10~30 次或被照护者不能耐受即止。过程中肩关节应在无痛范围内充分运动。注意保持肘部伸直，照护者可协助固定肘部。训练过程中注意保障被照护者安全，避免手部的磕碰。

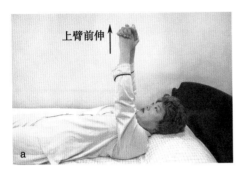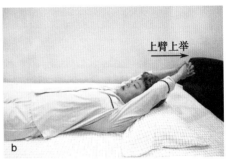

图 7-2　上臂抬举
a. 上臂前伸；b. 上臂上举

c. 上肢外展：照护者一手抓握被照护者手掌，一手抓握其手腕，缓慢将上肢向头部方向抬起至垂直床面，再协助其做外展。注意过程中应观察被照护者的疼痛反应，确保全范围内充分运动。

2）肘关节活动

a. 肘关节屈曲、伸展(图 7-3)：照护者一手握住被照护者肘部，一手握住其前臂，缓慢进行屈伸运动。

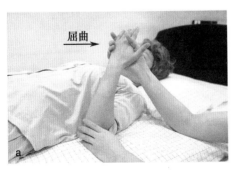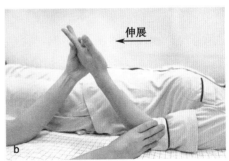

图 7-3　肘关节屈曲、伸展
a. 肘关节屈曲；b. 肘关节伸展

b. 前臂旋前、旋后(图 7-4)：被照护者前臂处于屈肘位，协助其前臂向内旋转(旋前)和向外旋转(旋后)。

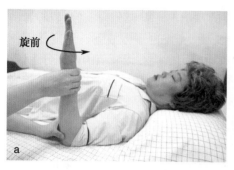
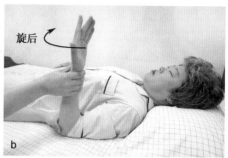

图 7-4　前臂旋前、旋后

a. 前臂旋前；b. 前臂旋后

3）腕关节活动（图 7-5）：照护者一手固定被照护者前臂，另一只手抓握其手掌向手心方向屈曲（腕掌屈），再向手背方向屈曲（腕背屈），交替进行数次。注意保持被照护者的前臂处于垂直抬起状态。

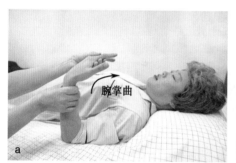
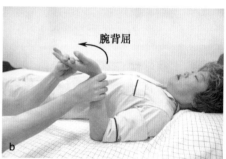

图 7-5　腕关节活动

a. 腕掌屈；b. 腕背屈

4）指关节活动（图 7-6）：照护者一手固定被照护者手掌，另一只手抓握其手指向手背伸展，可以单个手指依次活动，也可四个手指一起活动。

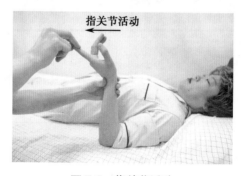

图 7-6　指关节活动

(3) 下肢运动康复

1) 桥式运动：有利于训练被照护者下肢的负重以及脊柱和髋关节的稳定性。其包括双桥运动、单桥运动和动态桥式运动，可根据被照护者的肢体运动障碍程度选择合适的方式。

①双桥运动(图 7-7)：照护者指导被照护者双上肢伸展撑于床面，双下肢屈曲，足踏床，缓慢抬起臀部，维持一段时间后慢慢放下。

②单桥运动(图 7-8)：被照护者在完成双桥运动的前提下，指导其伸展健腿并悬空，患腿屈曲支撑与床面完成屈膝、伸髋、抬臀动作。

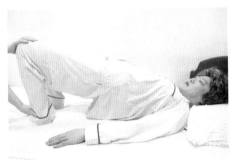

图 7-7 双桥运动　　　　　图 7-8 单桥运动

③动态桥式运动(图 7-9)：照护者指导被照护者保持双桥动作，健腿保持不动，患腿做交替的幅度较小的内收和外展动作，并指导其学会控制动作的幅度和速度，然后患腿保持中立位，健腿做内收外展动作，两侧下肢交替运动。

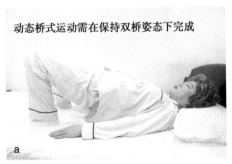
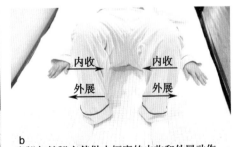

图 7-9 动态桥式运动
a. 保持双桥动作　b. 双腿交替做内收外展

2) 下肢关节的活动

a. 髋关节、膝关节运动(图 7-10)：①照护者一手扶住被照护者膝部，一手握住足底,指导其边屈膝屈髋边将足部向上抬起。②照护者用相同手法指导其保持膝关节伸展,向上抬起下肢。

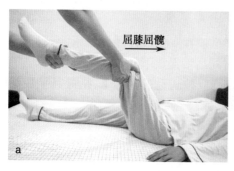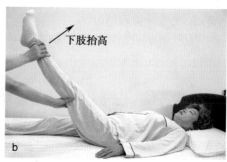

图 7-10　髋关节、膝关节运动
a. 屈膝屈髋;b. 上抬下肢

b. 踝背屈运动(图 7-11):照护者握住被照护者踝部,足保持立位下,自足跟向后、向下加压,另一只手抬起脚掌前部使之背屈并要求被照护者主动保持该姿势。

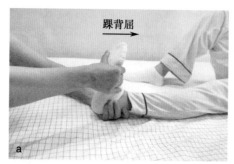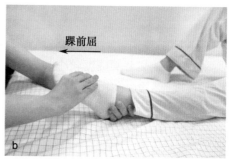

图 7-11　踝背屈运动
a. 踝背屈;b. 踝前屈

c. 足趾运动(图 7-12):照护者用双手将被照护者的脚趾向足背弯曲,然后再用一只手固定足部,另一只手握住脚趾将其向足底弯曲。

2. 平衡训练　应由易到难,从稳定的体位逐步至不稳定的体位,从静态到动态平衡,逐步缩小支撑面和提高身体重心,在稳定的前提下逐步增加头颈和躯干运动及从各个方向推动被照护者的动态训练,从睁眼到闭眼训练。

(1)坐起训练(图 7-13):照护者指导被照护者将健腿插入患腿下,用健腿将患腿移至床边外,患膝自然屈曲,被照护者头向上抬起,躯干向患侧旋转,健

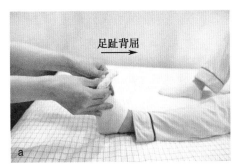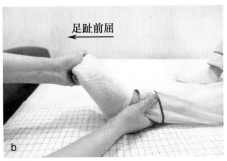

图 7-12 足趾运动
a. 足趾背屈；b. 足趾前屈

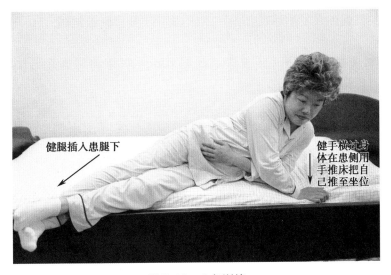

图 7-13 坐起训练

手横过身体，在患侧用手推床把自己推至坐位，同时摆动健腿下床。必要时照护者可一手放在被照护者健侧肩部，一手放于其臀部协助其完成。禁止牵拉患肩。

（2）坐位平衡训练：指导被照护者无支撑坐于床边，髋、膝、踝关节都呈屈曲 90°，双足平放地面与肩同宽，尽量保持身体平衡。如果被照护者容易向患侧倾倒，则照护者可并排坐于被照护者患侧，给予姿势的调整和安全保护。

（3）站立位平衡训练：照护者引导被照护者在站立位下进行前后左右调整姿势，逐步达到立位静态平衡。之后指导其下肢双足分开，与肩同宽，将身体重心向左右移动转移，然后回到中立位，同样方法训练前后移动转移，过程中注意保持躯干的直立。然后指导其患侧下肢负重让患者用健腿向前迈一步，然后回到中立位,再向后退一步,再回到中立位。逐步增加训练难度:①分别向前、向侧、向下伸手去抓抛来的球。②向前迈一步去抓球或从地上拾起不同的物体。③用健腿或患腿向不同方向迈步以及跨过物体等。

3. 步行训练　被照护者达到自动态站立平衡,患侧肢体负重达体重的50%以上便可进行步行训练。步行训练不宜过早,训练量要适宜,以免过度训练导致膝反张、足内翻等。

(1)照护者应站在被照护者患侧的侧后方进行保护。

(2)被照护者患腿向前迈步时,躯干伸直,重心移至健腿,膝关节轻度屈曲。照护者应扶住其骨盆,帮助其患侧骨盆向前下方运动,防止患腿在迈步时外旋。

(3)被照护者健腿迈步时,照护者一手应放置于被照护者患腿膝部,防止膝关节突然屈曲及发生膝反张,另一手则放置于其患侧骨盆部,以防止发生骨盆后缩。

(4)被照护者健腿开始只迈至与患腿平齐位,随着患腿负重能力提高,可适当超过患腿。

(四) 注意事项

1. 照护者应全面评估被照护者的功能障碍程度,有针对性地选择适合被照护者的康复方案,鼓励被照护者主动参与。

2. 注意康复时间宜选择在两餐之间,不应在进餐后立即进行。

3. 康复强度应适中,每个动作重复 5~10 次,或依据被照护者的反应和耐受能力动态调整。

4. 照护者在康复训练过程中应动作轻柔、平稳,避免牵拉肢体造成损伤,并遵循节力原则。

5. 要注意给被照护者提供合适的鞋袜、衣裤,避免与人攀谈时因注意力不集中导致跌倒的发生。

加 油 站

推 拿 疗 法

推拿又称"按摩""按跷",属于中医外治法,是通过各种手法作用于人体,以调节机体的生理、病理状况,达到防治疾病的效果。它一方面可以在局部产生直接的生物效应,另一方面通过经络气血的调节作用以及循环系统、神经反射、体液调节等不同环节上的介导间接调整作用而影响整体,从而达到防治疾病的目的。它的基本作用是调理脏腑、疏通经络、调和气血、舒筋活血、理筋整复和防病保健。

1. 推拿疗法的治疗作用

(1)调节神经功能:强而快的推拿能使神经肌肉的兴奋性增强,轻而缓的推拿能抑制神经肌肉的兴奋性。

(2)改善血液和淋巴循环:推拿能够促进局部毛细血管扩张,血管通透性增加,使病变部位的血液和淋巴循环改善,加速水肿和病变产物的吸收和消散。

(3)促进组织修复:在组织创伤后期,推拿能促进坏死组织的吸收。

(4)纠正异常的解剖位置:推拿可以使骨、关节、肌肉、肌腱、韧带等组织损伤后的异常解剖位置得以纠正。

(5)改善关节活动度:推拿可以松解粘连,防止关节挛缩、僵硬。

(6)心理效应:推拿可以放松患者的紧张情绪,减轻或消除疾病带给患者的心理影响。

2. 推拿手法

(1)推拿手法的基本要求:持久、有力、均匀、柔和。

(2)推拿手法的种类:一般归纳为摆动类、摩擦类、振动类、挤压类、叩击类和运动关节类六类手法。各类手法可单独使用也可组成多种复式手法,还可借助推拿介质使用。

摆动类手法:一指禅推法、揉法。

摩擦类手法:摩法、擦法、推法、搓法、抹法。

振动类手法:抖法、振法。

挤压类手法:按法、点法、拿法。

叩击类手法:叩法、拍法。

运动关节手法:摇法、背法、拔伸法、扳法。

3. 禁忌证　有严重出血倾向的患者,妊娠妇女的腹部、腰骶部,有严重心血管疾病的患者,有严重骨质疏松或合并骨折的患者禁用推拿疗法治疗。

划　重　点

早期肢体功能康复可以最大程度地减少残疾对正常生活的影响。但要注意训练的循序渐进,从早期床上运动开始逐步协助被照护者完成平衡和步行的训练。训练前要做好全面的评估,制订个体化的康复方案。通过被动运动维持关节的活动度,通过主动运动逐步增强肌力和躯体控制力,最终达到提高肢体活动能力和日常生活活动能力,预防跌倒等意外的发生。

试 试 手

思考题

1. 如何为本案例中的张爷爷开展床上运动,维持关节活动度?
2. 如何开展平衡及步行训练?

第四单元
认知功能康复照护

小 案 例

罗奶奶，63岁，诊断为脑梗死恢复期，经对症治疗后病情稳定。出院后意识清楚，左侧肢体肌力4级，存在短期记忆力、注意力减退、不能正确使用工具、有时会注意不到自己患侧的物体等表现，日常生活需要人照护。作为患者家属，该如何对罗奶奶进行认知功能康复照护呢？

一、居家照护面临的问题及潜在风险

被照护者存在记忆力、注意力、感知力等方面的认知功能障碍，还存在单侧空间忽略，导致被照护者日常生活活动需要他人协助和照护，同时增加了发生走失和外伤等风险。

二、居家照护应掌握的技能

1. 照护者通过评估被照护者认知障碍影响的方面及严重程度有针对性地开展认知功能的康复护养，帮助被照护者提高记忆力、注意力和感知力等功能，并开展单侧空间忽略的康复护养。

2. 在日常生活活动中满足被照护者的需求，通过环境改造、安全保护等手段预防不良事件的发生。

跟 我 学

一、认知功能康复照护基本知识

认知是大脑接收处理外界信息能动地认识世界的过程。人的认知功能涉及记忆、注意、语言、推理、执行、计算、定向、思维等多种区域。认知障碍就是指

167

上述区域中的一项或多项功能受损。而脑血管疾病患者常因血管病变而造成血管性认知障碍,它是指由血管危险因素,包括血管病变如动脉粥样硬化、脑淀粉样血管病、既往卒中事件、卒中危险因素如高血压、糖尿病、高脂血症等,导致和/或血管因素相关的认知功能损害,包括从轻度认知功能损害到痴呆的整个过程。血管性认知障碍的发生受年龄、教育水平、卒中类型、病变部位、病灶特点及卒中次数等因素影响,一旦发生可以不同程度影响被照护者的社会功能和生活质量,给被照护者及家庭、社会都会带来沉重的负担,应予以重视并积极干预。

二、认知功能康复照护基本原则

1. 根据被照护者认知障碍的特点,实施有针对性的训练。
2. 训练应由易到难,循序渐进。
3. 在康复照护过程中要注意环境安静,避免干扰。
4. 康复过程要尽可能接近正常生活或居家环境。

三、认知功能康复照护方法

(一)认知功能康复照护前评估

1. 评估被照护者的整体状态,意识水平、配合程度。

2. 简易精神状态检查(mini mental state examination,MMSE)　本方法简单易行使用比较广泛,可以快速检查被照护者的智力水平,还是痴呆筛查的首选量表。量表共 30 题,每题 1 分,总分 30 分,具体内容如表 7-5。通过评估可以了解被照护者认知受损的区域和程度,有助于照护者制订科学、系统、有针对性的认知康复方案。

表 7-5　简易精神状态检查表(MMSE)

项目		积分				
定向力 (10分)	1. 今年是哪一年?				1	0
	现在是什么季节?				1	0
	现在是几月份?				1	0
	今天是几号?				1	0
	今天是星期几?				1	0
	2. 你住在那个省?				1	0
	你住在那个县(区)?				1	0
	你住在那个乡(街道)?				1	0
	咱们现在在那个医院?				1	0
	咱们现在在第几层楼?				1	0

续表

项目		积分					
记忆力 (3分)	3. 告诉你三种东西,我说完后,请你重复一遍并记住, 待会还会问你(各1分,共3分)			3	2	1	0
注意力和 计算力 (5分)	4. 100-7= ? 连续减5次(93、86、79、72、65。各1分,共5分。若错 了,但下一个答案正确,只记一次错误)	5	4	3	2	1	0
回忆能力 (3分)	5. 现在请你说出我刚才告诉你让你记住的那些东 西?			3	2	1	0
语言能力 (9分)	6. 命名能力 　　出示手表,问这个是什么东西? 　　出示钢笔,问这个是什么东西?					1	0
						1	0
	7. 复述能力 我现在说一句话,请跟我清楚地重复一遍(四十四只石 狮子)。					1	0
	8. 阅读能力 (闭上你的眼睛)请你念念这句话,并按上面意思去做。					1	0
	9. 三步命令 我给您一张纸请您按我说的去做,现在开始:"用右手 拿着这张纸,用两只手将它对折起来,放在您的左腿 上"。(每个动作1分,共3分)			3	2	1	0
	10. 书写能力要求受试者自己写一句完整的句子。					1	0
	11. 结构能力 (出示图案)请受试者照上面的图案画下来。					1	0

3. 操作说明

(1)定向力(最高10分):首先询问日期之后再针对性地依次询问其他部分,每答对一题得一分。

(2)记忆力(最高3分):告诉受试者将问几个问题来检查他/她的记忆力,然后清楚、缓慢地说出三个相互无关的东西的名称(如皮球、国旗、树木,大约1秒钟说一个),并要求受试者重复(答对1个得1分)。如果重复5次仍未记住所有的名称,此项不得分并请跳过第4部分"回忆能力"检查。

(3)注意力和计算力(最高5分):要求受试者从100开始,依次减7,一直减5次(即93、86、79、72、65)。每答对1个得1分,如果上一次错了,但下一个答案是对的,也得1分。

(4)回忆能力(最高3分):让受试者重复"记忆力"检查中提及的三个东西

的名称,每重复正确 1 个得 1 分。

(5)语言能力(最高 9 分)

1)命名能力(0~2 分):拿出手表、铅笔要求他们说出这是什么。

2)复述能力(0~1 分):要求被测试者注意你说的"四十四只石狮子"并重复,只允许重复一次。只有正确、咬字清楚的才记 1 分。

(6)三步命令(0~3 分):给被测试者一张纸,要求对方按你的命令去做,注意不要重复或示范。只有按正确顺序做的动作才算正确,每个正确动作计 1 分。

(7)阅读能力(0~1 分):拿出一张"闭上您的眼睛"的卡片给受试者看,要求受试者读并按要求去做,只有受试者确实闭上眼睛才能得分。

(8)书写能力(0~1 分):给受试者一张纸,让其写出一句完整的有主谓宾的句子。注意不能给予提示,语法和标点的错误可以忽略。

(9)结构能力(0~1 分):在一张纸上画有交叉的两个五边形,要求被受试者临摹。评分标准:五边形需要画出 5 个清楚的角和 5 条边,同时两个五边形交叉处形成菱形。线条的抖动和图形的旋转可以忽略。

(10)判定标准

1)认知功能障碍:最高得分为 30 分,分数在 27~30 分为正常,分数<27 分为认知功能障碍。

2)痴呆划分标准:文盲 ≤17 分,小学程度 ≤20 分,中学程度(包括中专)≤22 分,大学程度(包括大专)≤23 分。

3)痴呆严重程度分级:轻度 MMSE ≥21 分;中度 MMSE 为 10~20 分;重度 MMSE ≤9 分。

(二) 认知功能康复照护前准备

1. 环境的准备　安静、独立的房间,减少物品的摆设,避免被照护者分心或影响注意力。

2. 物品的准备

(1)记忆力训练:照片、物品图卡、常用生活用品(笔、钥匙)等。

(2)注意力训练:纸、笔、秒表、杯子、弹球等。

(3)感知力训练:照片、衣服、家电工具图片等。

(4)单侧空间忽略训练:纸、笔、眼罩、闹钟等。

(三) 认知功能康复照护技巧

1. 记忆力训练

(1)陪被照护者一起看老照片、回忆往事,或者鼓励其讲述自己的故事,帮助维持远期记忆。

(2)引导患者将图片、词组或者实物进行归类,然后回忆如何归的类或收纳的位置等,提高其逻辑推理能力。

（3）训练被照护者记数字，或询问日期、记忆电话号码，回忆之前出示的钢笔、眼镜、钥匙等物品名称等方法，提高其瞬间记忆能力。

（4）向被照护者出示日常用品，如钢笔、眼镜、钥匙等，5分钟后让患者回忆之前所出示的物品名称，或引导其记忆一段信息，如交代什么时间去做什么事情，然后按一定间隔复述信息，反复进行并逐渐延长间隔时间，训练其延迟记忆能力。

2. 注意力训练

（1）删除游戏：在纸上写一行大写的拼音字母，如 XING、HUA、TIAN，让被照护者删除指定的字母，如 A，同时读出声，成功之后可以改变字母的顺序再删除指定的字母，反复多次训练无误后可以增加难度，如增加字母的数量等。

（2）时间感训练：被照护者按照护者的口令启动秒表，并于10秒时按停止键，多次训练无误后，可增加难度，嘱其不用看表，用心计算时间，同时照护者可以和被照护者交谈，但要求其尽量做到不因交谈而分散注意力来增加其时间感。依据被照护者的康复情况可以逐步延长测试时间。

（3）猜测游戏：照护者准备1个弹球和2个透明的杯子，在被照护者的注视下随机将1个透明的杯子扣在一个弹球上，让其指出有球的杯子，通过反复练习无误后可将透明杯子换成不透明的杯子，或者增加杯子的个数来增加难度。

3. 感知力训练

（1）工具的使用：照护者将使用率比较高的家电图片从一些图片中找出，摆在桌子上引导被照护者自己挑出目标物，比如让其找出"微波炉"，并询问其是否认识是什么电器，是做什么用的，是否现在会用，具体怎么来用等一系列问题，让被照护者自己描述微波炉的使用方法和安全注意事项，在描述过程中要注意发现是否有错误和疏漏，因为这些疏漏都有可能导致安全问题。

（2）指导穿衣：照护者通过发散想象力的方法指导被照护者穿衣，例如指导被照护者将衣服的领口、袖口看成有三个"山洞"，指导其把头钻进最大的洞里，两个胳膊再分别进入到两边的洞里，在训练的过程中尽量只用语言引导，鼓励被照护者独立完成，并给予信心。

（3）认人训练：照护者展示给被照护者家人或需要认识的人的照片。

4. 单侧空间忽略康复　单侧空间忽略是一种单侧空间失认。通常表现为会忽略患侧的东西，把东西放在其患侧被照护者会不知道，甚至连患侧的肢体都会失认。

（1）Bobath 技术：被照护者双手十指交叉相握，双手掌心对称性贴在一起，患侧拇指置于健侧拇指之上。用健侧的肢体带动患侧的肢体运动，可以刺激感知患侧肢体的存在。

（2）注意力训练：要注意床位的设计，被照护者患侧应在床的外侧，便于照护者多给予患侧的刺激,站在患侧与被照护者交谈,做所有操作都站在患侧。

(3)健侧眼部遮蔽:照护者可以将被照护者健侧的眼部用眼罩遮蔽住,以提高被照护者对于患侧物体的注意水平。

(4)暗示:被照护者做阅读练习时将患侧的文字用彩色线条标出或由照护者用手指指出。做书写练习时给予运动暗示,在桌面或膝盖上间歇移动患手。

(5)躯干旋转训练:可以在开展肢体康复的过程中加入躯干向患侧旋转的训练。

(6)改变环境:要注意将日用品或电视机等物品尽量放置在被照护者的患侧。

(7)警觉刺激:用蜂鸣器、闹钟等,5~20秒在患侧响一次,以提醒将注意力放在患侧,也可提高全身警觉。

(8)日常生活活动能力训练

1)保证正确坐姿,纠正躯干向患侧或向后倾斜,防止摔倒。

2)卧位时保持正确的肢体位置,让被照护者向健侧翻身,鼓励其多用患侧上肢或下肢向前探,若不能独立完成,可让其用健侧帮助。

3)利用镜子进行床边坐位、站立、转移、驱动轮椅以及步行、穿衣、修饰(如洗脸、刮胡子)等练习。

4)转移、驱动轮椅时向患侧倾斜者避免意外的发生。

5)做起立、步行训练时,使用腰带纠正姿势。

6)进食时,可按钟表方位摆放餐具,提醒注意被遗漏方位的菜品,将被照护者喜欢的饭菜放置在容易被忽略的方位,刺激其注意。

(四) 注意事项

1. 训练过程中要注意观察被照护者的反应,要及时给予反馈。

2. 训练由易到难,时间维持在20~30分钟,根据被照护者可耐受的程度进行动态调整。

3. 照护者要对被照护者表现出充分的耐心,切勿催促、指责被照护者的错误。

4. 合理应用辅助器具,将训练的内容与日常实际生活相结合。

5. 安全提示

(1)预防跌倒:①家具尽量简洁,减少杂物和尖锐的转角。②地面使用防滑材料,地上有水时及时擦干。活动区域避免台阶,避免铺小块地毯,防止绊倒。③建议在马桶旁和洗浴设备旁安装扶手,在卧室、过道和卫生间安装感应式夜灯。

(2)预防走失:①选择患者不易打开的门锁,利用布帘、画面等隐藏出口。②应用现代电子产品,如门窗感应装置、远程报警系统、电子定位装置等。③与邻居及社区相关人员通报病情,以获取及时帮助。

(3)管理好危险物品:①将有毒、有害、锐利或易碎的物品锁好,如药物、刀具、剪刀、玻璃器皿、清洁剂、过期食物、筷子、牙刷。②安装煤气、电源安全和报警装置,建议平时将煤气或天然气的阀门关闭,收好厨房中的调味品,避免被照护者误食。③关闭小家电的电源,如烤箱、微波炉、电热水壶,调低热水器的加热温度。④对于重症认知障碍者,注意移除房间内的镜子,以免产生过激行为后误伤自己。

加　油　站

失认症的识别与处理

失认症,根据感觉方式的不同,一般可分为触觉性失认症、视觉性失认症、听觉性失认症和体象病觉缺失症。表现各有不同,具体如下。

1. 触觉性失认症　主要对实体感觉缺失。被照护者触觉、温度觉、本体感觉等基本存在,但闭目后不能凭触觉辨别物品,摸到了东西也不知道是什么。

2. 视觉性失认症　视觉性失认是指不能识别通过视觉给予刺激的意义,被照护者能看见东西或影像,但是不能理解其意义,并不知道是什么。

(1)物体失认:不能认识所看到的普通物品,如帽子、书籍、围巾等。

(2)相貌失认:不能认出熟悉的人(包括爱人、儿女、父母等最亲近的人),对相貌不认识。

(3)同时失认:又名综合失认症。表现为能认识事物的局部,但不能识别事物的全貌。比如能够看到一幅画上两个人正在进行棒球练习,却不能说出两个人谁投给谁球。

(4)色彩失认:不能识别颜色的名称及区别。

(5)视空间失认症:不能识别物体在空间的位置以及物体之间的空间位置关系。

3. 听觉失认症　听力没有问题,可以听到各种声音,但是不能识别各种声音的种类,也不知道此类声音是什么意义。例如闭目后不能识别闹钟的声音、动物的鸣叫声等。

4. 体象病觉缺失症　包括病觉失认症、自身感觉失认症和格斯特曼综合征。

(1)病觉失认症:又称 Anoton-Babinskin 综合征,表现为对自身病情缺乏自知,否认躯体疾病的事实,例如否认面瘫或失明的存在等。不能认识到自身的疾病状态。

（2）自身感觉失认症：典型表现是否认其患侧身体的存在，别人将其患侧上肢给他看时他会否认是属于自己的。

（3）格斯特曼综合征（gerstmann syndrome）：又名两侧性身体失认症，比如手指失认症、左右定向失认症、失算症、失写症等表现。

划 重 点

认知障碍是脑血管疾病常见的功能损伤，会导致被照护者各方面的能力随之下降，而最终不能独立完成日常生活活动，不但严重影响其生存质量而且可能提高跌倒、走失、外伤等不良事件的发生。早期通过评估开展科学的认知康复，有助于改善认知功能或延缓功能衰退，改善被照护者的生活自理程度，提高生活质量。而开展认知康复应有针对性，根据被照护者的问题选择相应的训练内容，如记忆力、注意力、感知力等。同时要注意安全方面的保护，必要时进行环境的改造，以减少不良事件的发生。

试 试 手

思考题

1. 如何为本案例中的罗奶奶开展有针对性的认知康复护养？
2. 在为罗奶奶康复锻炼中，如何预防发生不良事件，保证护养安全？

第八章
并发症预防与照护

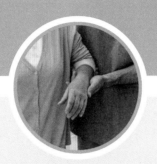

　　脑血管疾病被照护者因肢体偏瘫、吞咽功能障碍、咳嗽咳痰能力减弱,常合并有压力性损伤、营养不良、误吸等并发症的发生,如何正确实施居家护理,预防并发症的发生是尤为重要的话题。

　　本章主要针对脑血管疾病被照护者居家照护中常见的并发症进行基本的介绍,重点讲解常见并发症的识别、预防措施,旨在通过正确的居家照护方法提高被照护者的生存质量,减轻被照护者的家庭负担。

第一单元
压力性损伤的预防与照护

小 案 例

张奶奶,70岁,因左侧肢体活动不灵、吐词不清以脑梗死收入院,经过在院期间的充分治疗后,回家后仍需要卧床,无法自主进行活动。某日,张奶奶的女儿在为其翻身时,发现她臀部有一处皮肤持续发红,温度高于其他皮肤,张奶奶皮肤为什么会出现发红呢?

一、居家照护面临的问题及潜在风险

被照护者偏瘫卧床后,无法自如活动,只能依靠照护者摆放体位,偏瘫侧肢体感觉减弱、血液循环下降,局部皮肤持续受压后容易发生压力性损伤,加之营养不良,局部尿液、粪便的刺激,血糖波动会进一步阻碍伤口愈合,引发感染,严重影响被照护者的生活质量。

二、居家照护应掌握的技能

1. 正确识别早期压力性损伤的表现。
2. 掌握脑血管疾病被照护者压力性损伤的预防措施。

跟 我 学

一、压力性损伤基本知识

压力性损伤是指由压力或压力联合剪切力导致的皮肤和/或皮下组织的局部损伤,通常位于骨隆突处,但也可能与医疗器械或其他物体有关,过去也称之为"压疮""褥疮",是老年人以及昏迷、瘫痪等生活不能自理被照护者常见的并发症。其发生部位因被照护者卧位受压部位不同而不同(图8-1),仰卧

位好发于枕骨粗隆、肩胛部、肘、脊椎体隆突处、骶尾部、足跟；侧卧位好发于耳部、肩峰、肘、肋骨、髋部、膝关节内外侧、踝部外侧；俯卧位好发于耳部、脸部、肩部、女性乳房、男性生殖器、髂嵴、膝部、脚趾。

　　按照其严重程度(图 8-2),可分为 1 期、2 期、3 期、4 期、不可分期、可疑深部组织。脑血管疾病被照护者的居家照护者应掌握压力性损伤的基本知识,正确掌握预防方法,一旦发生 1 期损伤时,能够正确识别,早期处理,预防进一步进展。

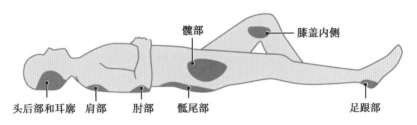

图 8-1　压力性损伤常见好发部位

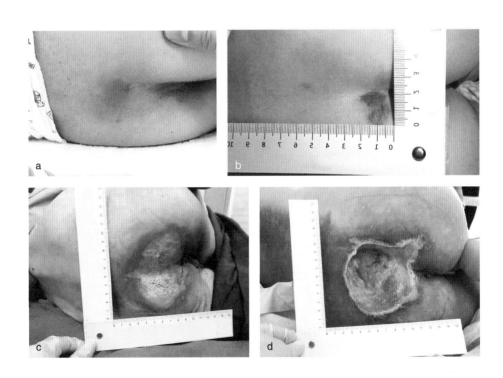

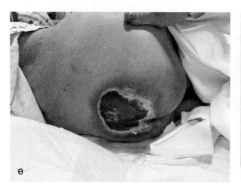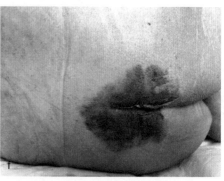

图 8-2　不同压力性损伤分期时被照护者的皮肤表现
a. 1 期；b. 2 期；c. 3 期；d. 4 期；e. 不可分期；f. 可疑深部组织

二、压力性损伤预防基本原则

脑血管疾病被照护者居家照护时，预防压力性损伤应遵循"五勤"原则，具体如下。

1. **勤观察原则**　照护者每次在为被照护者翻身、摆放体位时，都应仔细观察受压部位皮肤有无发红、皮温增高等表现，受压部位皮肤有无尿液、粪便等刺激。

2. **勤翻身原则**　偏瘫卧床的被照护者应定时翻身，减少局部组织受压时间，改善局部血液循环。

3. **勤擦洗原则**　当被照护者出汗较多，局部皮肤被尿液、粪便、分泌物污染时，应及时清洁，减少对皮肤的刺激，增加压力性损伤发生的风险。

4. **勤整理原则**　照护者应勤整理床单元，减少床单褶皱，尽量减少床单元杂物摆放，保持清洁、干净，不可因被照护者尿便失禁而直接卧于塑料布等不透气的床单上。

5. **勤更换原则**　当被照护者床单、被罩出现潮湿、破损或污染时，应及时更换。

三、压力性损伤预防的方法

（一）危险因素的识别

老年、身体衰弱、营养不良、水肿、疼痛、使用矫形器械、大小便失禁、发热、服用镇静安眠药物、意识障碍、骨折的被照护者均为压力性损伤的高危人群，因皮肤理化性质遭到改变、皮肤组成成分的改变及持续的压力、剪切力的存在，促进或加重了压力性损伤的发生，作为居家照护者，应高度警惕以上因素的存在，做好预防措施。

（二）皮肤评估

1. 部位　根据被照护者卧位时,受压部位的不同进行有针对性的评估,仰卧位时重点评估骶尾部、足跟部,侧卧位时重点评估耳部、髋部。

2. 颜色　为被照护者变换体位时,观察受压部位皮肤颜色,皮肤的早期改变为白红斑,其特征是红斑变化强烈,从粉红色变为亮红色,用手指压迫时变白,放开手指后迅速再现红斑,红色区域常伴有皮肤的轻微水肿及疼痛。色斑体现出局部血液循环状态,颜色越重代表局部皮肤发生瘀血、循环障碍的程度越高,严重时可由黑红色变为青紫色,用手指压迫时无颜色、皮温改变,局部形成硬结。

3. 表皮　观察受压部位皮肤表面有无破裂、水疱、鳞屑、糜烂、结痂,一旦发生皮肤黏膜完整性受损时,照护者应尤为警惕,如有进展,应及时到医院就诊。

（三）压力性损伤预防与照护技巧

1. 体位的安置与变换

(1)若被照护者无禁忌证,侧卧位时应尽量选择30°侧卧位,增加局部支撑面积,减少骨隆突处压力,除非病情需要,应避免长时间抬高床头超过30°、半坐卧位和90°侧卧位。长期卧床的被照护者可以在较软的椅子或轮椅上就座,但时间不宜过长。

(2)翻身的频率根据被照护者的活动水平、灵活性和独立变换体位的能力而定,若完全丧失活动能力,照护者应每2~4小时为被照护者变换体位,以免长时间受压导致压力性损伤的发生。

(3)重点关注体位变换后足跟部、骶尾部皮肤情况,对于有高危因素的被照护者,应在足跟部垫软枕、泡沫垫悬空足跟。

(4)协助被照护者进行体位变换和移动被照护者时,应抬起被照护者身体,尽量减少拖、拉、拽的动作,减少皮肤与床单元的摩擦力。

2. 选择合适的支撑面　应用有效的支撑面可以降低压疮的发生率,使用支撑面仍然需要定时更换体位及定期评估皮肤情况。

(1)长期卧床、使用椅子或轮椅的被照护者建议选择合适的支撑面来减少皮肤局部压力。

(2)居家照护者可选用医用羊皮垫、充气式气垫床、泡沫床垫、荞麦皮床垫等放于被照护者身下,以减少皮肤压力。

(3)不具备以上条件的,照护者可购买软枕放置于被照护者骨隆突处,以减轻局部压力,但同时需要注意定期评估软枕的弹性。不建议使用环形或圈垫装置、充水手套、非医用的合成羊皮垫,以上物品虽能减轻骨隆突处压力,但却增加了其他部位的压力,妨碍了汗液的蒸发继而加重皮肤刺激,尤其不适用于水肿和肥胖的被照护者,需要照护者特别注意。

3. 皮肤护理

(1)尿、便失禁的被照护者应及时清洁皮肤,可选用中性皮肤护理液或温水进行清洁,避免选用肥皂、消毒液,以免改变皮肤局部 pH 值,破坏皮肤保护屏障。皮肤敏感的被照护者可选用皮肤保护剂预防皮肤浸渍。

(2)高危人群可在医疗器械商店购买多层软硅胶泡沫敷料、水胶体敷料及透明膜敷料,贴于被照护者受压部位的皮肤上,起到预防的作用。

4. 改善被照护者营养状况,控制血糖　脑血管疾病被照护者的营养状况不仅对于机体免疫力、疾病恢复能力至关重要,也是压力性损伤发生的独立危险因素。因此,居家照护者应依据被照护者的体重(公斤)计算所需能量,少量多餐,蛋白、脂肪、碳水化合物配比合理,减少血糖波动,增加被照护者的抵抗力,具体内容详见第三章第一单元"进食照护"。

5. 常见误区　不建议对受压部位皮肤进行按摩、用热水或乙醇擦拭、涂擦油膏、冰敷、频繁过度清洁皮肤,以免增加剪切力,损伤皮下组织,堵塞皮肤毛孔影响皮肤排泄功能,改变皮肤微环境,造成微血管扩张。软组织受压变红是正常的保护性反应,是因为局部皮肤氧供应不足而引起的充血,解除压力30~40 分钟后褪色不会形成压力性损伤,而此时按摩会使局部血流量下降,使机体保护性反应得不到有效发挥。

(四)注意事项

1. 照护者需要掌握压力性损伤的"五勤"原则,保持被照护者床单元整洁,减少尿、便等刺激,建立皮肤保护屏障。

2. 即便选择了合理的支撑面,也需要定时变换体位,每次变换体位时都应评估受力部位皮肤,做到早发现、早处理。

3. 良好的营养状态是预防压力性损伤的前提与基础,需要引起照护者的重视。

4. 一旦发生 2 期及以上压力性损伤时,应及时寻求医护人员帮助,避免进一步发展增加被照护者的痛苦及照护者的负担。

加　油　站

气垫床通过不同部位的轮流充气与放气,使长期卧床的患者减轻了局部组织的压力。对于轻症患者,应用气垫床,减少翻身的次数,能最大限度地减少对患者休息和睡眠的干扰。对于重症患者,减少了患者的搬动,也减少了脱管等不良事件的发生。气垫床有喷气式和交替式,目前交替式气垫床应用较普遍,交替的波动起到了按摩作用,可以促进血液循环,减轻局部组织的缺血、缺氧,预防压力性损伤的形成。使用时需要等气垫床充气达到适当程度后,上层铺棉质床单,再将患者移至床上。使用过程中,照护者要经常检查气垫床的硬度及充气情况,注意避免尖锐物品刺破气囊。

目前的临床研究显示,适度的充气才能最有效地预防压力性损伤的发生,即根据患者的体重,使气垫床充气到适度水平,在被照护者身体压力下,气垫床轻微凹陷,以身体最低点不到达床垫底部为宜。可调节圆形旋钮调整充气程度,临床工作中常用的充气程度为 80%。研究显示,80% 的充气程度在预防压力性损伤和舒适度方面要好于 100% 的充气程度。使用气垫床后也要定期观察被照护者的皮肤情况,酌情确定翻身间隔。气垫床的消毒应在充气状态下进行,可采用 75% 的酒精擦拭,晾干后备用。

划　重　点

对于脑血管疾病被照护者,压力性损伤预防的意义大于处理,应做到勤观察、勤翻身、勤擦洗、勤整理、勤更换。卧床的被照护者需要保证充足的营养和平稳的血糖,选用气垫床、医用羊皮垫、软枕等工具,每 2~4 小时翻身,每次翻身前评估受压部位皮肤有无发红、皮温增高、肿胀、疼痛、水疱的发生,及时清理、清洁被照护者的尿液、粪便,减少局部刺激,必要时选用皮肤保护剂。

试　试　手

思考题

1. 张奶奶压红处皮肤应如何处理?
2. 应如何预防张奶奶其他部位出现压力性损伤?

第二单元
肺部感染的预防与照护

张爷爷,72岁,诊断为脑梗死,经医院治疗后病情稳定。出院后的张爷爷意识清楚,留有胃管,左侧肢体不能抬起,长期卧床。出院一周后体温38.3℃,伴有黄痰。作为照护者,该如何应对这种情况呢?

一、居家照护面临的问题及潜在风险

被照护者意识清楚,长期卧床,存在吞咽功能障碍、咳痰无力,容易发生肺部感染。照护者对被照护者进行居家照护时,需要了解被照护者的意识是否清楚、咳痰是否有力、有无发热以及采用何种方法促进被照护者痰液的排出,减少肺部感染的发生。

二、居家照护应掌握的技能

1. 了解被照护者肺部感染的表现。
2. 熟悉脑血管疾病被照护者肺部感染预防与照护的原则。
3. 掌握拍背、吸痰的方法及注意事项。

跟 我 学

一、肺部感染的预防与照护基本知识

肺部感染常见表现包括发热、咳嗽、咳痰,或原有的呼吸道症状加重,并出现黏稠的痰或痰中带血。脑血管疾病被照护者存在不同程度的意识障碍,咳嗽反射、吞咽功能消失或减弱,不能有效排出气管内的分泌物,容易发生肺部感染。肺部感染的预防与照护是指照护者正确评估被照护者的意识状态、咳痰能力、痰液等情况,制订科学合理的照护计划,使用正确的呼吸功能锻炼及排痰方法,防止痰液淤积、促进痰液排出、维持呼吸道通畅、减少并发症发生,有效控制肺部感染,减少肺部感染致死的可能性,以促进被照护者尽快康复,从而提高被照护者的生活质量。

二、肺部感染的预防与照护基本原则

1. 环境适宜　保持环境清洁及空气新鲜。室内定时通风,每日 2 次,每次 15~30 分钟。保持地面清洁,减少尘埃。保持环境温湿度适宜,温度应为 22~24℃,湿度应为 50%~60%。

2. 保证休息　被照护者发生肺部感染时因身体消耗较大、缺氧、发热等因素,容易导致疲劳,应保证充分休息。

3. 饮食原则　合理的营养支持以增强机体免疫力。给予被照护者高蛋白、高热量、高维生素、易消化的食物。每日足够的饮水量,利于痰液稀释和排出。

4. 清洁原则　口腔清洁、气管切开的护理是预防肺部感染的重要环节。被照护者吞咽功能较差,唾液不能被及时吞下而存留在口腔或咽部,容易导致细菌大量繁殖,误吸入气道或肺部。因此,做好口腔清洁,可以减少肺部感染的发生。部分被照护者带有气管切开套管,应及时清除切口内及周围的分泌物,保持切口周围清洁干燥,预防切口感染。

5. 安全原则　若被照护者的痰液堵塞呼吸道,应立即清除呼吸道内的痰液,保持呼吸道通畅。在吸痰过程中,被照护者极易发生呼吸困难或窒息,或因吸痰管插入较深或反复刺激,严重时可致呼吸、心脏骤停,应立即呼救并给予心肺复苏。

三、肺部感染的预防与照护方法

(一) 肺部感染的评估

1. 发热　成人腋下温度正常范围为 36.5~37.0℃,超出 37.0℃即为发热。体温不断上升时可表现为皮肤苍白、畏寒、无汗、疲乏无力,严重者伴有寒战;持续高于正常体温时可表现为皮肤灼热、颜面潮红、口唇干燥、呼吸和脉搏加快、全身乏力、食欲缺乏等。

2. 咳嗽、咳痰　突然出现的干咳多是肺部感染的早期表现,较重的干咳常见于气管异物、误吸等。评估痰液的颜色、性质、量、气味和有无肉眼可见的异物等。正常人痰液量少,呈无色或灰白色黏液样。黄绿色脓痰、痰液量增加或痰有恶臭味常为感染的表现。

（二）肺部感染的预防与照护前准备

根据情况协助被照护者取相应体位。进食时,用棉被、枕头垫起上半身保持 30°~ 45°（图 8-3）或坐位,并在进食后保持 30 分钟,防止误吸;拍背、体位引流时取侧卧位,借助重力作用将痰液排出,预防肺部感染。

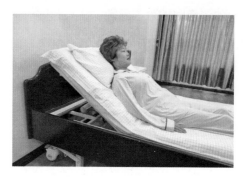

图 8-3　上半身抬高 30°~45°

（三）肺部感染的预防与照护技巧

1. 体温管理　可采用温水擦浴、冰袋等物理降温措施。

（1）温水擦浴:水温常为 32~34℃。擦浴方法详见第二章第二单元"床上擦浴"。腋窝、肘窝、大腿根部、腘窝处可多擦拭片刻,以促进散热;禁擦心前区、腹部、足底;擦浴全程应控制在 20 分钟内;30 分钟后复测体温。

（2）冰袋降温:使用冰袋降温时,避免冰块与被照护者皮肤直接接触,将冰块装入帆布袋内,敲碎成核桃大小,放入脸盆内用冷水冲去冰的棱角,擦干冰袋外壁水迹,放于额头、颈部两侧、腋窝、大腿根部等处;使用时间不超过 30 分钟;注意冰袋禁忌放于被照护者的耳廓、左前胸、腹部、阴囊、足底等处。一旦发现被照护者局部皮肤发红、发紫或有麻木感,应立即停止使用冰袋,防止冻伤。

（3）被照护者大汗时,及时协助擦拭和更换衣服,避免受凉,并适当补充因发热而丢失较多的水分。若体温过高或高烧不退,立即就医,遵医嘱使用退烧药。

2. 拍背技巧　拍背是一种借助叩击所产生的振动和重力作用,使滞留在呼吸道内的分泌物松动,并移行到气管,最后通过咳嗽排出体外。

（1）叩击范围:上,避开肩胛骨;下,避开无肋骨保护的部位;前,避开乳房;后,避开脊柱。

（2）叩击顺序:自下而上、由外向内。

（3）叩击手法:叩击部位垫单层薄布或衣物不宜过厚,以免降低叩击效果,同时防止直接叩击引起皮肤发红;照护者五指弯曲并拢,使掌侧呈杯状(图 8-4),手部放松,迅速而有节律地叩击胸壁,叩击时发出一种空而深的拍击音,则表明叩击手法正确;叩击力度以被照护者不感到疼痛为宜;叩击过程中辅助指导被照护者有效咳嗽方法,促进痰液排出。

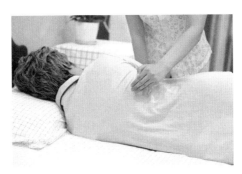

图 8-4　叩击时手部姿势

(4)叩击时间:每分钟 120~180 次,每次 15~20 分钟,2~3 次/天。

(5)拍背宜在餐后 2 小时至餐前 30 分钟进行,避免拍背过程中引发呕吐。

(6)注意观察被照护者的反应,如出现心慌、呼吸困难等不适表现,应立即停止叩击,必要时及时就医。

3. 吸痰技巧　吸痰术是指利用负压作用,用导管经口、鼻腔或人工气道(如气管切开)将痰液吸出,以保持呼吸道通畅的一种方法。当被照护者不能通过咳嗽排出痰液时,可通过吸痰术帮助被照护者保持呼吸道通畅。居家照护常用电动吸引器和手动吸引器吸痰,以下以电动吸引器为例进行说明。

(1)吸痰前准备:尽可能使用较小型号的吸痰管,床旁准备清水,将护理垫铺在被照护者胸前,避免因刺激引起呕吐,污染衣物。打开电动吸引器,负压选择 –400~–300 毫米汞柱,负压过大可损伤呼吸道,负压过小痰液不易吸出。打开吸痰管外包装,取出手套戴好,将吸痰管抽出并盘绕在手中,吸痰管尖端向上,避免污染,将吸痰管根部与负压吸引管连接(图 8-5);试吸清水,确认有负压后开始吸痰。

(2)吸痰手法:吸引口腔,从被照护者口腔的一侧将吸痰管插入 10~15 厘米,进入咽部;吸引鼻腔,在被照护者吸气时顺势将吸痰管插入鼻腔约 15 厘米;吸引气管切开处,将吸痰管经气管切开套管处,迅速并轻轻地沿气管切开套管送入吸痰管。吸痰过程中要做到"轻""空""退""快"

"转""断"。

1)轻:吸痰动作轻柔,轻轻插入,不可反复上下提插。

2)空:进吸痰管时不给负压(见图8-6)。

3)退:吸痰管遇阻力或被照护者咳嗽时略上提出1厘米。

4)快:吸痰动作迅速,每次吸痰时间<15秒。

5)转:边上提边旋转边吸引,防止拉锯式吸引和边插边吸。

6)断:吸痰时间断给负压(见图8-7),防止吸痰管侧孔吸附呼吸道黏膜导致出血。如一次未吸尽,间隔3~5分钟重复吸引,直至吸引干净。若鼻腔、口腔及气管切开处均需要吸痰,应先吸气管切开处,再吸口鼻腔。同时观察被照护者面色,如出现口唇、面部青紫,应立即停止吸痰。

(3)吸痰后将吸痰管盘绕在手中,与吸引管断开,用手套包裹(图8-8)后弃去,将吸引管放入清水中冲洗。观察吸出痰液的量、颜色、性质。如被照护者痰量增多,颜色改变(黄色、绿色)以及出现脓性改变,多提示被照护者出现肺部感染,应及时就医。进行居家吸痰前可先请教专业人员,在专业人员培训指导后,方可自行操作。

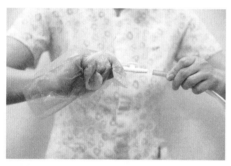

图8-5　吸痰管与负压吸引管连接

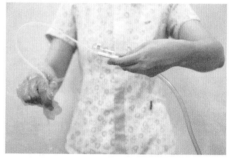

图8-6　未给负压吸痰管状态

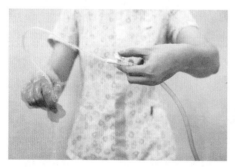

图8-7　给负压吸痰管状态

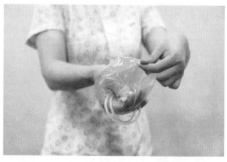

图8-8　手套包裹吸痰管

（四）注意事项

1. 注意体位管理,根据被照护者的实际情况选择合适的体位。

2. 加强口腔护理,尽量减少口鼻腔分泌物内含有的细菌进入气道或肺部。

3. 早期识别肺部感染的表现并及时给予相应措施,如发热、咳嗽、咳痰、胸痛等,若被照护者高热不退、咳嗽咳痰未缓解或加重等,应及时就医。

4. 及时帮助被照护者清除口鼻腔及气道内的痰液,保证被照护者呼吸通畅并随时观察被照护者反应。

5. 遵医嘱应用抗生素或其他止咳化痰类药物,若未缓解或加重,应及时就医。

6. 保证被照护者充足营养,鼓励多饮水。

加　油　站

体位引流的实施

体位引流是利用重力作用促使痰液流入气管、支气管排出体外的方法。引流过程中辅以拍背及有效咳嗽,可提高引流效果。引流前评估被照护者情况,呼吸困难、严重心血管疾病、年老体弱者禁用体位引流。引流体位取决于痰液淤积的部位和被照护者的耐受程度,抬高淤积部位的位置,利于分泌物排出。居家照护时,一般选择侧卧位:痰液淤积于右肺中叶和下叶,选择左侧卧位;淤积于左肺中叶和下叶,选择右侧卧位。应于饭前或饭后 1~2 小时进行,每天 1~3 次,每次 15~20 分钟。引流时观察被照护者反应,若被照护者出现脸色苍白、出冷汗、呼吸困难或感觉疲劳,应停止引流,如未缓解应立即就医。

划　重　点

为预防脑血管疾病被照护者发生肺部感染,照护者要重点评估被照护者意识状态、吞咽功能、体温、痰液的黏稠情况和颜色以及有无咳痰能力等情况。正确识别肺部感染表现;加强体位管理,帮助被照护者上半身抬高 30°~45°、坐位或侧卧位,预防口腔、鼻腔分泌物及胃食管反流误吸,同时借助重力作用,促进痰液排出;监测被照护者体温,若发热及时给予相应措施;掌握拍背、吸痰的方法及注意事项,及时清除呼吸道内的痰液,保持呼吸道通畅,减少肺部感染的发生。若肺部感染症状明显加重,应及时就医。

试 试 手

思考题

1. 照护者应如何帮助张爷爷排出痰液?
2. 张爷爷已出现发热,应如何护理?

第三单元
营养不良的预防与照护

小 案 例

张大爷,66岁,身高172厘米,体重50公斤,诊断为脑梗死,病情好转出院。张大爷意识清楚,生活能部分自理,可坐起,在家属的帮助下能用健侧右手自行经口进食,但只能进食糊状食物,需要家庭自制营养餐。出院后,张大爷明显消瘦,作为家属,该如何对张大爷进行营养不良的预防与照护呢?

一、居家照护面临的问题及潜在风险

被照护者发生营养不良会影响其活动能力、免疫力和认知功能,感染并发症的发生率增加,甚至导致死亡。照护者缺乏科学的营养照护知识,被照护者的营养需求不能得到满足,食物多样性不足引发营养缺乏,直接导致被照护者处于营养不良的状态。因此,照护者要通过对被照护者进行营养不良的评估,正确进行营养不良的预防和及早进行干预照护,通过合理均衡营养餐来改善脑血管疾病被照护者的营养状况。

二、居家照护应掌握的技能

1. 了解营养不良的评估方法。
2. 熟悉被照护者目标喂养量及配餐要求。
3. 掌握脑血管疾病被照护者营养不良预防与照护技巧。

跟 我 学

一、营养不良的预防与照护基本知识

营养不良是指处于一种缺乏营养摄入或营养丢失的状态。可分为以下三

种类型:①蛋白质型营养不良。因应激、发热等病理生理情况下致血浆白蛋白、转铁蛋白等的浓度降低,同时机体免疫力下降,但是体重、三头肌皮褶厚度及臂肌围等人体测量值正常。②蛋白质—能量型营养不良。由于能量、蛋白质摄入不足,逐渐消耗肌肉组织与皮下脂肪,是最常见的营养不良类型,其特点是体重明显降低。③混合型营养不良。由于能量和蛋白质长期摄入不足,在此基础上又出现急性疾病,同时出现以上两种类型营养不良的表现,这是一种非常严重、危及生命的营养不良,预后较差。营养不良预防与照护是指照护者通过评估被照护者的营养状态,掌握被照护者的营养需求,提供营养物质全面摄入,从而制订适合被照护者的个性化饮食方案,关注被照护者的饮食问题,给被照护者提供合理的照护措施,预防营养不良的发生。

二、营养不良预防与照护基本原则

1. 营养均衡原则 以科学的营养理论为指导,为被照护者提供营养均衡的饮食。人体在正常生命活动过程中需要不断摄取各种营养物质,通过转化和利用以维持机体的新陈代谢。人体需要的七大营养物质包括碳水化合物、脂肪、蛋白质、水、矿物质、膳食纤维和维生素。饮食中要注意七大营养素全面摄入,以达到均衡营养,预防营养不良。

2. 营养多样原则 适当增加蔬菜、鱼类和蛋类食品的摄入,同时在主食中添加一定比例的粗粮,在三餐间隙中适当补充一定的水果及坚果类食品,同时减少含糖饮品、油炸食品和酒精类饮品的摄入。

3. 预防为主原则 分析容易引起营养不良的原因,如经济拮据、照护不周、食物色香味问题、食欲下降、咀嚼障碍、吞咽困难、消化不良、胃肠道梗阻、排便异常、治疗干扰及药物影响等。在详细了解情况后,解决存在的问题,提出针对性的、个性化的营养饮食计划。

4. 定期评估原则 体重、实验室检查、摄食量,每周检测 1~2 次。人体学测量、影像学检查、体能及心理变化,每 4~12 周复查一次。每 3 个月一次或有突发异常情况时及时就医,寻求院内营养治疗小组的帮助,了解被照护者营养不良的原因(摄入不足、吸收障碍、消耗增加等)及营养不良的类型(蛋白质型、蛋白质 - 能量型及混合型),预测疾病对临床结局的可能影响。对食欲差、进食量不足的情况可增加口服营养补充剂,不能经口进食时,选择管饲喂养,当肠内喂养不足或胃肠功能严重障碍时则可提供静脉营养,进一步实施营养支持治疗,以达到目标能量需求。

三、营养不良的预防与照护方法

(一) 营养不良家庭评估

疾病相关营养不良经常涉及多个系统,很难用单一指标完成营养评定,需要由营养专职人员运用多种手段通过获取及分析（包括膳食调查、人体测量及成分分析、生化及实验室指标等）综合评价营养不良。非营养专职人员要进行营养不良的家庭评估，可以通过了解被照护者主观及客观的指标，对被照护者营养状态有初步的了解。

1. 体重　动态监测体重及身体质量指数（body mass index，BMI），测量条件应保持一致。BMI=体重（kg）/身高^2（m^2）。我国推荐 18.5~23.9 为正常，大于 28 为肥胖，小于 18.5 为潜在营养不良或体重偏低。个体 BMI 与本人近期的数值进行比较，意义会更大。

2. 上肢力量测量　即手握力。握力是反映肌肉功能和营养状态变化的一个非常有效的指标，也反映了肌肉组织增长和减少的状况。正常男性握力 ≥35kg，女性握力 ≥23kg。

3. 关注被照护者外貌　主要针对营养消耗或某种营养素缺乏的外在表现，如皮下脂肪消耗状态，了解肌肉及脂肪的储备情况、是否发生水肿等营养不良的评定。可将头偏向一侧，观察颞部（太阳穴）有无凹陷；双手自然下垂，观察锁骨是否凸出；双手向前平伸，看肩胛骨是否凸出；仰卧，在足踝部，按压 5 秒，观察有无明显凹陷，当发生低蛋白水肿时有明显凹陷不回弹。

4. 综合功能性评价营养不良　综合功能性评价能够早发现、诊断营养不良的发生，及时适宜地给予营养干预，最终改善被照护者的临床结局。微型营养评定法简版【mini-nutritional assessment（short-form），MNA-SF】（表 8-1），主要适用于社区居民及家庭照护者等非专业医护人员进行评估。在 BMI 无法方便测量的情况下，还可更换为对小腿围的测量，具有更高的家庭可操作性。

表 8-1　微型营养评定法简版（MNA-SF）

项目	分值			
	0分	1分	2分	3分
近 3 个月内体重下降情况	体重下降>3kg	不知道	体重下降 1~3kg 之间	体重没有下降
近 3 个月内是否食量减少	食量严重减少（>75%）	食量中度减少	食量没有改变（<±10%）	
活动能力	需长期卧床或坐轮椅	可以下床或离开轮椅，但不能外出	可以外出	

续表

项目	分值			
	0分	1分	2分	3分
近3个月内,患者是否受到心理创伤或患上急性疾病	是		否	
精神心理问题	严重痴呆或抑郁	轻度痴呆	无精神心理问题	
身体质量指数(BMI)	BMI<19	19≤BMI<21	21≤BMI<23	BMI≥23
BMI无法测量时测量小腿围(CC)(厘米)	CC<31			CC≥31

注:评分标准为 MNA-SF 值≥11,则为营养正常;若 MNA-SF 值<11,则为营养不良。

（二）营养不良的预防与照护前准备

居家照护者不同于医疗机构或养老机构的专业医护人员,不具备专业的医学知识,有部分照护者由于工作原因、生活条件受限等对被照护者的特殊营养需求不能够很好地满足。家庭照护者应及时地学习脑血管疾病居家照护健康宣教知识,了解被照护者的营养需求,评估被照护者的营养状态,制订个性化饮食方案。①为被照护者准备饮食记录册、食物电子秤、固定大小的进食容器、有刻度的水杯。②进行食物量的估算,先试试一定量的粮食(如100克米或面)能做出多少主食,一定量的副食(如100克瘦肉)是多大块,一种器具是多少容积,1勺盐或油是多少克等,如此做几次以后照护者大致形成了量的概念。③照护者记录被照护者每日的进食时间、主要食物成分、食物总量、饮水总量4部分,记录内容要每周反馈给院内营养支持治疗小组人员。

（三）营养不良的预防与照护技巧

1. 确定食物种类及所提供的热量　根据《中国居民膳食指南(2022)》的要求,选择相应的食物来源。食物品种要多样化,每类选择多种食品,以保证营养素的需要。三大产热营养素之间的比例:蛋白质占10%~15%,脂肪占20%~30%,碳水化合物占55%~60%。均衡膳食还包括各种维生素和矿物质的摄取量。每天可根据膳食宝塔来确定各类食物的量。详见第三章第一单元"进食照护"。

(1)碳水化合物:谷类食物是我国居民膳食中的主食,该类食物含有大量的碳水化合物,是主要的能量来源;粮食类食物最好两种以上;不要长期食用精细的大米,适量食用粗粮和杂粮。以下为日常经常食用的主食提供的能量(图8-9)。

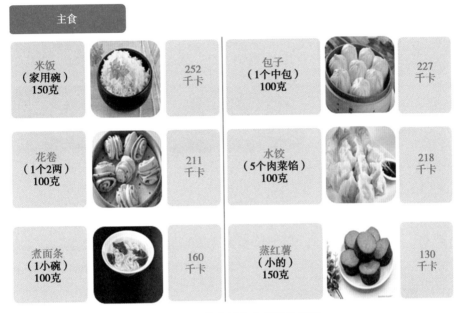

图8-9　日常食用主食提供的能量

（2）蛋白质:肉、蛋、奶、水产品,主要含蛋白质,也含有脂肪、矿物质、维生素等,动物性食物是人体优质蛋白质的主要来源,应占蛋白质供给的1/2以上。大豆及其他豆制品含有丰富的优质蛋白质,每天应有乳与乳制品和豆与豆制品的供给。以下为日常经常食用的肉、蛋、奶提供的蛋白质含量(图8-10)。

（3）脂肪:该类食物包括食用油、坚果。坚果为低水分含量和高能量食物,富含不饱和脂肪酸和必需脂肪酸,是优质的植物性脂肪。注意日常烹饪过程中要清淡少油,选择优质植物油,以保证必需脂肪酸的供给,控制动物性脂肪的摄入量。以下为日常经常食用的脂类所提供的能量(图8-11)。

（4）膳食纤维、矿物质和维生素:主要由蔬菜、水果类提供,也可以使用营养补充剂进行补充。蔬菜的品种要多样化,深色蔬菜、叶类蔬菜要占1/2以上,并有1~2种水果作为补充。以下为日常经常食用的蔬菜水果所提供的能量(图8-12)。

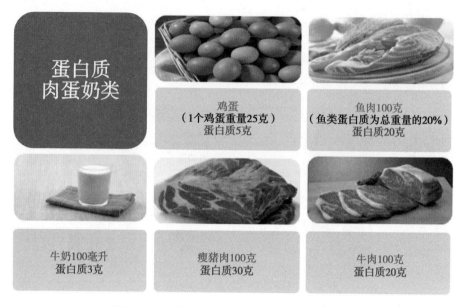

图 8-10 日常食用肉、蛋、奶提供的蛋白质含量

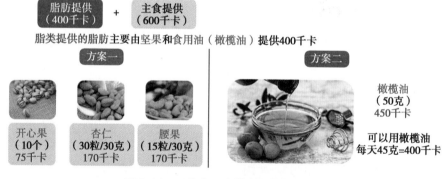

图 8-11 日常食用脂类所提供的能量

2. 根据食物中各种营养物质的含量编制食蔬菜谱 设计一天、一周或一个月的食谱,使人体摄入的蛋白质、脂肪、碳水化合物、维生素和矿物质等几大营养素比例合理,即达到平衡膳食。并按照一定比例(如 30%、40%、30% 的三餐供能比例)分配到三餐中。对于需要糊状食物或进行管饲的被照护者自制营养餐,根据每日能量需求将烹饪好的食物加水至 1 000 毫升,使用榨汁机充分搅拌成糊状或液体状,平均分成 3~4 餐存入冰箱,24 小时内可以食用。

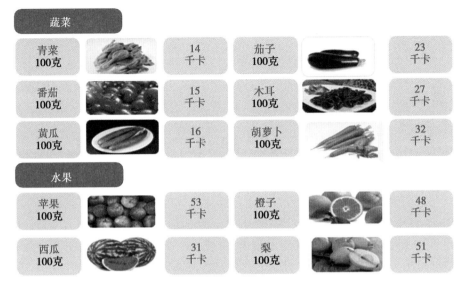

图 8-12 日常经常食用的水果所提供的能量

3. 纠正不良的饮食习惯,预防营养不良 脑血管疾病被照护者因消化系统功能降低容易引起食欲下降,部分被照护者存在吞咽困难等问题,导致进食量降低。因而在烹饪过程中,优化食物加工制作,迎合被照护者的饮食偏好,增进被照护者食欲并督促规律进餐,进行有效的健康教育,控制因疾病等原因所造成的进食量降低。

(四) 注意事项

1. 营养膳食个体化 根据被照护者的实际情况选择合适的膳食,保证营养素全面摄入。

2. 保证进食量 注意观察被照护者每日进食量,满足每日目标需求,如经口进食困难者应及时就医,根据病情选择合适的营养供给途径。

3. 观察异常情况发生 观察被照护者有无影响营养吸收的上消化道症状,如恶心、呕吐、腹痛、腹胀;下消化道症状,如腹泻、便秘。

加 油 站

食物交换份方法介绍

食物交换份是指将食物按照来源、性质分为主食、蔬菜、水果、瘦肉、乳品和油脂 6 类,每类食物均确定一个交换份,每一份食物所含的热量相同,在同类食物所含的蛋白质、脂肪、碳水化合物相似,同类食物之间可以任意互换,不同类食物也可以进行交换。糖尿病、肾病等特殊疾病患者根据自己的体重、体型以及劳动强度等计算自己每日能量和营养物质需要量,确定自己每日所需的六大类食物的量,通过食物交换份法搭配各类食物。食品交换份可以有助于患者控制自己的食物摄入,同时可以使饮食种类更加丰富。

划　重　点

对于脑血管疾病被照护者营养不良的预防与照护,照护者应了解营养不良的家庭评估方法,重点掌握被照护者的进食情况、体重变化、活动能力及其他体征的改变,计算出被照护者的能量需求,为被照护者合理配餐,掌握均衡多样的饮食原则,为被照护者制订个性化的饮食方案,以预防营养不良的发生。

可记住如下照护口诀。

> "营养餐食搭配匀,充足营养身体好;参考食品能量表,居家营养难不倒;体重变化需对比,握力不行要留意;测测臂围和腿围,骨感/水肿须警惕。"

试　试　手

思考题

1. 本案例中的张爷爷每日需要摄入多少千卡的热量?
2. 根据张爷爷现在的情况,应制订什么样的食谱?

第四单元
深静脉血栓的预防与照护

小 案 例

王爷爷,68岁,诊断为脑梗死,经医院对症治疗后病情稳定。出院后居家的王爷爷神志清楚,左侧肢体偏瘫,日常生活大部分需要家属照护。出院1周后,王爷爷的左腿较之前明显肿胀,颜色加深,且自述疼痛,皮肤温度较高。王爷爷出现了什么状况?作为被照护者家属,该如何预防这种情况的发生呢?

一、居家照护面临的问题及潜在风险

被照护者肢体偏瘫,长期卧床,自理能力差,若家属没有定期为被照护者进行翻身、按摩、活动肢体等,导致被照护者肌肉萎缩,下肢静脉失去肌肉泵作用,长时间的制动、因病卧床,使血流速度减慢,容易形成静脉血栓。当深静脉血栓形成后,栓子脱落,严重者会导致肺栓塞,甚至死亡。对被照护者进行深静脉血栓预防和照护时,需要了解被照护者的肢体偏瘫、肌力及皮肤情况,协助和指导被照护者进行主动、被动早期活动。若深静脉血栓形成,应及时就医,并抬高患侧肢体、制动,禁止进行按摩、热敷等操作,以防血栓脱落,造成肺栓塞。

二、居家照护应掌握的技能

1. 了解肺栓塞发生的表现。
2. 掌握预防深静脉血栓形成的方法。
3. 掌握深静脉血栓形成的照护要点。

跟　我　学

一、深静脉血栓预防与照护基本知识

深静脉血栓形成是指血液在深静脉腔内异常凝结,阻塞静脉管腔,导致静脉回流障碍,引起远端静脉高压、肢体肿胀、疼痛及浅静脉扩张等临床症状,多见于下肢,可造成不同程度的慢性深静脉功能不全,严重时可致残。照护者在照护时要评估被照护者肢体肿胀程度、皮肤及肌力等情况,结合早期活动、物理预防和药物预防,避免深静脉血栓的形成。

二、深静脉血栓预防与照护基本原则

1. 改变生活方式　改变被照护者的生活方式,如戒酒,控制体重、血压、血糖、血脂等,建议被照护者适当多饮水,多食用富含纤维素的食物,避免脱水和便秘。

2. 预防为主的原则　鼓励被照护者早期主动或被动进行下肢功能锻炼,照护者应协助被照护者进行偏瘫侧肢体的被动活动,如踝泵运动和背伸运动、踝关节旋转运动、股四头肌功能锻炼;物理预防装备包括间歇充气加压装置、足底静脉泵;药物预防包括普通肝素、低分子肝素、维生素 K 拮抗剂等药物,出院时应遵医嘱服药,并定时复诊。

3. 深静脉血栓形成的处理原则　深静脉血栓形成时,应抬高患侧肢体、制动,禁止进行按摩、热敷等,停止相关的预防措施,以防血栓脱落,造成肺栓塞,并及时就医。

三、深静脉血栓的预防与照护方法

（一）照护前评估

1. 深静脉血栓危险因素评估　被照护者在出院时应进行深静脉血栓危险因素评估,脑血管疾病患者因长期卧床,下肢缺乏运动或住院时长期应用脱水药物治疗,血液处于高凝状态,因此为深静脉血栓形成的高危人群。

2. 肢体与皮肤的评估　居家照护时照护者需要了解及评估被照护者双下肢情况,指导照护者每日定时测量肢体的周径,一般以髌骨上缘(测量大腿时)15 厘米和髌骨下缘(测量小腿时)10 厘米为定点。如果发现肢体较之前肿胀、疼痛、皮肤温度升高、颜色加深及被照护者感觉发生变化时,应及时去医院就医,警惕深静脉血栓的形成。

3. 肢体偏瘫及肌力的评估 脑血管疾病患者常存在肢体活动障碍,充分评估偏瘫侧肢体活动能力及肌力有利于照护者针对性地制订照护计划,规避不良风险。肢体偏瘫及肌力的评估详见第三章第一单元"进食照护"。

4. 安全评估 居家进行日常生活及活动锻炼时,照护者要注意防止被照护者跌倒、坠床;在应用间歇充气加压装置的过程中会有皮肤破损、溃疡的风险;用药过程中可能出现药物的不良反应,观察被照护者有无牙龈出血、鼻出血等。一旦出现意外情况,应及时就医。

(二)深静脉血栓的预防与照护前准备

1. 环境准备 选择安全并让被照护者放松的环境。

2. 体位准备 照护者协助被照护者摆好体位。

(三)深静脉血栓预防与照护的技巧

1. 基本预防 照护者可以协助被照护者多饮水,以避免血液浓缩;避免进食高糖及高脂的食品;可以进食低盐、低脂、粗纤维、维生素含量较高的食物,保持大便通畅。

2. 早期活动 正确指导和协助被照护者的床上活动,如踝泵运动和背伸运动、踝关节旋转运动、股四头肌功能锻炼等,尽早离床活动。

(1)踝泵运动和背伸运动是指被照护者平卧于床上,指导和协助其双腿伸展放松,缓慢但是有力的、在没有疼痛或者轻微疼痛的限度之内,尽最大角度地勾脚,尽量使脚尖朝向被照护者的面部,至最大限度时保持10秒,然后脚尖缓缓下压,至最大限度时保持10秒,然后放松,这样为一组运动完成,双腿可交替或同时进行;每次进行20~30组,每日3~4次(图8-13)。

(2)踝关节旋转运动是指被照护者平卧于床上,双腿放松,略分开。以踝关节为中心,做360°旋转,尽力保持动作幅度最大,旋转一圈后放松,活动频率和强度与踝泵运动、背伸运动相同,可结合旋转动作一起锻炼。

(3)股四头肌功能锻炼包括股四头肌的等长收缩和股四头肌非负重直腿抬高。①股四头肌的等长收缩即绷腿练习,在照护者的协助下由被照护者自主完成。

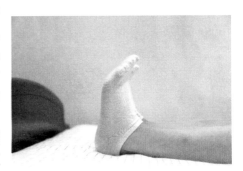

图8-13 踝泵运动

在不增加疼痛的前提下,绷直双腿,股四头肌肌肉收缩保持这种状态10秒,放松休息10秒,双腿可同时或交替进行,这样为一组运动完成。每次可进行20~30组,每日3~4次。②股四头肌非负重直腿抬高即抬腿练习,被照护者平卧于床上,指导协助被照护者用力使脚背向上勾,伸直双腿并抬高至离床面 20 厘米左右高度,维持 5~10 秒,再将腿缓缓放平,这样为一组运动完成,双腿可同时或交替进行,每次 20~30 组,每日 3~4 次。

被照护者休息间歇期,可协助其多翻身;将软枕垫在被照护者的脚后跟,使双下肢与床面成 20°~30°;不要在膝盖下面垫硬枕头,可以抬高偏瘫侧肢体;不要用过紧的腰带、不要穿紧身的衣服、不盖过厚的被子,以促进静脉回流。利用卷尺每日定时测量肢体的周径,每次固定一个位置,一般测量髌骨上(膝盖)15 厘米和下 10 厘米的周径。如果两侧肢体同一平面的周径差大于 0.5 厘米或两侧肢体相差 3 厘米时应及时就医,请专业人员进行处理,警惕有深静脉血栓发生的可能。鼓励被照护者自主活动,循序渐进,逐步到从床上坐起、尽早离床。

3. 物理预防　是预防深静脉血栓发生的重要措施之一,在经济条件允许的情况下,居家照护时可购买相应的辅助设备协助被照护者进行锻炼,辅助设备主要包括间歇充气加压装置和静脉足底泵。一般间歇充气加压装置和静脉足底泵可联合使用,协助被照护者平卧位,将两者压迫带自下而上包裹于肢体上,松紧以放入 1 指为宜,每次 20 分钟,每日 2~4 次。使用时注意调节腿套、足套至合适松紧度,使用之前可先请教专业人员,在其指导下学习,然后可自行操作。使用时,仪器和皮肤之间可选择穿宽松、纯棉的衣裤,避免仪器直接接触皮肤,造成损伤。操作时注意患肢保暖,避免被照护者着凉(图 8-14)。

4. 药物预防　照护者遵医嘱协助被照护者定时定量服用药物,避免随意停药。密切观察被照护者有无出血倾向和寒战、发热等过敏反应,同时遵医嘱定期复查凝血、肝肾功能等各项化验指标。

5. 深静脉血栓形成后的照护　深静脉血栓形成的急性期应立即就医,遵医嘱使用抗凝药物。居家护

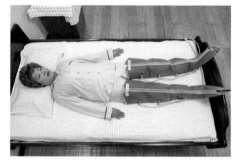

图 8-14　间歇充气加压装置和静脉足底泵

理时,被照护者应绝对卧床 10~14 天,禁止进行按摩、热敷。患肢抬高,高于心脏水平 20~30 厘米,待血栓机化黏附于静脉内壁,以防栓子脱落引起肺栓塞。膝关节屈曲 15°,避免膝下垫枕,以免影响小腿静脉回流。急性期过后,开始下床活动,增加血液流速,促进静脉血液回流及肢体肿胀的消退。

(四) 注意事项

1. 每日评估肢体状况　测量腿围,评估肢体肿胀程度、疼痛、皮肤颜色评估是否存在皮肤颜色加深和皮温升高等。

2. 使用间歇充气加压装置最主要的并发症就是出现下肢局部皮肤炎症、破损、溃烂、水肿等,若出现这些状况应停止使用并就医。

3. 出血是预防深静脉血栓抗凝治疗过程中最常见的并发症,在应用抗凝药期间要严密观察有无局部出血、渗血和全身出血倾向(如皮肤瘀斑、牙龈出血等),若出现异常应及时就医。

加 油 站

肺栓塞的识别及预防

肺栓塞是深静脉血栓形成最严重的并发症,栓子一旦脱落,则沿着静脉方向向近心端延伸。栓子随着血液循环流经右心,进入肺动脉及其分支,导致肺动脉管腔阻塞或中断。较小栓子脱落可能无任何临床症状,较大栓子脱落可引起肺栓塞典型的症状——肺梗死三联征(胸痛、呼吸困难、咯血)。但只有少数被照护者可以出现肺梗死三联征,另外临床常见的其他体征有呼吸频率加快、头晕、心跳加快、血压下降等,严重者可发生心源性休克并心搏停止。一旦发生,应立即协助被照护者绝对卧床休息,并立即就医,不可延误最佳治疗时机。

划 重 点

想要预防脑血管疾病被照护者深静脉血栓形成,照护者应首先了解深静脉血栓形成的原因,识别高危因素和高危人群,遵循基本预防、早期活动、物理和药物预防相结合的原则。被照护者应多吃低脂肪、高膳食纤维类食物,如谷物麦片、红薯、豆类、蔬菜水果等,多喝水,减少油腻食物摄入,控制体重,戒烟限酒。充分利用闲暇时间进行碎片化运动,以不感到疲劳为宜,有条件者可穿弹力袜、做气压治疗,促进下肢静脉血液回流。由于突发深静脉血栓,若未能获得及时救治,腿部的静脉血栓容易脱落,随血液循环堵塞肺动脉,导致呼吸困难、低血压甚至死亡。因此,若下肢血栓症状明显,应减少活动并迅速就医,不能在家"静观其变",延误治疗。

试 试 手

思考题

1. 在照顾王爷爷时对于左下肢有哪些注意事项？
2. 照护者应如何预防王爷爷右下肢出现深静脉血栓？

第九章
心理照护

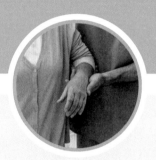

　　脑血管疾病除了引起多种躯体功能障碍外,还常常导致心理失调。脑血管疾病后伴发焦虑、抑郁等情绪问题,不仅增加被照护者的精神痛苦,也妨碍神经功能的恢复,增加躯体疾病治疗的复杂性,延长住院天数,并可能增加死亡风险。

　　此外,脑血管疾病还会增加被照护者认知障碍及痴呆发生的风险,产生易激惹等症状,给被照护者与照护者的沟通带来不便,增加了照护者的照顾负担。

　　本章主要就脑血管疾病被照护者居家照护中遇到的心理问题进行总结与指导,旨在指导照护者与被照护者共同参与照护方案的制订及措施的落实,唤起被照护者的生活热情,正确应对心理困惑及问题,避免焦虑、抑郁等情感体验,在一定程度上改善被照护者的认知水平,并通过传授实用的沟通技巧,促进健康和谐家庭关系及良好社会交往环境的构建。

第一单元
焦虑抑郁情绪的照护

小 案 例

　　李奶奶,75岁,小学文化。两年前因脑卒中后患有血管性痴呆、偏瘫后遗症,生活及康复需要依靠保姆的帮助才能完成。在生活中,老人整天闷在房里不出门,郁郁寡欢,精神状态很差。在保姆及家人的劝说下,勉强进行站立练习,时间久了,不愿自己刷牙、洗脸甚至不愿用健侧手拿勺吃饭,不愿出门练习走路,稍有不顺心就会把水杯打翻,对照护者恶语相加。儿女在身边劝说时,老人还会边哭泣边说自己没有用,遭人嫌弃等悲观话语。作为照护者,该如何对李奶奶进行心理疏导呢?

一、居家照护面临的问题及潜在风险

　　脑血管疾病患者存在意识障碍、偏瘫等后遗症,日常生活自理能力受损,可使其觉得自己是家庭、甚至社会的累赘,从而产生悲观、失望、焦虑、愤怒等情绪。而情绪问题与肢体功能障碍相互影响,相互制约。如果照护者忽视了被照护者的情绪问题,轻则可能影响被照护者的饮食、睡眠、生活质量及康复的信心,严重的可能影响日常生活能力及肢体功能恢复,甚至因自伤、自杀等极端情况危及生命。

二、居家照护应掌握的技能

1. 了解被照护者的焦虑、抑郁等情绪,理解被照护者的心理特点。
2. 掌握脑血管疾病焦虑抑郁情绪的照顾技巧及注意事项。

跟　我　学

一、焦虑抑郁情绪的照护基本知识

焦虑抑郁情绪的照护是指照护者根据症状表现及早识别被照护者的焦虑抑郁状态,采用相关的评价工具动态评估焦虑及抑郁水平,了解被照护者心理需求,通过有效的沟通、心理疏导技巧及家庭精神康复措施的应用,降低其焦虑抑郁水平、减少焦虑抑郁体验造成的不良影响,并最终实现其尽快回归自己应有的社会角色的目标。

焦虑发生时,被照护者可有紧张担心、坐立不安、心悸、手抖、出汗、尿频等症状表现;抑郁发生时,被照护者可能有闷闷不乐、伤心绝望、悲观厌世等体验,同时可伴有食欲差、失眠、疲乏等躯体感觉或哭泣等行为,甚至可伴有轻生想法。

二、焦虑抑郁情绪的照护原则

1. 积极治疗原发病　首先要积极治疗原发病,按需就医。除急性期绝对卧床,照护者应当鼓励被照护者尽早锻炼,恢复日常生活自理。

2. 分析焦虑抑郁情绪的诱发因素　躯体疾病、心理因素和环境因素都可作为诱因引起情绪体验。躯体因素如焦虑抑郁状态产生可能与脑损伤后所致情感障碍有关;心理因素一般与确诊为器质性精神障碍有关,被照护者可能经历“否认→愤怒→协议→抑郁→接纳”过程,因应激事件影响可产生相应的情绪反应;环境因素方面如对医护人员、照护者的过分依赖,生活环境的不适应,家人朋友同事等的不适当同情,经济条件有限等。

3. 非药物治疗原则　鼓励被照护者改变睡眠、饮食、锻炼、社交等生活方式,消除易诱发焦虑抑郁体验的因素刺激,养成良好的作息习惯,进行适量活动。被照护者和照护者应共同参与焦虑与抑郁治疗计划的制订,计划必须切合实际,根据需要随时调整,以满足被照护者和照护者不同阶段的需求。

4. 需要专业人士介入的时机　一些情况可能需要门诊治疗或住院管理:①重度抑郁(有自杀倾向、有幻觉妄想等精神症状时);②焦虑症状明显,严重影响日常工作生活;③严重缺乏社会支持或存在慢性应激源,难以从应激情境中分离出来时;④定期对疾病及治疗进行评估与管理。

5. 药物治疗原则　当非药物治疗方法不成功,或焦虑抑郁情况严重,经专业人员评估后,可开始药物治疗,药物的使用应当严格遵医嘱执行。对于应用药物治疗的被照护者,本人及家属需要细心监测,以评估药物治疗的反应以及副作用的出现,并时刻谨记服药依从性的重要,坚持规范治疗,缓解症状、治疗疾病、预防复发。

三、焦虑抑郁情绪的照护方法

(一) 焦虑抑郁的评估

1. 焦虑的评估　脑血管疾病被照护者常因遗留偏瘫、生活不能自理或神经功能无法完全恢复而诱发焦虑,同时可能存在焦虑易感的基础问题,充分评估被照护者焦虑状况有利于照护者针对性地制订照护计划,缓解心理压力。通过常见症状表现(如紧张担心、坐立不安、心悸、手抖、出汗、尿频等)可识别被照护者的焦虑情况,如需更准确地判断焦虑程度可前往专业心理机构测定。

2. 抑郁的评估　脑血管疾病被照护者常常伴有以心境低落、兴趣和愉快感丧失,导致劳累感增加、活动减少、精力降低为主要特点的情感障碍,可同时伴有集中注意能力降低,自我评价和自信降低,自罪观念和无价值感,认为前途暗淡悲观等,也常见睡眠障碍、食欲下降,甚至可能出现自伤、自杀的观念或行为。受世俗文化的影响,大多数被照护者对抑郁有强烈的病耻感,尽管内心非常痛苦,表面还强颜欢笑或很快的否定,因此在判断被照护者是否存在抑郁时要耐心地倾听,并善于发现被照护者内心的真实想法。

(二) 日常生活方式准备

1. 体育锻炼　进行有规律的体育锻炼,即使只是每天几分钟,也能改善脑血流和新陈代谢,同时对情绪产生积极影响。对于躯体活动未受损或轻度受损的被照护者,可以选择有氧运动或户外活动(如在花园或广场散步等);对于躯体活动受损严重的被照护者,可以通过对家庭资源的利用进行一些简单的肢体活动或日常生活技能的锻炼(如梳头或打毛衣等);无论选择哪种锻炼方式,都应在个体承受范围之内。

2. 睡眠习惯　睡眠结构会随着年龄的增长而改变,老年人的夜间睡眠时间更短,睡眠碎片化程度更高,同时有一部分老年人可能存在睡眠感缺失的情况,即明明已经进入睡眠状态,但自己却觉得没有睡着。因此,提倡老年人对睡眠有合理的预期,同时建立规律的作息习惯、适当控制日间睡眠、减少在床上的非睡眠时间,避免因睡眠问题造成情绪波动。

3. 营养支持　保障机体需要的营养供应,防止因食欲下降、饮食习惯差、食物摄入结构不合理等原因造成被照护者营养素摄入不足、电解质失衡、营养不良等状况,进而影响情绪。

（三）焦虑抑郁情绪的照护技巧

1. 放松训练　当认知正常的患者处于紧张焦虑情绪无法缓解时,可通过放松训练缓解焦虑。照护者指导或与被照护者共同参与放松疗法,可用于缓解被照护者焦虑紧张情绪,也可在睡前进行有助于入眠。对于不同情况的被照护者按情况选择腹式呼吸法、渐进式肌肉放松训练、正念冥想等不同方式。

(1)腹式呼吸法:①取舒适体位,放松身体,调匀呼吸。②左手放在腹部肚脐处,右手放在胸部,观察自然呼吸一段时间。③吸气时,闭口用鼻子深长而缓慢吸气,腹部慢慢鼓起,胸部保持不动,肩膀不能抬,全身放松。④呼气时,气流从口中缓慢呼出,最大限度地向内收缩腹部,胸部保持不动。⑤控制好呼吸时间,一呼一吸掌握在 15 秒左右,即深吸气(鼓起肚子)3~5 秒,屏息 1 秒,然后慢呼气(回缩肚子)3~5 秒,屏息 1 秒。注意不要过分追求时间长度,并不是越长越好。⑥每日 1~2 次,每次 5~15 分钟。

(2)渐进式肌肉放松训练:营造安静的环境,指导被照护者坐在沙发上或躺在床上,体位舒适,注意力集中。①深吸一口气,保持,慢慢呼出。②伸出前臂,用力握紧拳头,放松。③弯曲双臂,用力绷紧双臂,放松。④脚趾用力绷紧保持,放松。⑤将脚尖用劲向上翘,绷紧小腿部肌肉,放松。⑥用脚跟向前、向下紧压,绷紧大腿肌肉,保持,放松。⑦皱紧额部的肌肉,保持,放松。紧闭双眼,保持,放松。转动眼球,加快速度,停下来,放松。用力咬紧牙齿,保持,放松。用舌头使劲顶上颚,保持,放松。头用力向后压,保持,放松。收紧下巴,放松。⑧往后广展双肩,放松。⑨上提双肩,放松。⑩向内收紧双肩,放松。⑪ 向上抬起双腿,弯曲腰部,放松。⑫ 紧张臀部的肌肉,放松。以上方法指导被照护者感受身上的肌群,从下向上,全身每组肌肉都处于放松状态,并注意放松后是否有一种温暖、愉快、舒适的感觉,试着将这种感觉尽量保持 1~2 分钟。

(3)正念冥想:尽量选择安静的地方,保证被照护者舒适,调节适宜温度,穿着舒适衣物,选择舒适体位,身处舒适环境,如双腿交叉坐在床上,或坐在带有靠背的椅子上。选择一个可以注意的对象,如自己的鼻端或者苹果等物品。进行简单的腹部呼吸放松练习(不超过 1 分钟)。专注于呼吸,感受腹部的起伏,或鼻腔内外的空气流动。调整呼吸,将注意力集中于所选择的注意对象。无论头脑中出现什么想法,都不用担心,专注于当下,当走神的时候,将全部的注意力重新聚焦在注意对象上,不作任何评判。安排好冥想的时间,循序渐进,从 5~10 分钟开始,训练 10~15 分钟后,静静地休息 1~2 分钟。

照护者指导被照护者或与被照护者一起进行正念冥想,进而将正念放松融入日常生活,如洗手时、进餐时、行走时,密切留意自身感受等,每次 10~20 分钟,每天 1 次。

2. 认知行为疗法　该方法适合于因疾病丧失功能而抑郁的患者。照护者首先识别被照护者不良情绪的来源,而后通过刨根问底的方式进行询问,通过一个表面问题去分析让被照护者产生这种想法或态度的根深蒂固的观念,帮助被照护者修正在这一过程中发现的认知偏差,以更加平和的、客观的、去灾难化的方式重新评价。在新的认知模式下处理当下的问题,如肢体障碍的被照护者以现有的肢体活动能力从事力所能及的日常活动,重新学习一些简单的动作等。

3. 工娱疗法 是指安排被照护者参加某些工作、劳动、娱乐和体育活动以促进病情恢复的一种治疗方法。其目的在于培养患者自理能力、自立能力,充分调动患者主观能动性及积极性,有效增强其归属感、自我认同感,增强被照护者战胜病魔自信心,使其发现生活中的乐趣,有助于延缓或阻碍精神衰退。照护者善于利用家庭及社区等周边资源,开展如手工制作、棋牌游戏、种植、养殖、出行等,是需要亲自动手参与的活动,通过转移注意力及培养兴趣爱好或仅仅是参加活动本身达到促进康复愉悦心身的目的。

(四)注意事项

1. 与被照护者交流时,不要使用严厉的语气或声音。

2. 沟通时使用简单的句子和单词,语速缓慢而温柔。

3. 一些被照护者因疾病导致认知下降,难以理解复杂的语言,照护者注意保持耐心。

4. 应以鼓励支持为主,避免消极影响及评价。

5. 注意观察存在抑郁情绪的被照护者有时有自杀倾向,如出现自杀行为,应保证被照护者安全,并及时就医。

加 油 站

自杀的预防

被照护者的自杀企图或行为往往较为隐蔽,很难预防。应当密切关注被照护者的病情变化及潜在自杀倾向,加强监护。如果出现自杀企图或征兆,应保证 24 小时有人陪伴监护,取走被照护者身边所有可能造成自伤、自杀风险的物品,如刀子、剪子、长绳、玻璃制品等。对于有自杀行为的被照护者,在及时、积极地提供预防自杀措施的基础上,一旦自杀行为发生,应立即处理自杀行为引起的躯体损害,尽早终止伤害的发生,并避免更进一步的后果,提高警惕,及时动态评估,防止发生再次自杀的行为。对于出现严重焦虑抑郁问题的被照护者,建议寻求精神心理专业人员的指导与帮助,根据专业的评估及诊断,必要的时候合理使用抗焦虑药、抗抑郁药,甚至是抗精神病药来控制症状。同时可以辅以心理治疗、物理治疗等方法促进康复。需要提醒照护者及被照护者注意的是,得到专业用药指导时,不要过分担忧相关药物的依赖性问题,一定要遵医嘱增减,不能自行随意停药。

划 重 点

　　脑血管疾病被照护者易产生焦虑抑郁情绪,照护者除保证被照护者的日常生活及肢体康复等内容外,更应关注其心理变化。掌握常见的焦虑、抑郁相关表现,提倡及鼓励被照护者表达内心真实想法,通过认真观察及评估及时识别被照护者的焦虑抑郁情绪,及时采取适当的放松疗法、认知行为疗法和正念冥想等手段缓解,注意改变沟通方式,支持、鼓励被照护者,并促进被照护者回归社会。

试 试 手

思考题

　　1. 本案例中的李奶奶焦虑、抑郁的表现有哪些?
　　2. 如何对李奶奶进行心理照护?

第二单元
认知障碍症状的照护

小 案 例

章爷爷,男,72岁,2年前因一侧肢体无力,到当地医院就诊,诊断为"多发性腔隙性脑梗死、高血压、2型糖尿病",予以对症治疗后躯体疾病好转,但出现记忆下降,时常不记得吃药、吃饭,东西找不到就向家人发脾气,经常骂人,记忆力下降具有波动性。章爷爷经常讲自己以前的事情,总辱骂照护者偷他东西,反复向家人告状。作为被照护者家属,该如何对章爷爷进行认知障碍症状的照护呢?

一、居家照护面临的问题及潜在风险

被照护者脑梗死后出现明显记忆力下降,近期记忆下降明显,远期记忆尚存,智力部分受损,且出现被窃等妄想症状。被照护者家属对被照护者进行认知障碍症状的照护时,如不了解被照护者的认知水平,可能会造成因认知下降出现焦虑、抑郁和激越等情况。

二、居家照护应掌握的技能

1. 识别被照护者的认知障碍症状、精神行为症状。
2. 掌握脑血管疾病被照护者认知障碍的照护原则、改善认知的技巧及注意事项。

跟 我 学

一、认知障碍症状的照护基本知识

认知障碍是脑血管疾病最常见的后遗症,可直接影响被照护者记忆、思

考、定向、计算、语言和判断能力等,不仅降低被照护者的生活质量,也给社会、家庭带来了严重危害和沉重的负担。研究发现,认知障碍造成的社会经济负担已经超过癌症以及心脑血管疾病的总和,认知障碍已成为导致我国老年人功能障碍、进入养老机构和死亡的主要原因之一。认知障碍症状的照护是指照护者正确评估被照护者的认知功能、记忆力和精神行为症状,制订科学合理的康复护理计划,采用适当的认知障碍症状的照护方法,使被照护者提高或保留受损的认知功能,尽量恢复其正常的社会生活能力,延缓认知衰退,充分挥发剩余功能。

二、认知障碍症状的照护基本原则

1. 积极治疗原发病　治疗被照护者的脑血管疾病,可降低认知障碍的发生,减轻认知障碍后遗症。

2. 提高生活自理能力　被照护者由于认知功能下降和肢体活动能力受损,许多简单的活动也很难做得规范。此时照护者应尽量提供机会以锻炼被照护者的自理能力,避免大包大揽,帮助其保持日常生活习惯和卫生习惯。洗脸、刷牙、穿衣、吃饭等活动即使被照护者做得不规范,也要尽可能地让被照护者练习,努力完成自身需要。

3. 培养生活乐趣　对于活动能力尚可的被照护者,在日常生活中可以适当地做一些简单家务,如扫地、洗碗、收拾衣物等。照护者可常常陪同被照护者进行室外活动、赏花观鱼、呼吸新鲜空气。培养适当的兴趣爱好,如听音乐、唱歌、看电影、下棋等,在无意识中锻炼大脑。维持社交活动和社交网络,与他人互动是一种重要的神经刺激,还能改善大脑的神经连接,社交活动可以在一个小的地方,如在家中与朋友亲属交流,也可以扩展到外部活动,如参加老年人团体、读书俱乐部等。

4. 进行认知功能康复训练　认知障碍涉及记忆、计算、定向、理解、思维等多种形式的认知功能受损,有针对性地进行认知功能康复训练是治疗认知障碍重要的非药物疗法。训练以短期、小团体的形式更为有效,时间多为每次30~120 分钟,频率为每周 1~5 次,周期为 4~14 周,应注意的是过量训练可能导致对被照护者病情的不断提醒,容易继发劳累、沮丧、筋疲力尽等感受,可能导致认知功能下降进展加速,因此照护者需提升被照护者的自我效能和内在动力。

三、认知障碍症状的照护方法

(一)认知障碍相关评估
认知障碍严重程度的评估　脑血管疾病被照护者常遗留认知障碍,充分评估被照护者的认知功能和认知障碍严重程度有利于照护者针对性地制订训练计划,维持残存的认知功能。日常生活能力减退是认知障碍的核心症状,可根据日常生活能力受损的情况判断其严重程度。当认知障碍影响到被照护者的日常生活,完成复杂任务出现明显障碍,记忆损害明显时认知障碍为轻度;较严重的记忆障碍影响被照护者的独立生活能力,需要他人照料者为中度;严重的智能损害者,日常生活不能自理,完全依赖他人照顾,大小便不能自理者为重度。具体评估方法见第七章第四单元"认知功能康复照护"。

(二)日常生活准备

1. 被照护者的日常生活用品,放在其看得见、找得到的地方。被照护者若收集废纸、脏袋,不要训斥或者嘲笑,可偷偷将它们扔掉,注意保护被照护者自尊。如果被照护者追究,转移其注意力即可。要注意存放好家庭的贵重物品,以免被扔掉或丢失。

2. 被照护者外出易迷路,不要让其单独外出,以免迷路、走失,衣袋中最好放一张写有被照护者姓名、地址、联系电话的卡片或布条,如万一走失,便于寻找。

(三)认知障碍症状的照护技巧

1. 3R护理训练　该训练首先是指照护者利用照片、日记等引导被照护者回忆往事,反复向被照护者讲述人物、情景,随后让被照护者自述亲身经历的五件大事,包括近三年来最高兴的三件事;其次,向被照护者介绍熟悉的地点、物品,反复训练被照护者的定向力;另外,加强对被照护者逻辑思维与表达能力的训练。也可采用团体会议的形式,几名被照护者为一组,组织鼓励被照护者互相讲述往事,以恢复个人历史与自己的关系,增加被照护者的社会性,增强思维能力,每周进行数次,照护者也参与其中。

2. 蒙台梭利训练　蒙台梭利教育法最初应用于对幼儿的教育中,而后被应用于对认知障碍被照护者的护理上。蒙台梭利训练强调在有准备的环境下自主选择教具,以能够刺激被照护者的教具为媒介,通过不断训练和强化,引发被照护者兴趣和积极反应,使其在不断探索中恢复思维能力,重塑自尊心。家庭中的丰富环境是一种有效而低风险的脑损伤康复手段,对被照护者疾病预后发挥较大作用。色彩斑斓的家庭式环境一方面可增加环境的丰富性,另一方面可提高环境的舒适感和熟悉感,有利于支持被照护者记忆。不同被照护者经历、教育水平等不同,利用蒙台梭利训练开始护理活动时要注意与被照护者需求以及兴趣爱好相匹配,提供个性化的刺激,开展有意义的活动。典型的活动选择包括倾听和吟唱喜爱的音乐、欣赏整理图片、插花、整理食材、折叠毛巾、拧紧螺母和螺丝、播种、猜谜。开展活动时,将任务拆分为较小的步骤,各步骤按顺序排列,并重复引导,不断调整任务难度和任务节奏,尽量减少语言需求,以弥补认知缺陷带来的不利因素。

3. 作业疗法　根据被照护者的功能障碍选择被照护者感兴趣、能帮助其恢复功能和技能的作业,常用的作业包括积木、书法、绘画等。完成作业使被照护者集中精力,增加注意力、记忆力、体力和耐力,增加愉快感,重建对生活的信心。室内作业可制作手工艺品,如制作纸工艺品、玩具等,室外作业包括种植花木、蔬菜,饲养鸡、兔等。

4. 感觉干预　根据视觉、听觉、触觉、味觉、嗅觉、本体感觉六个方面形成干预方案。视觉方面利用墙壁悬挂森林、家庭环境或风景等图片,或者采用灯光、投影仪、镜子等在墙壁上形成光线或图片从而改变平淡的环境,或者通过有色眼镜和万花筒形成视觉刺激。听觉刺激主要依靠音乐播放器,选择播放自然的声音,水管的嗡嗡声,或者各种风格的音乐,有条件者可以放置乐器。按摩装置、地毯、柔软的玩具、泡沫可用来提供触觉。沙发、豆袋和加重的物品可用于提供触觉刺激。有香味的物体被用来提供嗅觉,例如芳香油、香薰蜡烛或气味喷雾等。本体感觉由躺椅或摇椅、糖果、饼干和茶提供。在室内的被照护者可自由选择自己喜欢的感官项目,自主选择感官刺激类型。值得提醒的是,被照护者单独使用该房间可能存在安全隐患,照护者需要酌情提供看护和帮助。

5. 中医传统物理治疗　耳穴压贴、普通针刺、推拿按摩等传统中医物理疗法对老年人认知障碍有一定的预防和治疗作用。选取耳穴刺激区中的心、皮质下、额、枕、肝、肾等刺激区,可以补肾益气、活血通络、益气健脑。手法按摩刺激穴位,选取太阳穴、神庭穴、上星穴、百会穴、四神聪穴、风池穴等穴位,刺激大脑,改善血液循环。现代物理因子,如声、光、热、电、磁等结合中医经络穴位理论,将低频脉冲电刺激、磁刺激应用于特定的穴位治疗各类痴呆,可咨询专业医疗保健人员进行物理治疗。物理治疗副作用小,相对安全,但一些情况禁用物理治疗,装有心脏起搏器的被照护者禁用高频、高压的治疗,超声波、磁疗慎用,感染急性期、肿瘤、血管畸形者也禁用物理治疗。其他严重情况也不适用于物理治疗。

(四) 注意事项

1. 认知障碍者发生坠床、跌倒可导致严重的后果,应采取积极预防措施。

2. 应预防烧伤、烫伤,洗澡前水温应由照护者调节,热水瓶放置于被照护者不易接触到的地方,避免被照护者单独承担家务,以防意外发生,如忘关煤气、电源等。

3. 注意用药安全,被照护者因记忆力下降常漏服、少服、错服、多服,导致药效降低或药物中毒。

4. 预防走失,避免被照护者单独外出,衣袋中最好放置一张写有被照护者姓名、地址、联系电话的卡片或使用腕带,如发生走失,可方便寻找。

5. 被照护者由于智力下降,出现妄想,常易与他人发生冲突,可能出现伤人或自伤行为,照护者应格外注意。

加 油 站

走失的预防

被照护者发生认知障碍后,照护者应以全新的眼光看待被照护者,为被照护者提供一个安全、简洁温馨的环境,以减少危险的发生。家庭环境的布置应注意以下几点:简化家庭布置,尽量不要改变物品原来摆放的位置,家中杂物不要随意堆放,尽量丢弃,重要的物品摆放在显眼、易触的位置;房间干净明亮,保证房间光线充足,夜晚配置夜灯或地灯,地面干净,避免杂物绊倒被照护者;门窗上锁,为避免被照护者走失,与外界相通的门窗应配备有锁,钥匙由照护者掌管,避免被照护者将自己锁在房间发生危险;特殊物品上锁,贵重物品、药品等应妥善保管在上锁的柜子中;不同区域可布置为不同的颜色,以提高被照护者的定向力,家具等可涂上鲜明的颜色防止被照护者磕碰;地板最好为木质地板,既防滑又不至于太硬。

划 重 点

脑血管疾病被照护者存在认知受损倾向时,照护者应重点评估被照护者的认知功能、日常生活活动能力。照护者灵活安排认知训练,如记忆力训练、3R 护理训练、蒙台梭利训练、作业疗法、感觉干预,避免超负荷训练使被照护者疲倦,激发被照护者的内在动力,提高训练的依从性,妥善布置家庭环境,创造被照护者友好型房间布置,预防跌倒、坠床、烫伤、烧伤等危险行为及走失。

试 试 手

思考题

1. 如何对记忆力下降的章爷爷进行照护?
2. 对于认知障碍的章爷爷,其家庭布置有哪些注意事项?

第三单元
激越状态的照护

小 案 例

王爷爷,63 岁,患高血压、糖尿病多年,半年前发生过一次脑卒中,头颅 CT 检查发现有多发性梗死灶,经过住院治疗,基本恢复正常,没有明显肢体瘫痪,生活能自理,家里人都很高兴。但是近三个月来,王爷爷好像换了一个人似的,脾气变得很差,常为一些鸡毛蒜皮的事大发脾气,记忆力下降,做事丢三落四,反应迟钝,出门几次迷路,在家时常出现话多、挑衅、伤害自己或攻击他人的行为,作为被照护者家属,该如何对王爷爷现在的状态进行照护呢?

一、居家照护面临的问题及潜在风险

被照护者认知功能下降,有血管性痴呆的表现,情绪极不稳定,易激惹。家属在被照护者处于易激惹状态进行照护时,需要了解被照护者的认知水平,目前有哪些显著症状,易触发被照护者情绪的情境有哪些等。经过观察与评估,尽量避免能导致被照护者情绪激动的情境,如某些语言、行为等。同时要对被照护者积极共情,理解被照护者不稳定情绪状态的产生并非只是因为被照护者脾气差,而是与脑损伤、认知水平、心理社会因素等多方面原因有关,应给予足够的耐心。如不能正确处理激越状态,除被照护者生活质量差之外,同时可影响照护者的感受及生活质量,更重要的是可能造成自伤、伤人、毁物等不良后果。

二、居家照护应掌握的技能

1. 了解并正确识别被照护者的激越状态。
2. 掌握脑血管疾病被照护者激越状态的照护原则、照护技巧及注意事项。

跟　我　学

一、激越状态的照护基本知识

因脑血管疾病被照护者常发生认知障碍，而认知受损时激越较易发生，所以其激越状态应引起关注。激越状态通常被认为是一种认知和运动过度活跃的状态，其特征是过度或不适当的运动或言语活动，并具有明显的情绪唤醒。激越是一系列思维活动、情绪和行为从低到高不同程度的兴奋过程，且无法平静，严重时可表现为兴奋冲动、威胁、攻击、暴力、自伤等行为。激越状态的照护是指照护者在被照护者表现出明显的兴奋、冲动等反应时，正确评估被照护者的认知功能、心理状况、行为特点和日常生活活动能力，制订科学合理的日常生活计划，采用正确的沟通方式，使用正确的训练方法，指导被照护者参与非药物疗法，以促进被照护者提高认知，减少激越行为的发生。

二、激越状态的照护基本原则

1. 正确识别激越状态　被照护者激越状态通常因脑损伤后认知障碍引起，可能会导致思绪急促、情绪紧张、言语或行为的冲动表达，发生攻击、自伤、暴力行为等突发事件。因此，在激越发生时正确识别并及时处理、激越发生后正确反应避免后果显得尤为重要。

2. 正确区分易激惹及激越　易激惹是一种部分生理激越的心境，其特征是对感官刺激的敏感性增加和非认知调节的阈值降低，对通常不那么烦人的刺激表现出愤怒和/或攻击。几乎所有的躯体或精神疾病均可引起激越；而在DSM-5诊断系统中，易激惹可见于一部分精神障碍。

三、激越状态的照护方法

（一）激越状态相关评估

1. 激越行为的评估　脑血管疾病被照护者由于疾病的发展会出现语言或身体攻击行为、徘徊、幻觉、妄想等精神行为症状，其中激越行为是常见且具破坏性的行为之一，也是照护者最头疼的行为。激越行为主要分为四个方面：①身体攻击行为，如打人、咬人、掷物等。②身体非攻击行为，如不恰当的处理物品、藏匿物品、徘徊、机械性的重复动作等。③语言攻击行为，如谩骂、大声尖叫、侮辱或者骚扰别人等。④语言非攻击行为，如抱怨，重复性说某些话、词语或问题等。照护者可根据激越行为评估表评估被照护者激越行为的有无和严重程度,该量表评估最近 2 周各项行为的发生情况,1 为从未出现,2 为≤1 次 / 周,3 为 1~6 次 / 周,4 为发生,5 为每小时发生,如每组行为中有多种行为发生,则把出现的次数加起来(表 9-1)。

表 9-1　激越行为评估表

行为类型	行为表现	评分
1. 躯体攻击行为	打人、踢人、推人、咬人、用指甲抓人 / 自己;攻击性啐吐;扔撕东西、破坏物品;伤害自己;不恰当性行为	1 2 3 4 5
2. 语言攻击行为	诅咒、骂人;语言恐吓或威胁;与性有关的脏话;尖叫	1 2 3 4 5
3. 徘徊 / 游荡	无目的地持续来回走动;无目的地走出房间或大门;进入他人房间、办公室等	1 2 3 4 5
4. 藏 / 储藏物品	将物品放在隐藏的地方;收集无明显用途的物品	1 2 3 4 5
5. 重复动作	重复拍打、敲击、摇晃、拨弄、捻弄、揉搓、穿脱鞋子;在身上 / 物体上找东西;在空中、地板上找想象的东西	1 2 3 4 5
6. 不恰当地处理物品	拿不属于自己的东西;在抽屉里翻寻;移动家具;玩弄食物;涂抹粪便	1 2 3 4 5
7. 不恰当地穿衣衣服	穿衣不当,如把裤子套在头上;在公共场合 / 不适宜的地方脱衣服	1 2 3 4 5
8. 反复问或说同一件事	反复问同一个问题;反复说同一件事	1 2 3 4 5
9. 持续要求帮助或引人注意	言语或非语言的唠叨、抱怨、请求、命令	1 2 3 4 5
10. 发出奇怪的声音	无原因地大声哭、呜咽、怪笑;磨牙	1 2 3 4 5

2. 激越行为的原因 / 诱发因素的评估　脑血管疾病的被照护者缺乏情绪控制能力和语言表达能力,一些原因或诱发因素出现时,被照护者由于易激惹容易发生激越行为,通过对比汇总的激越行为发生的常见原因,明确被照护者的需求,帮助照护者做出相应的改变(表 9-2)。

表 9-2 激越行为诱因评估表

类别	内容
躯体因素	➢ 躯体不适症状：如饥饿、口渴、皮肤瘙痒、便秘、体温>38℃、尿潴留、粪 坎塞、血糖过高／过低等 ➢ 药物不良反应
环境因素	➢ 环境陌生（新换住所或房间） ➢ 环境缺乏私密性 ➢ 环境嘈杂 ➢ 温度过低／过高（以 20~22℃为宜） ➢ 湿度过低／过高（以 60% 为宜） ➢ 光线过亮／昏暗 ➢ 环境中有恐惧或讨厌的声音、色彩 ➢ 环境中缺乏视觉、听觉、触觉、嗅觉刺激
精神心理因素	➢ 幻觉：如幻听、幻视 ➢ 妄想：如被窃妄想、被害妄想、坚信住所非自己家 ➢ 情绪低落、悲伤、焦虑、恐惧 ➢ 不安全感、挫败感、无聊感、缺乏归属感
照护者因素	➢ 照护者陌生 ➢ 照护者表现出负性情绪或态度 ➢ 照护者沟通与交流方式不当 ➢ 照护者行为不当，如强迫、急躁、暴露隐私 ➢ 照护者的语言或行为激发既往的负性经历 ➢ 照护行为与文化习俗相冲突

（二）环境准备

1. 环境安全管理 根据被照护者的认知水平、身体状况和行为习惯确定被照护者的环境安全需要；尽可能避免将被照护者安置于不熟悉的环境中（如不随意更换房间或者在没有熟人陪同的情况下会见陌生人）；选择同室病友时考虑环境审美特点。提供足够的空间利于被照护者安全走动；避免被照护者自行反锁在某一封闭空间；移走环境中潜在的危险物品（如松动的地毯）；避免使用警铃系统及按铃设备。

2. 生活环境管理 鼓励被照护者使用个人物品，如睡衣、睡袍、化妆用品；生活用品放置整齐并放在被照护者的视线之内；便桶和其他如厕用品不要放在被照护者视线之内；如果被照护者对镜子感到恐惧或困扰将其移除或覆盖；就餐前清理换药用品、排泄物以及残留气味。

3. 更衣环境管理 评估被照护者在穿脱衣物方面需要帮助的程度；为被照护者提供安全、隐私、温暖的更衣环境；在被照护者更换衣物的过程中，避免陌生人或异性打扰;选择衣物时考虑被照护者的年龄、习惯和喜好,征求被照护者意见,尽量减少选择束缚性衣物;将被照护者的衣物放在被照护者可以看到的地方(如床旁);避免被照护者被不必要的暴露,避免穿堂风,避免过热或过冷等情况。

(三) 激越状态的照护技巧

对于激越状态的被照护者来说,因其存在认知障碍,可表现为不适当的运动或言语活动,而且具有明显的情绪唤醒特点,所以在日常照护中更应注意对环境的准备,在进行饮食、如厕、沐浴等基础的重要的活动时更应注意避免不良刺激,在安全的前提下,确保各项照护内容顺利完成。

1. 饮食照护 照护者在协助被照护者饮食时,须考虑以下注意事项:营造愉快的进食环境(如把便盆尿壶放到看不到的地方);按照被照护者喜好安排食物;合理安排餐盘及餐桌上的摆设以促进食欲;正确摆放体位促进咀嚼和吞咽;必要时准备餐盘内的食物如剥掉蛋壳;避免将食物放在看不见的一侧;必要时使用围兜保护被照护者衣物;必要时使用把手较大的杯子;必要时使用不易碎稳固的餐具;被照护者还在咀嚼时不要将饮料或食物送到被照护者嘴里;进食结束时检查口腔有无食物残留;适当时记录摄入量。

2. 排泄照护 照护者在协助被照护者排便时须注意以下事项:屏风遮挡或独立卫生间如厕,注意保护被照护者隐私,避免异性在场;除去必须脱下的衣物,减少不必要的暴露;协助被照护者使用及清洁厕所、尿壶等;协助被照护者完成排尿排便后的清洁;排泄后为被照护者穿好衣物;保持床单元和衣物的清洁;检查被照护者皮肤完整性;适当时采用辅助器具如导尿管、缓泻剂;避免催促被照护者;适当时建立如厕记录表,按时(如每隔 24 小时)引导被照护者排泄。

3. 沐浴照护 照护者在协助被照护者沐浴时须注意以下事项:根据被照护者以往的沐浴习惯和/或文化传统进行个体化的沐浴;脱衣和沐浴过程中确保隐私安全;使用舒适的沐浴设备;使用熟悉的沐浴用品以促进放松;确保水温适宜;采取灵活的方式让被照护者选择沐浴的时间和形式(淋浴、盆浴、海绵浴);尽可能避免"沐浴"或者"淋浴"等词汇以减少焦虑;寻找沐浴的理由;避免快速进入沐浴,缓慢开始沐浴,从把水滴到手上开始;减少冷的感觉(如温热的毛巾、最后洗脸和洗头发);清洗下肢时用温热的毛巾包住被照护者的头部和肩膀;有足够的时间,从容协助被照护者沐浴;在浴室里给被照护者脱衣服时讨论一些感兴趣的事而不是沐浴本身;对被照护者的感受做出恰当的反应;温柔的说服被照护者而不是强迫被照护者;使用柔和、肯定的语气;轻柔的触摸被照护者;尽可能鼓励被照护者协助沐浴;用转移注意力的方式而不是直接对抗的方式管理被照护者的行为;保持环境安全、安静;如果活动会引起疼痛,沐浴前给予止疼药物;沐浴过程中提供浴袍或者其他可以抓握的东西;沐浴后涂抹润肤乳。

（四）注意事项

1. 对躯体不适症状引发的情绪和行为问题,应与医生协商对症处理躯体问题。

2. 对长期卧床者,可提供贴近被照护者原有生活习惯及兴趣爱好的感官刺激。

3. 与被照护者沟通时,应放慢语速,采用简单、直接的语言,给出反应时间,如出现过激情绪,应立即停止沟通。

加 油 站

保护性约束使用及注意事项

为限制脑血管疾病患者的激越行为和其他危险行为,许多照护者使用身体约束以保护被照护者。然而约束会给被照护者带来生理、心理以及社会方面的负性结果,不恰当地使用身体约束甚至会造成被约束者死亡。国外许多国家都已制定相关指南规范约束的应用,而且使用最少的约束已成为各国的共识。当在居家照顾过程中不得不使用约束时,必须考虑约束的强度、时间给被约束者身体和心理带来的影响。在决定使用约束前应考虑所有的替代方法,并用最轻的约束形式满足需求。可供参考的替代方法包括通过个性化的生理、心理、行为、环境的干预,以患者的需要为基础,考虑抗精神病药物的使用。低床和特殊的椅子对于老年人来说更舒适,适合的马桶和床头报警器均可以降低伤害的风险和避免使用约束措施。

划 重 点

脑血管疾病被照护者产生激越行为时,照护者应重点评估被照护者的激越行为发生情况和导致激越行为的原因和诱因,确保在激越发生时正确识别并及时处理激越发生后正确反应,避免后果。日常照护时做好环境准备,在饮食、排泄、沐浴时注意保持被照护者舒适,避免对被照护者产生不良刺激,诱发激越行为。存在躯体不适时应及时就医,防止因躯体原因导致激越行为发生。

试 试 手

思考题

1. 脑血管疾病被照护者评估需求时应遵循什么原则？
2. 如何对因沐浴问题产生激越行为的被照护者进行沐浴照护？

第四单元
常用沟通技巧

小 案 例

李爷爷,73 岁,半年前发生过一次脑卒中,经过住院治疗,基本恢复正常,没有明显肢体瘫痪,生活能自理。近三个月来,李爷爷好像换了一个人似的,脾气变得很差,常为一些鸡毛蒜皮的事大发脾气,与家人沟通时常常动不动就发脾气,有时心情低落,不愿与人说话,照护者自觉很用心地照顾,但总是得不到被照护者的理解,被照护者家属为此烦恼不已,身心疲惫,作为被照护者家属,在照护中有哪些沟通技巧可用呢?

一、居家照护面临的问题及潜在风险

被照护者情绪不稳定,易激惹,存在抑郁情绪,照护者缺乏沟通技巧,易导致家庭不和睦,产生家庭矛盾,被照护者激越行为增加,照护者身心俱疲。被照护者家属对被照护者进行照护时,需要了解被照护者的内心所想与需求,如不应用相应的沟通技巧,有可能影响被照护者的情绪稳定,甚至可能影响家庭和睦的氛围。

二、家庭照护应掌握的技能

1. 熟悉与脑血管疾病被照护者常用的沟通技巧及注意事项。
2. 熟练地将沟通技巧运用到与被照护者互动的情境中。

跟 我 学

一、常用沟通技巧基本知识

发生脑血管疾病的被照护者,因为其生活、身体甚至心理都受到不同程

223

度的影响,因而在日常生活中可能会存在一些难沟通、难交流、难满意的情况。常用沟通技巧是指在被照护者和照护者之间的信息以及情感需要等心理因素的传递与交流的过程中,采用的有效方法和技巧,帮助照护者取得被照护者的主动配合,缓解被照护者的紧张情绪,提高被照护者日常护理的依从性,避免家庭矛盾的发生,有助于良好家庭关系的建立。

二、沟通基本原则

1. 主动关心被照护者,建立彼此信任关系　照护者以温和的语言、真挚的情感、和蔼的态度,主动关心被照护者,以赢得被照护者的信任。

2. 寻找话题切入点　照护者需有一颗仁爱之心,沟通时要为被照护者创造一个舒适的环境,制造一种融洽的气氛,以鼓励被照护者表达内心的感受,激励其潜在的热情,调动自身的积极性,消除影响疾病恢复的不良情绪,达到早日恢复健康的目的。

3. 把握谈话内容　脑血管疾病被照护者因疾病常导致后遗症的发生,内心存在自卑、绝望等消极想法,因此照护者在与被照护者交谈时需把握谈话内容,避免触及被照护者不愿提及的内容,根据被照护者心理,灵活把握谈话节奏,切忌强硬交谈,当谈话不愉快时,应立即停止话题。

4. 学会倾听　认真倾听有时比任何沟通技巧都重要和有效。照护者与被照护者交谈时不要打断被照护者,学会倾听被照护者的心声,发现被照护者的需求,才能为被照护者提供相应的照护。

三、常用沟通技巧

脑血管疾病被照护者在疾病进展或出现后遗症时,更易出现困惑或情绪问题,这些问题可对个人理解或处理信息的能力产生重大影响,直接影响被照护者与人沟通的效果。因而在一些特定场合或特定时段下,与被照护者沟通应注意方式方法,如被照护者不明确表达其想法、意愿或情绪时,照护者需告知被照护者近来发现的一个新问题时、对疾病预后及康复护理目标进行探讨时等情况。

(一)识别并回应情绪

照护者应能够发现并识别被照护者的情绪,同时做到站在被照护者的角度,设身处地地为被照护者着想,这样可以改善被照护者对疾病的理解和生活质量。被照护者可能不愿意向照护者透露他们的困扰,因为他们害怕成为负担,被评判,甚至被拒绝治疗。因而照护者应善于发现线索,听出弦外之音,例如"我一直在想后遗症还能不能恢复了",这实际上可能是一种焦虑或内疚的表达,这些线索为照护者提供了一个提供情感支持的机会。这里提供了一个回应被照护者情绪的例子(表9-3)。

表9-3 对话范例——回应情绪

被照护者/照护者	对话范例	总结
照护者	我知道你有多沮丧,你应该也很生气吧	命名情绪
被照护者	我当然生气了!我一直都很痛苦。我也不是不知道这意味着什么	
照护者	我能理解你为什么生气,听起来你已经忍受了一段时间无法忍受的痛苦了。我想知道,你的痛苦对你来说意味着什么	理解情绪
被照护者	这是我的疾病失控的另一个迹象,它夺走了我的一切,我几乎走不动,我可能都不能出去了。我都困在床上一整天了	
照护者	那一定很可怕	命名情绪
被照护者	(停顿了一下)是的,我很害怕……不知道该怎么办	
照护者	我很感动,不管你有多么痛苦,多么不堪重负,你今天还是在坚持锻炼	尊重被照护者赞美
被照护者	(在椅子上叹了口气,放松下来)	
照护者	我真的很高兴你能坚持,我会尽我所能帮助你,让这段疾病经历对你来说不那么沉重	支持被照护者
被照护者	对不起,我对你发火了	
照护者	我理解你的沮丧,后遗症以不同的方式影响着不同的人,为了确保我以最好的方式帮助你,让我了解你的症状是如何影响你的。你提到你走路有困难,那你能告诉我更多关于你的痛苦是如何影响你的生活的吗	探索情感

(二) 交代负面消息

照护者需要告知被照护者近来发现的一个新问题或坏消息时,应尽量选择安静的环境,并避免干扰。通过坐下来表示对被照护者和谈话的尊重。若这个新问题或坏消息比较重大,可以通过提前口头向被照护者预警的方式帮助其做好准备,并注意一定简明扼要地陈述。并关注被照护者对这个消息的理解,例如"你对这个消息有何看法?"被照护者可能会有不同程度和类型的情绪反应,包括理解、恐惧、愤怒或接受。照护者应该对任何表达的情绪都给予接纳,以确保被照护者感到受到支持。

(三) 讨论预后

大多数脑血管疾病被照护者更喜欢对自己的疾病和预期的疾病轨迹有一

个清晰的认识。应了解被照护者希望得到的预后信息,同时要确保能够提供真实的预后评估和避免不切实际的乐观,并应承认预测的不确定性。可以适当地列举出最好的情况/最坏的情况。在预后讨论的基础上,关注被照护者的情绪反应,照护者应站在被照护者的角度去理解并支持他。这里提供了一个讨论预后的例子(表9-4)。

表9-4　对话范例——讨论预后

被照护者/ 照护者	对话范例	总结
照护者	你知道你的病情会如何发展吗	询问被照护者知道些什么
被照护者	不知道	
照护者	一些被照护者认为讨论未来可能发生的事情是有帮助的,但有些人不愿意这样做。你想讨论一下吗	询问被照护者想知道什么
被照护者	我想进行讨论。这样我就知道会发生什么,我希望自己能够制订计划	
照护者	你说的"希望"是什么意思	找出有帮助的信息
被照护者	你知道,我还有机会站起来吗?还能工作吗?我真的不知道。我觉得我还没准备好谈这个话题。	
照护者	讨论这个问题时,心情复杂是很正常的。你觉得现在讨论这个问题合适吗,还是等下次再谈	预期的矛盾心理
被照护者	不,我现在就准备好了	
照护者	首先,我不知道你还能不能好。我能提供给你的最好答案是根据你的整体临床情况进行评估。我认为我们可能需要准备好长期面对这种情况	提供信息
被照护者	(沉默)哦,好的	
照护者	听到这个消息一定很难过	跟踪情绪
被照护者	是的,但我想这正是我想听到的。事实上,你这么说对我会有所帮助	

(四)讨论护理目标

护理目标可能需要不断设立和修订,而这一过程需要照护者与被照护者的共同参与。前提工作是需要确定被照护者的目标、希望、担忧、价值观、优先事项和偏好。如果被照护者的目标不能切实实现,照护者可以帮助被照护者重新设定目标,这样就能保持希望,确定可实现的目标。

关于护理目标的理想对话是这样的:①首先确定被照护者对疾病的了解;②分享有关疾病的知识;③允许有时间处理情感和共情反应;④获取被照护者关于价值、担忧和优先事项的信息;⑤总结分享的信息,以使被照护者确信这些信息被倾听;⑥提出关于以同理心和沟通优先事项为导向的护理目标的建议。这些目标不应该以治疗为中心,而应该更多地以被照护者的价值观为中心,基于被照护者的期望制订切实可行的护理目标。

(五) 非语言沟通

非言语沟通在我们与他人沟通时占了约93%的比例,特别是当被照护者语言能力衰退,理解和表达能力不足时,非语言沟通显得更为重要。照护者的关怀及平和的态度可促进非语言沟通,保持眼神接触方便照护者留意被照护者的情绪表现及反应,身体接触可有效缓解被照护者的激越情绪,保持其心理和精神稳定。

(六) 注意事项

1. 熟练的沟通源于积极地倾听、有意图地说话,整个过程照顾被照护者的情绪。

2. 运用非语言沟通方式传递情感,适时适地的触摸,保持目光的接触,适时的沉默和投入的倾听。

3. 只强调重要的事情,不必事事都管,多些耐心和理解。

加　油　站

共情的应用

与脑血管疾病被照护者沟通时,使用共情技巧能使被照护者感觉自己被理解、被接纳,鼓励并促进被照护者自我表达,有助于情感的宣泄,促进双方彼此了解。简单说起来,共情就是设身处地为他人着想。共情首先要注意内容反应,即把被照护者的主要言谈、思想加以综合整理,再反馈给被照护者,以达到加强理解、促进沟通的目的。其次,要注意情感反应,即把被照护者陈述的有关情绪、情感的主要内容经过概括、综合与整理,用自己的话反馈给被照护者,加强被照护者情绪、情感的理解。

划　重　点

　　与脑血管疾病被照护者沟通前,照护者应重点评估被照护者的认知情况、精神和情绪状态以及对疾病的了解程度,沟通时态度温和、语气柔和,采用共情的方法,注重聆听被照护者的心声,识别被照护者负面情绪并予以回应,在讨论预后、交代负面消息和制订护理计划时注意相关事项。站在被照护者的立场,不强迫被照护者接受,劝说被照护者时从小事开始,照护者率先自我开放,提出自己的情感、思想、经验与被照护者分享,增加被照护者的认同感和信任感,鼓励被照护者打开心扉。

试　试　手

思考题

　　1. 当与本案例中的李爷爷讨论预后时应当如何沟通?

　　2. 与有抑郁情绪的李爷爷沟通需要注意哪些问题?

附 录

师资必读

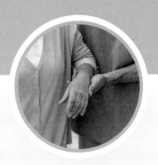

概　述

一、"师资必读"设置目的

脑卒中患者常遗留各种后遗症和功能障碍,长时间卧床也会出现肌肉萎缩、关节挛缩变形等问题,导致患者生活不能自理。目前,脑血管疾病患者出院后照护主要依靠患者家属提供,同时还有一部分依托养老机构、家政机构保姆等提供。然而,目前无论是家庭还是照护机构,为脑血管疾病患者提供的照护服务水平参差不齐,如何保证脑血管疾病患者由医院向居家护养环境转换后,照护者也能同步地、同质化的掌握最核心的照护技巧,这是脑血管疾病患者居家护养面临的一个重要的现实问题。医护人员不仅需要承担着居家护养知识普及的责任,也需要作为重要的传播力量,对主要的操作技术进行培训。

因此,为延长和优化"治疗 - 康复 - 长期护理"的服务链条,使照护者有章可循,有据可依,为患者提供更加科学、适宜、连续性的健康服务。本书附有"师资必读"部分,旨在为医疗机构内的专业师资人员提供培训参考,进而将居家护养技术向护理员(护工)或居家照护者推广与普及。同时,本书也可作为无相关专业基础照护人员的自学材料,通过学习可以更直观和有针对性地检视和评价居家照护相关技术操作的执行程度和效果,为被照护者提供更加专业、优质的照护,从而为落实供给侧结构化调整、满足多元化医疗护理服务需求提供有效支撑,满足医院、社会、家庭全面、全程、连续的健康照护需求。

二、实训活动组织流程

1. 实训任务设计　　作为脑血管疾病居家护养技术传播的师资,实训活动的核心在于实训任务的设计。培训前,由培训师资结合课程内容、培训对象的文化水平、技能水平、学习需求等情况进行实训任务的设计。内容涵盖综合考评设计、实训课程安排、分组实训组织三个部分。综合考评设计是以模拟居家照护实际案例的方式,在情景中完成理论知识和技术操作的考核;实训课程安排包括理论讲解和技术操作,以居家照护情景实例作为切入点,提出问题,引发学员思考,再以问题为导向确定理论和实训的学习目标,培训师资围绕操作要点及注意事项进行讲解和示范;分组实训组织的目的在于通过实践进一步强化培训效果,锻炼动手能力,在实训中针对学员存在的问题逐一指导、纠偏,最后集中进行课堂反馈与交流,达到全体学员培训同质化的目的。实训任务设计框架,如下表所示。

实训任务设计框架

综合考评设计	以模拟居家照护实际案例的方式,在情景中完成理论知识和技术操作的考核
实训课程安排	统筹可进行 1 学时理论讲解,1 学时技术操作
分组实训组织	1. 以居家照护情景实例作为切入点,提出问题,引发学员思考 2. 以问题为导向确定理论和实训的学习目标 3. 围绕操作要点及注意事项进行讲解和示范 4. 实训中针对学员存在的问题逐一指导、纠偏 5. 课堂反馈与交流
备注	居家照护人员和护理员完成实训任务

2. 实训后综合考核评价 实训任务完成后,开展多维度考核。考评结构以实际被照护者的照护需求作为考核情景,进行理论知识和技术操作相结合的综合考评,考核比重为操作技能占 60%(包括操作前准备、操作步骤),相关知识占 20%(可以以提问形式开展),人文素养及被照护者的满意度占 20%。每一项评分等级均分为 A、B、C、D 四个层次,按照等级高低,对应分值逐级递减。每一项技术考核评分表如后各章节技术评分表所示。

第一章　疾病基本常识

生命体征测量技术评分,如附表 1-1。

附表 1-1　生命体征测量技术评分

项目	项目总分	操作要求	评分等级及分值				实际分值
			A	B	C	D	
操作前准备	10	**评估** 评估被照护者额头部位皮肤有无破损、有无覆盖物;评估被照护者有无偏瘫,上肢有无动静脉瘘、输液、血栓、PICC 置管等不适宜测量血压的情况,了解平时血压情况	5	3	2	1	
		准备 1. 被照护者准备　测量前 30 分钟内不可进行运动、进食、冷热饮、冷热敷、洗澡、坐浴、灌肠等活动 2. 用物准备　额温枪(红外线测温仪)、血压计、小毛巾、手表	5	3	2	1	
操作步骤	50	**体温测量** 1. 协助患者取坐位或平卧位,取小毛巾擦拭额头汗液,使额头保持干燥	5	3	2	1	
		2. 将额温枪开机,感应器对准额头正中央(眉心上方)部位,保持垂直,距离测量部位 3~5 厘米,按下测量键,读数并记录数值	5	3	2	1	
		血压心率测量 1. 协助患者取坐位或仰卧位,手臂(肱动脉)与心脏呈同一水平,坐位时平第四肋,仰卧位时平腋中线,卷袖,露臂,手掌向上	5	3	2	1	

续表

项目	项目总分	操作要求	评分等级及分值				实际分值
			A	B	C	D	
操作步骤		2. 驱尽电子血压计袖带内空气,触摸肱动脉搏动位置,袖带标记 φ 处对准肱动脉缠于上臂,下缘距肘窝 2~3 厘米,松紧以能插入一指为宜	5	3	2	1	
		3. 开启电子血压计"测量"按键测量,测量进行中嘱患者不可移动身体和说话	5	3	2	1	
		4. 读数,记录所测血压值,收缩压 / 舒张压(mmHg),心率(次 / 分),取下血压计,帮患者整理衣服	5	3	2	1	
		呼吸测量 1. 将食指与中指放于患者手腕内侧,做出测量脉搏的姿势,测量呼吸时不可告知患者	5	3	2	1	
		2. 眼睛观察患者胸部或腹部的起伏,一起一伏为一次呼吸	5	3	2	1	
		3. 看手表计时,测量 30 秒	5	3	2	1	
		4. 记录(次 / 分) 30 秒测得的呼吸频次乘以 2,即患者的呼吸次数	5	3	2	1	
提问	20		20	15	10	5	
人文满意	20		20	15	10	5	
总分	100						

第二章　清洁照护

穿脱衣物照护技术评分,如附表 2-1。

附表 2-1　穿脱衣物照护技术评分

项目	项目总分	操作要求	评分等级及分值				实际分值
			A	B	C	D	
操作前准备	10	1. 照护者准备　着装规范,穿戴整齐;用物准备齐全,合适的衣服、裤子和鞋袜	5	3	2	1	
		2. 操作前评估　评估被照护者意识状态、肢体功能、坐立位平衡及感觉功能情况,取得配合、参与;评估环境适宜操作	5	3	2	1	
操作步骤	50	1. 穿开襟上衣患侧开始、健侧结束,后领整洁	10	8	6	4	
		2. 穿套头衫患侧衣袖上拉至肘部以上,方便提拉	10	8	6	4	
		3. 脱开襟上衣健侧开始、患侧结束,先褪患侧衣领至肩以下	10	8	6	4	
		4. 穿脱裤子选择合适体位,顺序正确,提拉充分	10	8	6	4	
		5. 鞋袜摆放位置合适,协助时注意患肢保护	10	8	6	4	
提问	20		20	15	10	5	
人文满意	20		20	15	10	5	
总分	100						

床上擦浴居家照护技术评分,如附表 2-2。

附表 2-2　床上擦浴居家照护技术评分

项目	项目总分	操作要求	评分等级及分值				实际分值
			A	B	C	D	
操作前准备	10	1. 照护者准备　穿戴整齐,指甲不能过长;用物准备齐全	5	3	2	1	
		2. 操作前评估　评估被照护者肢体功能,肌力功能,感觉功能情况,讲解床上擦浴的重要性,取得配合、参与;环境评估准备,室温适宜	5	3	2	1	
操作步骤	50	1. 依据家居环境合理安排物品摆放	5	3	2	1	
		2. 患者体位舒适,方便操作	5	3	2	1	
		3. 注意保护患者隐私,与患者交流	5	3	2	1	
		4. 擦洗顺序正确,特殊眼部擦洗正确	10	8	6	4	
		5. 合理调节水温,不同部位更换清洁温水	5	3	2	1	
		6. 观察患者有无生命体征改变,嘴唇发白	5	3	2	1	
		7. 穿脱衣顺序正确	5	3	2	1	
		8. 操作时间不宜过长,患者皮肤不宜暴露时间过长	5	3	2	1	
		9. 洗手、记录	5	3	2	1	
提问	20		20	15	10	5	
人文满意	20		20	15	10	5	
总分	100						

头面部清洁居家照护技术评分,如附表 2-3。

附表 2-3　头面部清洁居家照护技术评分

项目	项目总分	操作要求	评分等级及分值				实际分值
			A	B	C	D	
操作前准备	10	1. 照护者准备　着装规范,穿戴整齐;用物准备齐全	5	3	2	1	
		2. 操作前评估　评估被照护者四肢的活动能力,能否坐起,能否完成自己洗脸,梳头等;评估环境适宜操作	5	3	2	1	
操作步骤	50	1. 依据患者实际情况,合理摆放体位	5	3	2	1	
		2. 采用手腕部皮肤测量水的温度适宜	5	3	2	1	
		3. 避免污水或泡沫进入患者耳道内	5	3	2	1	
		4. 揉搓动作敏捷、轻柔	5	3	2	1	
		5. 泡沫及污垢完全清除	10	8	6	4	
		6. 依据患者情况,完成头面部清洁,撤去用物	5	3	2	1	
		7. 整理用物和床单位	5	3	2	1	
		8. 检查患者枕巾、枕头、衣服、被褥有无潮湿,是否需要及时更换	5	3	2	1	
		9. 洗手、记录	5	3	2	1	
提问	20		20	15	10	5	
人文满意	20		20	15	10	5	
总分	100						

不能独立会阴冲洗患者居家照护技术评分,如附表 2-4。

附表 2-4　不能独立会阴冲洗患者居家照护技术评分

项目	项目总分	操作要求	评分等级及分值				实际分值
			A	B	C	D	
操作前准备	10	1. 照护者准备　着装规范,穿戴整齐;用物准备齐全,水温适宜	5	3	2	1	
		2. 操作前评估　评估被照护者会阴部情况、排便排尿异常情况、肢体功能及感觉功能情况,讲解会阴清洁的重要性,取得配合、参与;评估环境适宜操作	5	3	2	1	

续表

项目	项目总分	操作要求	评分等级及分值				实际分值
			A	B	C	D	
操作步骤	50	1. 帮助被照护者脱去健侧裤腿,盖在患侧腿部,并盖上浴巾,健侧腿用盖被遮盖保暖,依据被照护者实际情况,合理摆放体位	5	3	2	1	
		2. 戴手套,将尿垫置于被照护者臀下	5	3	2	1	
		3. 取冲洗壶,用手腕内侧试水温,水温适宜,滴少许冲洗液于阴阜,询问被照护者冷热程度	5	3	2	1	
		4. 第一遍冲洗时,避开尿道口,自阴阜一直向下冲至臀部,先冲净一侧后换一棉球同样冲净对侧,再用另一棉球自阴阜向下冲净中间。自上而下,由外向内,初步冲净会阴部的污垢、分泌物和血迹,冲洗时,一手持盛有冲洗液的水壶,另一手持棉球,一边冲刷一边擦洗	10	8	6	4	
		5. 第二遍冲洗时,以尿道口为中心,自内向外冲洗,先尿道口后两侧小阴唇,每一部位各更换一个棉球,并将冲洗后的棉球丢弃,冲洗时可据被照护者情况决定冲洗次数,直至冲净	10	8	6	4	
		6. 第三遍冲洗时,擦拭尿管,由尿道口向远端依次擦洗尿管的对侧→上方→近侧→下方,最后冲洗肛门并用洁净毛巾擦干,撤去尿垫	5	3	2	1	
		7. 整理用物和床单位	5	3	2	1	
		8. 洗手、记录	5	3	2	1	
提问	20		20	15	10	5	
人文满意	20		20	15	10	5	
总分	100						

完全辅助口腔清洁被照护者居家照护技术评分,如附表 2-5。

附表 2-5　完全辅助口腔清洁被照护者居家照护技术评分

项目	项目总分	操作要求	评分等级及分值				实际分值
			A	B	C	D	
操作前准备	10	1. 照护者准备　着装规范,穿戴整齐;用物准备齐全,漱口液温度适宜	5	3	2	1	
		2. 操作前评估　评估被照护者肢体功能、吞咽功能、感觉功能及口腔评估情况,讲解口腔清洁的重要性,取得配合、参与;评估环境	5	3	2	1	
操作步骤	50	1. 依据被照护者实际情况,合理摆放体位,照护者站位合理	5	3	2	1	
		2. 清点棉球数量,取用棉球湿润口唇	5	3	2	1	
		3. 检查口腔情况,有义齿者协助被照护者取出义齿	5	3	2	1	
		4. 协助被照护者进行漱口(意识障碍、昏迷被照护者不予漱口)	5	3	2	1	
		5. 采用正确手法及擦拭顺序为被照护者进行口腔清洁	10	8	6	4	
		6. 口腔擦拭完毕,协助被照护者漱口,干毛巾擦拭口角水渍,清点棉球数量	5	3	2	1	
		7. 必要时涂抹润唇膏或外用药	5	3	2	1	
		8. 依据被照护者情况,取舒适卧位整理用物和床单位	5	3	2	1	
		9. 洗手、记录	5	3	2	1	
提问	20		20	15	10	5	
人文满意	20		20	15	10	5	
总分	100						

第三章　饮食与排泄照护

不能独立进食患者居家照护技术评分,如附表 3-1。

附表 3-1　不能独立进食患者居家照护技术评分

项目	项目总分	操作要求	评分等级及分值				实际分值
			A	B	C	D	
操作前准备	10	1. 照护者准备　着装规范,穿戴整齐;用物准备齐全,食物温度适宜	5	3	2	1	
		2. 操作前评估　评估被照护者肢体功能、吞咽功能及感觉功能情况,讲解进食的重要性,取得配合、参与;评估环境	5	3	2	1	
操作步骤	50	1. 依据患者实际情况,合理摆放体位	5	3	2	1	
		2. 采用手腕部皮肤测量食物温度适宜	5	3	2	1	
		3. 用勺子盛 1/3 食物,食物量适宜	5	3	2	1	
		4. 协助患者下颌贴近前胸或偏向健侧肩膀	5	3	2	1	
		5. 将食物放置于患者健侧舌根部	10	8	6	4	
		6. 观察患者口腔咀嚼动作,有无食物溢出、呛咳、食物残留在口腔	5	3	2	1	
		7. 待充分咀嚼后,进行下一次进食照护	5	3	2	1	
		8. 依据患者情况,完成进食,整理用物和床单位	5	3	2	1	
		9. 洗手、记录	5	3	2	1	
提问	20		20	15	10	5	
人文满意	20		20	15	10	5	
总分	100						

使用轮椅到厕所如厕照护技术评分,如附表 3-2。

附表 3-2　使用轮椅到厕所如厕照护技术评分

项目	项目总分	操作要求	评分等级及分值				实际分值
			A	B	C	D	
操作前准备	10	1. 操作前评估　充分评估被照护者行动能力,准备合适的如厕方式	5	3	2	1	
		2. 照护者准备　确保从卧室到厕所的通道便于通行;如被照护者使用轮椅到厕所如厕,需要保证坐便器与轮椅高度持平,如被照护者坐在坐便器上双脚无法接触地面,则需要安放脚踏以增加稳固性;用物准备:轮椅	5	3	2	1	
操作步骤	50	1. 推被照护者至坐便器旁,使轮椅与坐便器成直角,便于被照护者起身后旋转坐下	5	3	2	1	
		2. 起身前需固定好轮椅制动,防止滑倒	5	3	2	1	
		3. 被照护者抓住墙面扶手缓慢起身,以健侧肢体足跟为旋转点,转动身体,使臀部正对马桶。不能独自站立的被照护者可由照护者双手环抱被照护者,将被照护者从轮椅转移至坐便器	10	8	6	4	
		4. 照护者协助被照护者脱掉裤子,完成排尿,排尿过程中不要催促被照护者	10	8	6	4	
		5. 待完成排尿后,照护者需要观察尿液的颜色、气味、量等有无异常	10	8	6	4	
		6. 排尿后协助被照护者穿裤子,冲洗坐便器	5	3	2	1	
		7. 按照下轮椅方法转移至轮椅,返回床上	5	3	2	1	
提问	20		20	15	10	5	
人文满意	20		20	15	10	5	
总分	100						

卧床使用排便器的患者排便照护技术评分,如附表3-3。

附表3-3 卧床使用排便器的患者排便照护技术评分

项目	项目总分	操作要求	评分等级及分值				实际分值
			A	B	C	D	
操作前准备	10	1. 评估 充分评估被照护者行动能力,准备合适的排便方式	5	3	2	1	
		2. 用物准备 对行动不便的患者可准备便携式马桶,卧床女性患者准备便盆,卫生纸、湿巾、尿不湿、纸尿裤、开塞露等	5	3	2	1	
操作步骤	50	1. 照护者将1张尿不湿铺于大便器中,使其充分覆盖大便器内部,以便排后丢弃,减少工作量。可事先用温水对大便器加热,擦干后使用,以免患者着凉	5	3	2	1	
		2. 照护者在被照护者臀部下方提前垫好两片尿不湿,一横、一竖交叉放置,最大限度防止排便过程中污染床单元	5	3	2	1	
		3. 患者取仰卧位,照护者协助其抬起腰部,若无法配合抬起腰部,可将一块方巾从患者腰部穿过,打好结,照护者一手挎过方巾借力抬起患者腰部,另一手将大便器置于患者身下,将大便器扁平侧朝向患者腰部,以免粪便溢出大便器。若照护者无法一手抬起患者腰部,可让患者取侧卧位,在臀部位置放好大便器,让被照护者变为仰卧位,臀部恰好置于大便器上,肛门位于大便器的正中间位置,将一张尿不湿盖于患者会阴上方,以免排便同时排尿,污染床单元	10	8	6	4	
		4. 患者膝盖弯曲呈一定角度以促进排便,在尿不湿上加盖毛毯,保护隐私,创造舒适的排便环境	10	8	6	4	
		5. 排便结束后,协助取侧卧位,取出大便器,用卫生纸或湿巾清洁肛门,如果残留粪便较多时,可用温水进行局部冲洗,擦洗动作应轻柔,以免造成皮肤破损	10	8	6	4	
		6. 擦拭干净后,协助患者穿好衣裤,洗手	5	3	2	1	
		7. 观察大便器内粪便有无颜色、性状、量等异常,取出大便器内尿不湿放入垃圾桶内,用清水冲净大便器晾干备用	5	3	2	1	
提问	20		20	15	10	5	
人文满意	20		20	15	10	5	
总分	100						

第四章　日常活动照护

不能独立翻身患者居家照护技术评分,如附表 4-1。

附表 4-1　不能独立翻身患者居家照护技术评分

项目	项目总分	操作要求	评分等级及分值				实际分值
			A	B	C	D	
操作前准备	10	1. 照护者准备　着装规范,穿戴整齐;用物准备齐全	5	3	2	1	
		2. 操作前评估　评估患者肢体障碍情况、配合能力、导管及皮肤情况,讲解翻身与肢体摆放的重要性,取得患者的配合与参与;评估环境	5	3	2	1	
操作步骤	50	1. 酌情移开床旁桌、椅等障碍物	5	3	2	1	
		2. 将被盖松动折叠至一侧	5	3	2	1	
		3. 根据之前的评估,将导管妥当固定	5	3	2	1	
		4. 协助患者正确摆放上肢	5	3	2	1	
		5. 将患者肩、腰、臀及下肢移于近侧	5	3	2	1	
		6. 正确将患者翻向对侧(根据不同的翻身法),将枕头放于患者背部以支持身体	5	3	2	1	
		7. 给予患者良肢位摆放,整理好床单位	10	8	6	4	
		8. 询问患者舒适度	5	3	2	1	
		9. 洗手、记录	5	3	2	1	
提问	20		20	15	10	5	
人文满意	20		20	15	10	5	
总分	100						

轮椅使用居家照护技术评分,如附表 4-2。

附表 4-2 轮椅使用居家照护技术评分

项目	项目总分	操作要求	评分等级及分值				实际分值
			A	B	C	D	
操作前准备	10	1. 照护者准备　着装规范,穿戴整齐;用物准备齐全	5	3	2	1	
		2. 操作前评估　评估被照护者精神状态、肢体和平衡功能,取得配合;评估环境,地面平坦、光线充足	5	3	2	1	
操作步骤	50	1. 将轮椅推至床边,椅背与床尾平齐,面向床头,翻起脚踏板	5	3	2	1	
		2. 帮助被照护者穿衣裤及鞋袜,照护者一手伸入被照护者的颈肩下,另一手伸入膝盖或小腿下,将被照护者扶起的同时稍转动,使其双脚垂下而靠床沿坐起	5	3	2	1	
		3. 照护者面对被照护者站立,双脚分开,一侧腿伸入被照护者两腿间,告知其将双手钩住照护者后颈,照护者双手环抱其腰部或双手提住其后腰裤,稍用力助其站立于地	10	8	6	4	
		4. 以照护者的身体为转轴,顺势将被照护者转入轮椅上	5	3	2	1	
		5. 推轮椅时嘱被照护者双手抓住轮椅扶手,尽量靠后坐,勿向前倾身或自行下车,下坡时要减慢速度	5	3	2	1	
		6. 扶被照护者下轮椅时要固定轮椅,翻起脚踏板	5	3	2	1	
		7. 上下坡时,应叮嘱被照护者扶好扶手	5	3	2	1	
		8. 被照护者自行使用轮椅时,在旁重点看护	5	3	2	1	
		9. 洗手、记录	5	3	2	1	
提问	20		20	15	10	5	
人文满意	20		20	15	10	5	
总分	100						

协助肢体障碍患者行走居家照护技术评分(双拐为例),如附表 4-3。

附表 4-3　协助肢体障碍患者行走居家照护技术评分(双拐为例)

项目	项目总分	操作要求	评分等级及分值				实际分值
			A	B	C	D	
操作前准备	10	1. 照护者准备　着装规范,穿戴整齐;用物准备齐全,助行器性能完好	5	3	2	1	
		2. 操作前评估　评估被照护者神志、意识状况及四肢活动状况,取得配合、参与;评估环境,地面平整、光线充足	5	3	2	1	
操作步骤	50	1. 协助被照护者坐起,适应 5~10 分钟,双腿垂于床边,协助穿鞋	5	3	2	1	
		2. 双拐共同垂直放在身体两侧,双手抓住拐杖的手柄,被照护者前倾并推起站立	5	3	2	1	
		3. 保持身体平衡,将一只拐杖小心地放在健侧的腋下	5	3	2	1	
		4. 将另一只拐杖小心地放在被照护者的腋下,采取 3 点位式站立	5	3	2	1	
		5. 将双拐撑在双脚两侧的前方,保持身体的平衡;两个拐杖顶部尽量压在双侧肋骨上,勿将腋窝直接顶在拐杖上(以防损伤腋神经),伸直肘部,用双手支撑体重	10	8	6	4	
		6. 双拐同时向前移动,向前移动患肢于双拐之间同一平面	5	3	2	1	
		7. 再向前摆动健肢,放在双拐的前方;不断重复:双拐 - 患肢 - 健肢	5	3	2	1	
		8. 依据被照护者情况,完成行走,整理用物和床单位	5	3	2	1	
		9. 洗手、记录	5	3	2	1	
提问	20		20	15	10	5	
人文满意	20		20	15	10	5	
总分	100						

第五章　常见管路维护

留置胃管推注营养液技术评分,如附表 5-1。

附表 5-1　留置胃管推注营养液技术评分

项目	项目总分	操作要求	评分等级及分值				实际分值
			A	B	C	D	
操作前准备	10	**评估** 1. 评估胃肠道情况,有无腹部不适、恶心呕吐、腹泻、便秘等情况 2. 评估鼻胃管位置,是否与置管时标记的长度一致 3. 评估鼻胃管固定情况,观察鼻贴有无松动、卷边、潮湿等情况,鼻胃管固定处皮肤和黏膜受压情况 4. 评估鼻胃管通畅情况,回抽胃液,注入少量温水,判断有无阻力 5. 评估胃残留量情况　回抽胃内容物,并观察其性状及量	5	3	2	1	
		准备 1. 照护者准备　洗手 2. 体位准备　被照护者的头部和上半身抬高 30°~45° 3. 用物准备:营养液(38~40℃,均匀无渣)或药液、灌食器、温开水适量、纸巾 4. 温水及营养液温度测试　将灌食器放于手臂内侧测试温度,以不觉烫为宜	5	3	2	1	

续表

项目	项目总分	操作要求	评分等级及分值				实际分值
			A	B	C	D	
操作步骤	50	1. 鼻饲前先使用灌食器缓慢注入20~30毫升温水	5	3	2	1	
		2. 使用灌食器抽吸营养液,少量多次推注,每次250~400毫升,速度均匀缓慢。抽吸营养液时将鼻胃管开口处反折或关闭,避免进入空气	10	8	6	4	
		3. 鼻饲完毕后再次注入20~30毫升温开水冲净管壁	10	8	6	4	
		4. 将鼻胃管端帽盖紧,并用纱布包好	10	8	6	4	
		5. 整理床单位,嘱被照护者维持半卧位或坐位30~60分钟	10	8	6	4	
		6. 洗净灌食器备用,洗手	5	3	2	1	
提问	20		20	15	10	5	
人文满意	20		20	15	10	5	
总分	100						

留置鼻肠管泵入营养液技术评分,如附表5-2。

附表5-2　留置鼻肠管泵入营养液技术评分

项目	项目总分	操作要求	评分等级及分值				实际分值
			A	B	C	D	
操作前准备	10	评估 1. 评估胃肠道情况,有无腹部不适、恶心呕吐、腹泻、便秘等情况 2. 评估鼻肠管位置,是否与出院时标记的长度一致 3. 评估鼻肠管固定情况,观察鼻贴有无松动、卷边、潮湿等情况,鼻肠管固定处皮肤和黏膜受压情况 4. 评估鼻肠管通畅情况,回抽肠液,注入少量温水,判断有无阻力	5	3	2	1	

续表

项目	项目总分	操作要求	评分等级及分值 A	评分等级及分值 B	评分等级及分值 C	评分等级及分值 D	实际分值
操作前准备	10	**准备** 1. 照护者准备　洗手 2. 体位准备　被照护者的头部和上半身抬高30°~45° 3. 用物准备　营养液(38~40℃,均匀无渣)、肠内营养泵、肠内营养输注器、温开水适量、纸巾 4. 温水及营养液温度测试　将灌食器放于手臂内侧测试温度,以不觉烫为宜	5	3	2	1	
操作步骤	50	1. 鼻饲前先使用灌食器缓慢注入20~30毫升温水	5	3	2	1	
		2. 将肠内营养泵妥善固定,连接并打开电源	5	3	2	1	
		3. 按照仪器使用说明书安装肠内营养输注器	5	3	2	1	
		4. 排净肠内营养输注器内空气	5	3	2	1	
		5. 将肠内营养输注器连接至鼻肠管末端,开始输注	5	3	2	1	
		6. 设置合适的泵入速度和泵入量	5	3	2	1	
		7. 鼻饲完毕后再次注入20~30毫升温开水脉冲式冲净管壁	5	3	2	1	
		8. 将鼻肠管端帽盖紧,并用纱布包好	5	3	2	1	
		9. 整理床单元,嘱被照护者维持半卧位或坐位30~60分钟	5	3	2	1	
		10. 取下肠内营养输注器及肠内营养泵,洗净灌食器备用,洗手	5	3	2	1	
提问	20		20	15	10	5	
人文满意	20		20	15	10	5	
总分	100						

留置胃造瘘换药技术评分,如附表 5-3。

附表 5-3　留置胃造瘘换药技术评分

项目	项目总分	操作要求	评分等级及分值				实际分值
			A	B	C	D	
操作前准备	10	**评估** 1. 评估胃造瘘位置,在皮肤瘘口处做管路标记,观察刻度及管路标记是否在原位 2. 评估瘘口周围皮肤情况,观察瘘口周围皮肤有无红肿、切口有无渗液,是否存在肉芽肿组织增生 3. 评估胃造瘘固定情况,管路的内外垫固定时应松紧适宜,有无牵拉、受压、打折	5	3	2	1	
		准备 1. 照护者准备　洗手 2. 体位准备　协助被照护者取平卧位 3. 用物准备　碘伏、棉签、纱布、胶布	5	3	2	1	
操作步骤	50	1. 打开外固定夹及外垫片	5	3	2	1	
		2. 去除纱布,完全暴露需要换药的伤口,在清洁切口或更换敷料时要观察切口周围皮肤有无红、肿、热、痛,敷料上引流物的情况,置管处有无渗漏等	5	3	2	1	
		3. 使用碘伏棉签环形消毒导管周围皮肤3遍,由内向外,范围5~10厘米	5	3	2	1	
		4. 消毒导管,由下到上,范围5厘米	5	3	2	1	
		5. 消毒外垫片	5	3	2	1	
		6. 转动固定夹和导管,同时轻轻地将导管推进1~2厘米再拖回原位	5	3	2	1	
		7. 垫开口纱布	5	3	2	1	
		8. 固定外垫片,松紧适宜	5	3	2	1	
		9. 夹紧固定夹,胶布固定纱布	5	3	2	1	
		10. 整理用物,洗手	5	3	2	1	
提问	20		20	15	10	5	
人文满意	20		20	15	10	5	
总分	100						

气管切开换药技术评分,如附表 5-4。

附表 5-4 气管切开换药技术评分

项目	项目总分	操作要求	评分等级及分值				实际分值
			A	B	C	D	
操作前准备	10	**评估** 1. 气道分泌物情况 2. 气切切口有无渗血、渗痰、渗液,切口周围皮肤有无红肿、皮下气肿(按压皮肤有捻发音、踏雪感)等 3. 气切套管固定带松紧度、洁净度 4. 气囊压力,金属套管没有气囊,无须评估	5	3	2	1	
		准备 1. 照护者准备 洗手 2. 被照护者准备 照护者给予按需吸痰,并确保禁餐时间至少 30 分钟 3. 用物准备 一次性换药包、75% 酒精、灭菌注射用水、酒精棉球(至少 5 个)、盐水棉球或碘伏棉球(至少 10 个)、气切敷料(开口纱布或泡沫敷料)、无菌纱布、气切套管固定带、一次性手套,放置备用内套管的套管盒,消毒好的备用内套管 4. 体位准备 照护者协助被照护者平卧,暴露颈部(必要时肩部垫软枕)	5	3	2	1	
操作步骤	50	1. 去除敷料 取下原有敷料,洗手	5	3	2	1	
		2. 开换药包 打开换药包,戴一只手套,将弯盘置于被照护者近端视为污物盘。将消毒备用内套管用灭菌水冲洗后放入换药包内待干备用,戴另一只手套	10	8	6	4	
		3. 消毒 用 4 个酒精棉球对切口周围皮肤进行消毒,依次为对侧上颈部、下颈部、近侧上颈部、下颈部,由外至内进行消毒,消毒面积为 8 厘米 ×8 厘米。再用盐水棉球(当切口感染时使用碘伏棉球)擦拭切口周围及气管套管双翼,顺序为对侧、上侧、近侧、下侧、对侧翼、近侧翼,再消毒上侧和下侧	10	8	6	4	
		4. 更换敷料 消毒待干后放置气切敷料,先远侧后近侧,敷料必须完全覆盖气管切开处	10	8	6	4	
		5. 固定 检查气切绳污染程度及松紧度,以能伸进一指为宜,并垫纱布以保护皮肤	10	8	6	4	
		6. 协助被照护者取舒适体位,整理用物,洗手	5	3	2	1	
提问	20		20	15	10	5	
人文满意	20		20	15	10	5	
总分	100						

第六章　安全用药

口服给药技术评分，如附表 6-1。

附表 6-1　口服给药技术评分

项目	项目总分	操作要求	评分等级及分值				实际分值
			A	B	C	D	
操作前准备	10	照护者洗手；备温开水，放置被照护者床旁；了解服用药物的使用方法和注意事项	5	3	2	1	
		根据医嘱指导，核对准确，备齐口服药。 1. 固体药（片剂或胶囊）　取所需药量放入容器中 2. 液体药 (1)检查药液，将药液摇匀 (2)打开瓶盖，瓶盖内面朝上放置 (3)用量杯量取，一手举起量杯，视线与刻度平行，另一手覆盖药瓶标签，将药液倒入所需刻度 (4)擦干瓶口，拧紧瓶盖 再次核对药名和剂量是否准确	5	3	2	1	
操作步骤	50	1. 告知被照护者药品的功效和配合的事项	5	3	2	1	
		2. 被照护者尽量坐起。鼻饲者将床头抬高30°~45°	5	3	2	1	
		3. 协助被照护者服药，温水送服，酌情可以使用吸管	10	8	6	4	
		4. 确定被照护者服药后可离开	5	3	2	1	
		5. 协助被照护者取舒适体位。鼻饲者可保持床头抬高至少 30 分钟	10	8	6	4	
		6. 清理装药容器	5	3	2	1	
		7. 照护者洗手	5	3	2	1	
		8. 观察被照护者服药后的反应	5	3	2	1	

续表

项目	项目总分	操作要求	评分等级及分值				实际分值
			A	B	C	D	
提问	20		20	15	10	5	
人文满意	20		20	15	10	5	
总分	100						

雾化吸入技术评分,如附表6-2。

附表6-2 雾化吸入技术评分

项目	项目总分	操作要求	评分等级及分值				实际分值
			A	B	C	D	
操作前准备	10	照护者了解雾化吸入药物的使用方法和注意事项;根据医嘱指导,核对药名与剂量;洗手,抽取雾化药	5	3	2	1	
		为被照护者清洁口腔分泌物和食物残渣,确保雾化吸入治疗前1小时未进食,选择合适的雾化吸入器(能够配合通常首选口含器,若无法配合可选用面罩)	5	3	2	1	
操作步骤	50	1. 指导被照护者进行雾化吸入的配合	5	3	2	1	
		2. 被照护者采用舒适的坐位或半卧位,或取侧卧位并抬高床头	5	3	2	1	
		3. 安装并检查雾化装置,将雾化吸入器连接至氧源或家用型雾化器上	5	3	2	1	
		4. 按医嘱将配置好的药液放入雾化吸入器内	5	3	2	1	
		5. 氧气驱动雾化 调节氧流量,一般为每分钟6~8升。观察出雾情况。空气压缩雾化器应接通电源,打开电源开关	5	3	2	1	
		6. 指导被照护者含住口含器或戴上面罩,指导配合要点为用嘴深吸气、鼻呼气方式进行深呼吸,持续雾化15~20分钟	5	3	2	1	
		7. 照护者洗手	5	3	2	1	
		8. 观察被照护者雾化后的反应。有无呼吸急促、剧烈咳嗽、喘息等情况	5	3	2	1	
		9. 取下雾化吸入器,关掉空气压缩雾化器	5	3	2	1	
		10. 协助其漱口或进行口腔护理,擦拭或清洗被照护者面部。雾化吸入器用清水冲洗,待干备用	5	3	2	1	

续表

项目	项目总分	操作要求	评分等级及分值				实际分值
			A	B	C	D	
提问	20		20	15	10	5	
人文满意	20		20	15	10	5	
总分	100						

胰岛素皮下注射术评分,如附表 6-3。

附表 6-3 胰岛素皮下注射术评分

项目	项目总分	操作要求	评分等级及分值				实际分值
			A	B	C	D	
操作前准备	10	了解药物的使用方法和注意事项 根据医嘱指导,核对药名与剂量	5	3	2	1	
		照护者洗手,备齐药品、消毒液、棉签。酌情备注射器	5	3	2	1	
操作步骤	50	1. 选择注射部位,消毒皮肤面积不小于 5×5 厘米,待干	5	3	2	1	
		2. 安装注射针头(如使用注射器按剂量抽吸药液)将胰岛素笔调至所需剂量	5	3	2	1	
		3. 再次核对药名和剂量	5	3	2	1	
		4. 排尽空气,左手绷紧局部皮肤(过瘦者可提起皮肤),右手平持胰岛素笔(或注射器),针尖斜面向上,与皮肤呈 30°~40°,快速刺入皮下,进针约 1/2 或 2/3,松左手,抽吸无回血后,缓慢推注药液	10	8	6	4	
		5. 注射毕,停留 5 秒,待药液吸收。用棉签轻压针刺处,快速拔针	5	3	2	1	
		6. 协助被照护者取舒适体位	5	3	2	1	
		7. 整理用品,去除注射针头(注射针头一次性使用)	5	3	2	1	
		8. 照护者洗手	5	3	2	1	
		9. 注射胰岛素后按时间要求进食;观察被照护者用药后的反应	5	3	2	1	
提问	20		20	15	10	5	
人文满意	20		20	15	10	5	
总分	100						

第七章　功能康复照护

语言康复照护技术评分,如附表 7-1。

附表 7-1　语言康复照护技术评分

项目	项目总分	操作要求	评分等级及分值				实际分值
			A	B	C	D	
操作前准备	10	1. 照护者准备　着装规范,穿戴整齐;用物准备齐全,食物温度适宜	5	3	2	1	
		2. 评估　评估被照护者意识状态、语言障碍类型、肢体功能及心理情况,介绍语言康复的目的和意义,取得配合、参与;评估环境	5	3	2	1	
操作步骤	50	1. 患者体位适宜、舒适	5	3	2	1	
		2. 听理解训练 (1)名词听理解 (2)动词听理解 (3)听觉记忆广度训练	5	3	2	1	
		3. 阅读理解训练 (1)字词阅读理解 (2)动词、方位词、形容词的阅读理解 (3)句子的阅读理解	10	8	6	4	
		4. 言语表达训练 (1)言语失用症训练 (2)口语表达训练	10	8	6	4	
		5. 书写表达训练 (1)部件组合 (2)同音字、近音字书写 (3)短句书写	10	8	6	4	
		6. 对于被照护者反应的观察和反馈	5	3	2	1	
		7. 整理用物、床单位、洗手、记录	5	3	2	1	
提问	20		20	15	10	5	

续表

项目	项目总分	操作要求	评分等级及分值				实际分值
			A	B	C	D	
人文满意	20		20	15	10	5	
总分	100						

基础训练技术评分,如附表 7-2。

附表 7-2　基础训练技术评分

项目	项目总分	操作要求	评分等级及分值				实际分值
			A	B	C	D	
操作前准备	10	1. 照护者准备　着装规范,穿戴整齐,用物准备齐全	5	3	2	1	
		2. 评估　评估被照护者意识状态、吞咽障碍的程度,管路情况,介绍基础训练的目的、意义和方法,取得配合及参与;环境评估准备	5	3	2	1	
操作步骤	50	1. 患者体位适宜、舒适	5	3	2	1	
		2. 口腔及周围肌肉的运动训练 (1)下颌运动:①被动运动;②主动运动;③抗阻运动 (2)口唇运动:采用被动、主动、抗阻运动方式做口唇突起、圆形、牵拉、张口、闭口等口型练习 (3)面部运动:双腮鼓起、瘪下,再分别做单侧鼓腮同时给予一定阻力做抗阻运动 (4)舌部运动:①被动运动;②主动运动;③抗阻运动;④强化主动训练	10	8	6	4	
		3. 颈部肌肉训练　被动或主动的屈伸、侧屈、旋转、耸肩、沉肩运动,颈部放松	5	3	2	1	
		4. 咽部冷刺激　用冰棉棒轻轻刺激被照护者的软腭、腭弓、舌根及咽后壁,垂直方向摩擦 4~5 次,然后做空吞咽动作	10	8	6	4	
		5. 触觉、味觉刺激　用手指、棉棒、压舌板、电动牙刷等刺激面颊部内外、唇周、整个舌部,用棉棒蘸不同味道的果汁或菜汁(酸、甜、苦、辣等)刺激味蕾	10	8	6	4	
		6. 观察被照护者的反应及应对措施	5	3	2	1	
		7. 整理用物、床单位,洗手,记录	5	3	2	1	

续表

项目	项目总分	操作要求	评分等级及分值 A	B	C	D	实际分值
提问	20		20	15	10	5	
人文满意	20		20	15	10	5	
总分	100						

直接训练技术评分,如附表 7-3。

附表 7-3　直接训练技术评分

项目	项目总分	操作要求	评分等级及分值 A	B	C	D	实际分值
操作前准备	10	1. 照护者准备　着装规范,穿戴整齐,用物准备齐全,食物温度适宜	5	3	2	1	
		2. 评估　评估被照护者意识状态、吞咽障碍的程度,管路情况,介绍基础训练的目的、意义和方法,取得配合及参与;环境评估准备	5	3	2	1	
操作步骤	50	1. 进食体位　评估被照护者只能卧床后,则需要将床头抬高 30°~60°,头部垫起呈前屈,偏瘫者侧肩部垫起,照护者位于被照护者健侧。能下床者,取坐位,头、颈稍前屈	5	3	2	1	
		2. 餐具选择　广口平底的防滑碗;勺柄较长且薄、边缘钝厚的勺子,容量适合患者的一口量为宜	5	3	2	1	
		3. 进食环境　安静、独立,避免被照护者进食时分心,嘱其勿讲话	5	3	2	1	
		4. 食物形态选择适宜	5	3	2	1	
		5. 食团入口位置正确,一口量适宜	5	3	2	1	
		6. 进食速度适中	5	3	2	1	
		7. 进食时间安排合理	5	3	2	1	
		8. 进食前后给予口腔护理	5	3	2	1	
		9. 操作过程中注意观察被照护者的反应,遇突发情况应对正确	5	3	2	1	
		10. 整理用物、床单位,洗手,记录	5	3	2	1	

续表

项目	项目总分	操作要求	评分等级及分值				实际分值
			A	B	C	D	
提问	20		20	15	10	5	
人文满意	20		20	15	10	5	
总分	100						

代偿性吞咽策略技术评分,如附表 7-4。

附表 7-4　代偿性吞咽策略技术评分

项目	项目总分	操作要求	评分等级及分值				实际分值
			A	B	C	D	
操作前准备	10	1. 照护者准备　着装规范,穿戴整齐,用物准备齐全	5	3	2	1	
		2. 评估　评估被照护者意识状态、吞咽障碍的程度,管路情况,介绍基础训练的目的、意义和方法,取得配合及参与;环境评估准备	5	3	2	1	
操作步骤	50	1. 患者体位适宜、舒适	5	3	2	1	
		2. 低头吞咽　指导颈部尽量前屈后吞咽	5	3	2	1	
		3. 点头样吞咽　颈先后伸,而后颈尽量前屈,形似点头,同时做空吞咽动作	10	8	6	4	
		4. 侧方吞咽　让被照护者分别向左右两侧转头后做吞咽动作	5	3	2	1	
		5. 转头吞咽　头颈部向患侧旋转做吞咽动作	5	3	2	1	
		6. 空吞咽与交互吞咽　每次进食吞咽后,再反复做几次空吞咽	10	8	6	4	
		7. 观察被照护者的反应及正确应对	5	3	2	1	
		8. 整理用物、床单位,洗手,记录	5	3	2	1	
提问	20		20	15	10	5	
人文满意	20		20	15	10	5	
总分	100						

床上运动技术评分,如附表 7-5。

附表 7-5　床上运动技术评分

项目	项目总分	操作要求	评分等级及分值				实际分值
			A	B	C	D	
操作前准备	10	1. 照护者准备　着装规范,穿戴整齐,用物准备齐全	5	3	2	1	
		2. 评估　评估被照护者的意识状态、生命体征、肢体功能障碍程度、认知水平及管路情况,介绍床上运动的目的、意义和方法,取得配合及参与;环境评估准备	5	3	2	1	
操作步骤	50	1. 肩关节活动方法正确	5	3	2	1	
		2. 肘关节活动方法正确	5	3	2	1	
		3. 腕关节活动方法正确	5	3	2	1	
		4. 手指关节活动方法正确	5	3	2	1	
		5. 桥式运动方法正确	10	8	6	4	
		6. 下肢关节的活动正确 (1)髋关节、膝关节运动 (2)踝背屈运动 (3)足趾运动	10	8	6	4	
		7. 观察被照护者的反应并正确应对	5	3	2	1	
		8. 整理用物、床单位,洗手,记录	5	3	2	1	
提问	20		20	15	10	5	
人文满意	20		20	15	10	5	
总分	100						

平衡训练技术评分,如附表7-6。

附表7-6 平衡训练技术评分

项目	项目总分	操作要求	评分等级及分值				实际分值
			A	B	C	D	
操作前准备	10	1. 照护者准备 着装规范,穿戴整齐,用物准备齐全	5	3	2	1	
		2. 评估 评估被照护者的意识状态、生命体征、肢体功能障碍程度、认知水平及管路情况,介绍平衡训练的目的、意义和方法,取得配合及参与;环境评估准备	5	3	2	1	
操作步骤	50	1. 坐起训练 指导被照护者健腿插入患腿下,用健腿将患腿移至床边外,患膝自然屈曲,头向上抬起,躯干向患侧旋转,健手横过身体,在患侧用手推床把自己推至坐位,同时摆动健腿下床	10	8	6	4	
		2. 坐位平衡训练 指导被照护者无支撑坐于床边,髋、膝、踝关节都呈屈曲90°,双足平放地面与肩同宽,尽量保持身体平衡	5	3	2	1	
		3. 站立位平衡训练 被照护者在站立位下进行前后左右调整姿势,逐步达到立位静态平衡。之后下肢双足分开,与肩同宽,将身体重心向左右移动转移,然后回到中立位,同样方法训练前后移动转移,保持躯干直立。然后指导其患侧下肢负重,让患者用健腿向前迈一步,然后回到中立位,再向后退一步,再回到中立位	10	8	6	4	
		4. 强化训练 ①分别向前、向侧、向下伸手去抓抛来的球。②向前迈一步去抓球或从地上拾起不同的物体。③用健腿或患腿向不同方向迈步,以及跨过物体等	10	8	6	4	
		5. 训练整体原则正确	5	3	2	1	
		6. 观察被照护者的反应并正确应对	5	3	2	1	
		7. 整理用物、床单位,洗手,记录	5	3	2	1	
提问	20		20	15	10	5	
人文满意	20		20	15	10	5	
总分	100						

步行训练技术评分,如附表7-7。

附表7-7　步行训练技术评分

项目	项目总分	操作要求	评分等级及分值				实际分值
			A	B	C	D	
操作前准备	10	1. 照护者准备　着装规范,穿戴整齐,用物准备齐全	5	3	2	1	
		2. 评估　评估被照护者的意识状态、生命体征、肢体功能障碍程度、认知水平及管路情况,介绍步行训练的目的、意义和方法,取得配合及参与;环境评估准备	5	3	2	1	
操作步骤	50	1. 照护者应站在被照护者患侧的侧后方进行保护	5	3	2	1	
		2. 被照护者患腿向前迈步时,躯干伸直,重心移至健腿,膝关节轻度屈曲。照护者扶住其骨盆,帮助其患侧骨盆向前下方运动,防止患腿在迈步时外旋	10	8	6	4	
		3. 被照护者健腿迈步时,照护者一手放置于被照护者患腿膝部,防止膝关节突然屈曲及发生膝反张,另一手放置于其患侧骨盆部,以防止发生骨盆后缩	10	8	6	4	
		4. 被照护者健腿开始只迈至与患腿平齐位,随着患腿负重能力提高,适当超过患腿	10	8	6	4	
		5. 训练整体原则正确	5	3	2	1	
		6. 观察被照护者的反应并正确应对	5	3	2	1	
		7. 整理用物、床单位,洗手,记录	5	3	2	1	
提问	20		20	15	10	5	
人文满意	20		20	15	10	5	
总分	100						

认知康复技术评分,如附表 7-8。

附表 7-8 认知康复技术评分

项目	项目总分	操作要求	评分等级及分值				实际分值
			A	B	C	D	
操作前准备	10	1. 照护者准备 着装规范,穿戴整齐,用物准备齐全	5	3	2	1	
		2. 评估 评估被照护者的整体状态,意识水平、配合程度;环境评估准备	5	3	2	1	
操作步骤	50	1. 记忆力训练方法正确	5	3	2	1	
		2. 注意力训练方法正确	5	3	2	1	
		3. 感知力训练方法正确	5	3	2	1	
		4. 单侧空间忽略训练方法正确	10	8	6	4	
		5. 安全风险提示正确	5	3	2	1	
		6. 危险物品管理方法正确	10	8	6	4	
		7. 观察被照护者的反应并正确应对	5	3	2	1	
		8. 整理用物、床单位,洗手,记录	5	3	2	1	
提问	20		20	15	10	5	
人文满意	20		20	15	10	5	
总分	100						

第八章 并发症预防与照护

压力性损伤预防居家照护技术评分,如附表8-1。

附表8-1 压力性损伤预防居家照护技术评分

项目	项目总分	操作要求	评分等级及分值				实际分值
			A	B	C	D	
操作前准备	10	1. 照护者准备 着装规范,穿戴整齐	5	3	2	1	
		2. 评估 评估被照护者肢体功能及感觉功能情况,讲解压力性损伤预防的重要性,取得配合、参与;重点评估被照护者皮肤受压部位、颜色、皮肤完整性;环境评估,室内温度适宜,床单位清洁、干燥,无褶皱	5	3	2	1	
操作步骤	50	1. 依据被照护者实际情况,合理摆放体位	5	3	2	1	
		2. 翻身过程中对受压皮肤进行正确评估	5	3	2	1	
		3. 支撑面选择合理	5	3	2	1	
		4. 对于无禁忌证的被照护者,应每2~4小时翻身一次,翻身方法正确	10	8	6	4	
		5. 局部皮肤受尿、便污染时,清理及时正确	5	3	2	1	
		6. 血糖控制平稳,无剧烈波动	5	3	2	1	
		7. 能够为被照护者合理配置餐食,营养均衡	5	3	2	1	
		8. 依据被照护者情况,完成整理用物和床单位	5	3	2	1	
		9. 洗手、记录	5	3	2	1	
提问	20		20	15	10	5	
人文满意	20		20	15	10	5	
总分	100						

需要吸痰的被照护者居家照护技术评分,如附表 8-2。

附表 8-2　需要吸痰的被照护者居家照护技术评分

项目	项目总分	操作要求	评分等级及分值				实际分值
			A	B	C	D	
操作前准备	10	1. 照护者准备　着装规范,穿戴整齐,用品准备齐全	5	3	2	1	
		2. 评估　评估被照护者意识状态及配合程度,口腔、鼻腔、气管切开套管是否通畅	5	3	2	1	
操作步骤	50	1. 依据患者实际情况,合理摆放体位	5	3	2	1	
		2. 将吸引器连接管连接到电动吸引器,打开负压开关,负压选择 –400~–300mmHg	5	3	2	1	
		3. 打开吸痰管,将吸痰管根部与负压吸引管连接	5	3	2	1	
		4. 试吸清水,确定通畅	5	3	2	1	
		5. 将吸痰管插入被照护者口腔、鼻腔气管切开套管,进吸痰管时不给负压	5	3	2	1	
		6. 当吸痰管遇阻力或被照护者咳嗽时略上提出 1 厘米,边上提边旋转边吸引,间断给负压吸;吸痰动作轻柔;每次吸痰时间 <15 秒;间隔 3~5 分钟重复吸引	10	8	6	4	
		7. 吸痰后将吸痰管盘绕在手中,与吸引管断开,用手套包裹后弃去,将吸引管放入清水中冲洗	5	3	2	1	
		8. 观察吸出痰液的量、颜色、性质	5	3	2	1	
		9. 洗手、记录	5	3	2	1	
提问	20		20	15	10	5	
人文满意	20		20	15	10	5	
总分	100						

需要拍背的被照护者居家照护技术评分,如附表 8-3。

附表 8-3　需要拍背的被照护者居家照护技术评分

项目	项目总分	操作要求	评分等级及分值				实际分值
			A	B	C	D	
操作前准备	10	1. 照护者准备　着装规范,穿戴整齐,用品准备齐全	5	3	2	1	
		2. 评估　评估被照护者耐受能力及配合程度,讲解拍背的重要性及可能出现的不适	5	3	2	1	
操作步骤	50	1. 选择时间在餐后 2 小时至餐前 30 分钟进行	10	8	6	4	
		2. 依据被照护者实际情况,取侧卧或坐位	5	3	2	1	
		3. 叩击部位垫单层薄布或衣物	5	3	2	1	
		4. 照护者五指弯曲并拢,使掌侧呈杯状,手部放松,迅速而有节律地叩击胸壁;自下而上、由外向内;避开乳房和心脏部位,勿在脊柱、骨突部位进行;每分钟 120~180 次,每次 15~20 分钟,每天 2~3 次	10	8	6	4	
		5. 鼓励被照护者有效咳嗽	10	8	6	4	
		6. 密切观察被照护者反应,如心慌、呼吸困难等不适表现	5	3	2	1	
		7. 洗手、记录	5	3	2	1	
提问	20		20	15	10	5	
人文满意	20		20	15	10	5	
总分	100						

营养不良的预防与照护技术评分,如附表 8-4。

附表 8-4 营养不良的预防与照护技术评分

项目	项目总分	操作要求	评分等级及分值				实际分值
			A	B	C	D	
操作前准备	10	1. 照护者准备 着装规范,穿戴整齐,用品准备齐全	5	3	2	1	
		2. 评估 评估被照护者体重、上臂中围和三头肌皮褶厚度、握力、外貌,制订个性化的饮食方案	5	3	2	1	
操作步骤	50	1. 依据患者实际情况,计算每日需要的热量	5	3	2	1	
		2. 明确每日需要的营养素	5	3	2	1	
		3. 确定食物种类,包括碳水化合物、脂肪、蛋白质、水、矿物质、膳食纤维和维生素,七大营养素全面摄入,以达到均衡营养	10	8	6	4	
		4. 根据食物中各种营养物质的含量进行食谱的编制	5	3	2	1	
		5. 食物制作过程要清洁,根据被照护者进食情况选择合适的食物性状,如为糊状,需要使用榨汁机加水搅拌	5	3	2	1	
		6. 观察进食量的多少、有无不良饮食习惯	5	3	2	1	
		7. 观察被照护者有无影响营养吸收的上消化道表现,如恶心、呕吐、腹痛、腹胀;下消化道表现,如腹泻、便秘	5	3	2	1	
		8. 记录被照护者每日的进食时间、主要食物成分、食物总量、饮水总量四部分,预防营养不良	5	3	2	1	
		9. 记录营养不良家庭评估的内容	5	3	2	1	
提问	20		20	15	10	5	
人文满意	20		20	15	10	5	
总分	100						

深静脉血栓的预防与照护技术评分,如附表 8-5。

附表 8-5　深静脉血栓的预防与照护技术评分(以使用间歇充气加压装置为例)

项目	项目总分	操作要求	评分等级及分值				实际分值
			A	B	C	D	
操作前准备	10	1. 照护者准备　着装规范,穿戴整齐,用品准备齐全	5	3	2	1	
		2. 评估　评估患者肢体与皮肤、肢体偏瘫及肌力情况,讲解深静脉血栓预防与照护的重要性,取得患者配合、参与;评估环境温度适宜	5	3	2	1	
操作步骤	50	1. 保护患者的隐私	5	3	2	1	
		2. 依据患者实际情况,选择宽松的裤子	5	3	2	1	
		3. 协助患者平卧位	5	3	2	1	
		4. 将压迫带自下而上包裹于肢体上	5	3	2	1	
		5. 松紧以放入一指为宜	10	8	6	4	
		6. 打开电源开关,选择"开始"按钮	5	3	2	1	
		7. 每次 20 分钟,使用期间询问患者的感受	5	3	2	1	
		8. 脱下间歇充气加压装置,整理用物和床单位	5	3	2	1	
		9. 洗手、记录	5	3	2	1	
提问	20		20	15	10	5	
人文满意	20		20	15	10	5	
总分	100						

第九章 心理照护

焦虑抑郁患者居家照护技术评分,如附表 9-1。

附表 9-1 焦虑抑郁患者居家照护技术评分

项目	项目总分	操作要求	评分等级及分值				实际分值
			A	B	C	D	
操作前准备	10	1. 照护者准备 着装规范,穿戴整齐,用品准备齐全	5	3	2	1	
		2. 评估 评估被照护者焦虑抑郁情况,讲解心理健康的重要性,取得配合、参与;改变日常生活方式,有规律的体育锻炼、睡眠和营养;评估环境适宜	5	3	2	1	
操作步骤	50	1. 依据患者实际情况,指导患者以舒适的姿势靠在沙发或床上,闭目	5	3	2	1	
		2. 指导患者将注意力集中到头部,咬紧牙关,使两边面颊感到很紧	5	3	2	1	
		3. 将牙关松开,咬牙的肌肉产生松弛感	5	3	2	1	
		4. 把注意力转移到颈部,先尽量使脖子的肌肉弄得很紧张,感到酸、痛、紧	5	3	2	1	
		5. 把脖子的肌肉全部放松,觉得轻松为度	5	3	2	1	
		6. 将注意力集中到两手上,用力紧握,直至手发麻、酸痛时止,然后两手开始逐渐松开,放置到感觉舒服的位置,并保持松软状态	5	3	2	1	
		7. 把注意力指向胸部,开始深吸气,憋 1~2 分钟,缓缓把气吐出来;再吸气,反复几次,让胸部感觉松畅	10	8	6	4	
		8. 依此类推,将注意力集中肩部、腹部、腿部,逐次放松,最终全身松弛处于轻松状态,保持 1~2 分钟	5	3	2	1	
		9. 询问患者感受,记录	5	3	2	1	

续表

项目	项目总分	操作要求	评分等级及分值				实际分值
			A	B	C	D	
提问	20		20	15	10	5	
人文满意	20		20	15	10	5	
总分	100						

认知障碍患者居家照护技术评分,如附表9-2。

附表9-2 认知障碍患者居家照护技术评分

项目	项目总分	操作要求	评分等级及分值				实际分值
			A	B	C	D	
操作前准备	10	1. 照护者准备 着装规范,穿戴整齐,用品准备齐全	5	3	2	1	
		2. 评估 评估被照护者认知障碍严重程度、日常生活活动能力,评估配合度;评估环境适宜	5	3	2	1	
操作步骤	50	1. 依据患者实际情况,合理安排坐姿	5	3	2	1	
		2. 询问患者兴趣(以绘画为例)	5	3	2	1	
		3. 选择符合患者爱好和绘画能力的图片	5	3	2	1	
		4. 将任务拆分为较小的组件,各步骤按顺序排列	10	8	6	4	
		5. 重复引导,不断调整任务难度和任务节奏	5	3	2	1	
		6. 尽量减少语言需求,以弥补认知缺陷带来的不利因素	5	3	2	1	
		7. 待绘画后,进行下一项活动	5	3	2	1	
		8. 依据患者情况,给予患者鼓励和赞美,整理用品	5	3	2	1	
		9. 记录	5	3	2	1	
提问	20		20	15	10	5	
人文满意	20		20	15	10	5	
总分	100						

易激惹患者居家照护技术评分,如附表9-3。

附表9-3　易激惹患者居家照护技术评分

项目	项目总分	操作要求	评分等级及分值				实际分值
			A	B	C	D	
操作前准备	10	1. 照护者准备　着装规范,穿戴整齐,用品准备齐全	5	3	2	1	
		2. 评估　评估被照护者激越行为、照护需求和诱发因素;评估配合度;评估环境适宜	5	3	2	1	
操作步骤	50	1. 环境控制　低刺激环境、舒适清洁,避免噪声	5	3	2	1	
		2. 环境安全管理　避免反锁,移走危险物品	5	3	2	1	
		3. 协助更换衣物　提供隐私、安全、温暖的更衣环境	5	3	2	1	
		4. 饮食照护　愉快的进食环境	5	3	2	1	
		5. 排泄照护　注意保护隐私,保持清洁	5	3	2	1	
		6. 沐浴照护　避免引起焦虑的行为	5	3	2	1	
		7. 进一步评估导致患者易激惹的危险因素	10	8	6	4	
		8. 依据患者情况,给予患者鼓励,整理用品	5	3	2	1	
		9. 记录	5	3	2	1	
提问	20		20	15	10	5	
人文满意	20		20	15	10	5	
总分	100						

常用沟通技巧居家照护技术评分,如附表 9-4。

附表 9-4　常用沟通技巧居家照护技术评分

项目	项目总分	操作要求	评分等级及分值				实际分值
			A	B	C	D	
操作前准备	10	1. 照护者准备　着装规范,穿戴整齐,准备谈话内容	5	3	2	1	
		2. 评估　评估被照护者沟通能力、认知状况和心理情绪状况,取得配合、参与;评估环境适宜	5	3	2	1	
操作步骤	50	1. 识别情绪的表达	5	3	2	1	
		2. 命名情绪	5	3	2	1	
		3. 理解情绪	5	3	2	1	
		4. 尊重赞美患者	5	3	2	1	
		5. 支持患者	5	3	2	1	
		6. 探索情感	5	3	2	1	
		7. 允许有时间处理情感和共情反应	5	3	2	1	
		8. 积极地倾听,有意图地说话,整个过程照顾患者的情绪	10	8	6	4	
		9. 非语言沟通方式传递情感	5	3	2	1	
提问	20		20	15	10	5	
人文满意	20		20	15	10	5	
总分	100						

参 考 文 献

［1］中国卒中学会急救医学分会.脑卒中院前急救专家共识.中华急诊医学杂志,2017, 26 (10): 1107-1114.

［2］ZHAO J, LIU R. Stroke 1-2-0: a rapid response programme for stroke in China. Lancet Neurology, 2017, 16 (1): 27-28.

［3］国家卫生健康委脑卒中防治专家委员会.脑卒中院前急救诊疗指导规范.中华医学杂志,2018, 98 (39): 3138-3147.

［4］国家卒中急救地图工作委员会,国家卒中急救地图共识专家组.卒中急救地图专家共识.中华行为医学与脑科学杂志,2019, 28 (1): 2-11.

［5］PARMAR P, KRISHNAMURTHI R, IKRAM M A, et al. The Stroke Riskometer App: validation of a data collection tool and stroke risk predictor. Int J Stroke, 2015, 10 (2): 231-244.

［6］吴江,贾建平.神经病学.北京:人民卫生出版社,2015.

［7］王辰,王建安.内科学.北京:人民卫生出版社,2015.

［8］张利岩,刘则杨,应岚.康复居家护养.北京:人民卫生出版社,2020.

［9］张利岩,应岚.医院护理员培训指导手册.北京:人民卫生出版社,2018.

［10］高云,黄守勤.医疗护理员照护教程.福建:化学工业出版社,2020.

［11］姚慧.全方位养老照护指南.宁波:宁波出版社,2011.

［12］姜安丽.新编护理学基础.北京:人民卫生出版社,2012.

［13］王梅,王方.床上温水擦浴培训中容易出现的问题及对策.中国中医药现代远程教育,2011, 9 (17): 122-123.

［14］史宝欣.中国患者居家照护指南.北京:华龄出版社,2017.

［15］安力彬,陆虹.妇产科护理学.北京:人民卫生出版社,2017.

［16］薄琳,陈宝玉,陈文秀.住院吞咽障碍被照护者口腔护理的循证实践.现代临床护理,2019, 19 (2): 1-7.

［17］中国营养学会.《中国居民膳食指南 (2016)》发布.中国妇幼健康研究,2016, 27 (5): 670.

［18］史宝欣.中国老年人居家照护指南.北京:华龄出版社,2017.

［19］陈湘玉,陈璐.居家护理服务理论与实务应用.南京:东南大学出版社,2016.

［20］刘芳著.脑卒中康复护理.厦门:厦门大学出版社,2018.

［21］龚放华,谢家兴.实用专科护士丛书:康复科分册.长沙:湖南科学技术出版社,2015.

［22］林兴凤,王晓云.实用专科护理操作技术指南.济南:山东科学技术出版社,2009.

［23］李雪斌,李雪萍.康复医学.2 版.南京:江苏科学技术出版社,2018.

［24］中国康复医学会老年康复专业委员会专家共识组，上海市康复医学会专家共识组．
预防老年人跌倒康复综合干预专家共识．老年医学与保健，2017, 23 (5): 349-352.

［25］MARTIN E J, RICH S E, JONES J A, et al. Communication skill frameworks:
applications in radiation oncology. Ann Palliat Med, 2019, 8 (3): 293-304.

［26］北京医院．居家（养护）老年人跌倒干预指南．中国老年保健医学，2018, 16 (03):
32-34.

［27］严隽陶，杨佩君，吴毅，等．脑卒中居家康复上海地区专家共识．上海中医药大学学
报，2020, 34 (2): 1-10.

［28］中国抗癌协会，中国抗癌协会肿瘤营养与支持治疗专业委员会，中国抗癌协会肿瘤
康复与姑息治疗专业委员，等．经鼻/胃肠管营养治疗途径．肿瘤代谢与营养电
子杂志，2017, 4 (1): 30-32.

［29］胡延秋，程云，王银云，等．成人经鼻胃管喂养临床实践指南的构建．中华护理杂志，
2016, 4 (1): 133-140.

［30］王沙平，王斌，刘小肃，等．神经外科昏迷患者鼻饲反流误吸的针对性护理．国际护
理学杂志，2020, 39 (11): 2086-2088.

［31］葛津津，刘薇群，汤培凤，等．鼻胃管位置判断方法的研究进展．解放军护理杂志，
2015, 32 (19): 37-39.

［32］王小玲，蒋雪梅，戴垚，等．鼻饲护理研究进展．护士进修杂志，2014, 29 (21): 1945-
1947.

［33］李初俊．肠内营养支持途径的建立与维护．中华胃肠外科杂志，2012, 15 (5): 445-
447.

［34］梅婷，伍惠贤，邱翠竹，等．住院照顾者培训计划在长期管饲老年患者中的应用护理．
中国中医药现代远程教育，2009, 7 (10): 115-116.

［35］彭南海，黄迎春．肠内肠外营养护理学．南京：东南大学出版社，2015.

［36］石汉平，余红兰，吴承堂．普外科营养学．北京：人民军医出版社，2012.

［37］刘思彤，黄迎春，王新颖，等．PEG/J 管置入术的护理及临床应用．临床普外科电子
杂志，2019 (2): 58-61.

［38］余雅琴，何静婷，罗洋，等．成人经皮胃造瘘护理研究进展．护理研究，2020, 13:
2356-2359.

［39］杨红梅，吴海珍，顾丽华．循证护理在经皮内镜引导下胃空肠造瘘管道护理中的应
用．循证护理，2017, 003: 188-190.

［40］中华医学会神经外科学分会，中国神经外科重症管理协作组．中国神经外科重症管
理专家共识 (2020 版)．中华医学杂志，2020, 100 (19): 1443-1458.

［41］中华医学会神经外科学分会，中国神经外科重症管理协作组．中国神经外科重症患
者气道管理专家共识 (2016). 中华医学杂志，2016, 96 (21): 1639-1642.

［42］中华医学会呼吸病学分会呼吸治疗学组．成人气道分泌物的吸引专家共识．中华结
核和呼吸杂志，2014, 37 (11): 809-811

［43］席淑新，陶磊．实用耳鼻咽喉头颈外科护理学．北京：人民卫生出版社，2014.

［44］中华人民共和国卫生部，中国人民解放军总后勤部卫生部．临床护理实践指南．北
京：人民军医出版社，2011.

［45］姜安丽，钱晓路．新编护理学基础．北京：人民卫生出版社，2018.

［46］杨宝峰．药理学．北京：人民卫生出版社，2013.

［47］李根．安全用药知识读本．成都：四川科学技术出版社，2017

［48］黄晓林，燕铁斌．康复医学．5 版．北京：人民卫生出版社，2016.

［49］张玲芝．康复护理学基础．北京：人民卫生出版社，2016.

［50］朱红华．康复护理．北京：人民卫生出版社，2015.

［51］宋为群，孟宪国．康复医学．北京：人民卫生出版社，2019.

［52］陈爱萍，谢家兴．实用康复护理学．北京：中国医药科技出版社，2018.

［53］秦延京，王亮，李魏，等．基于食物形态调整的摄食训练改善脑卒中后吞咽障碍的效果研究．中华现代护理杂志，2020, 26 (4): 509-513.

［54］认知障碍患者照料及管理专家共识撰写组．中国认知障碍患者照料管理专家共识．中国老年医学杂志，2016, 35 (10): 1051-1060.

［55］中国吞咽障碍康复评估与治疗专家共识组．中国吞咽障碍康复评估与治疗专家共识 (2013 年版)．中国物理医学与康复杂志，2013, 35 (12): 916-929.

［56］认知训练中国专家共识写作组．认知训练中国专家共识．中华医学杂志，2019, 99 (1): 4-8.

［57］陈丽娟，孙林利，刘丽红，等．2019 版《压疮 / 压力性损伤的预防和治疗：临床实践指南》解读．护理学杂志，2020, 35 (13): 41-44.

［58］吴金兰．压疮的预防与护理．昆明：云南科技出版社，2018.

［59］中国吞咽障碍膳食营养管理专家共识组．吞咽障碍膳食营养管理中国专家共识 (2019 版)．中华物理医学与康复杂志，2019, 41 (12): 881-888

［60］张晓梅，周春兰，周宏珍，等．脑卒中患者误吸预防的标准化护理流程及措施——基于循证及德尔菲函询法的专家共识．护理研究，2020, 34 (1): 1-8.

［61］黄丹，李冰洁，脑卒中患者误吸风险评估进展．中国康复理论与实践，2012, 18 (1): 62-63.

［62］SUKE C, JUN O, MUTSUO O, et al. Humidification performance of humidifying devices for tracheostomized patients with spontaneous breathing: a bench study. Respiratory care, 2013, 58 (9).

［63］王丽．老年人沟通技巧．北京：海洋出版社，2017.

［64］刘芳，杨莘．神经内科重症护理手册．北京：人民卫生出版社，2017.

［65］尤黎明，吴瑛．内科护理学．北京：人民卫生出版社，2012.

［66］中华护理学会行政管理专业委员会．卧床被照护者常见并发症护理专家共识．中国护理管理，2018, 18 (6): 740-747.

［67］胡敏．临床营养学．北京：化学工业出版社，2018.

［68］中国营养学会．《中国居民膳食指南 (2016)》发布．中国妇幼健康研究，2016, 27 (5): 670.

［69］李宁，于健春，蔡威．临床肠外肠内营养支持治疗学．北京：中华医学会，2012.

［70］石汉平，赵青川，王昆华，等．营养不良的三级诊断．肿瘤代谢与营养电子杂志，2015, 2 (02): 31-36.

［71］石汉平，许红霞，李苏宜，等．营养不良的五阶梯治疗．肿瘤代谢与营养电子杂志，

2015, 2 (01): 29-33.

［72］王泠，郑小伟，马蕊，等 . 国内外失禁相关性皮炎护理实践专家共识解读 . 中国护理管理，2018, 18 (1): 3-6.

［73］黄海燕，米元元，喻姣花，等 . ICU 成人失禁相关性皮炎预防及管理的循证护理实践 . 护理学报，2018, 25 (19): 34-39.

［74］黄海燕，米元元，喻姣花，等 . 危重症住院被照护者失禁相关性皮炎预防及护理的最佳证据总结 . 护理学杂志，2017, 32 (21): 50-53.

［75］张艳，张延红，朱亚芹，等 . 预防成人失禁患者发生失禁相关性皮炎证据总结 . 全科护理，2020, 18 (12): 1518-1520.

［76］杨秋荣，王天琪，陈黎敏 . 外科手术术中下肢深静脉血栓物理预防的研究进展 . 全科护理，2017, 15 (26): 3231-3234.

［77］马玉芬，成守珍，刘义兰，等 . 卧床被照护者常见并发症护理专家共识 . 中国护理管理，2018, 18 (6): 740-747.

［78］周华娥，段艳锋 . 早期运动护理对偏瘫脑梗死被照护者下肢深静脉血栓形成的预防作用研究 . 中国医药科学，2017, 7 (1): 104-106.

［79］潘习，徐岚，王稚 . 脑卒中患者深静脉血栓机械预防的研究进展 . 全科护理，2020 (29): 3924-3927.

［80］刘芳，杨莘 . 神经内科重症护理手册 . 北京：人民卫生出版社，2017.

［81］刘品一，黄丽丽，徐运 . 欧洲卒中组织关于无活动能力的急性缺血性卒中被照护者静脉血栓栓塞的预防指南 . 国际脑血管疾病杂志，2017, 25 (03): 193-201.

［82］SUBRAMANYAM A A, KEDARE J, SINGH O P, et al. Clinical practice guidelines for Geriatric Anxiety Disorders. Indian J Psychiatry, 2018, 60: 371-382.

［83］AVASTHI A, GROVER S. Clinical Practice Guidelines for Management of Depression in Elderly. Indian J Psychiatry, 2018, 60: 341-362.

［84］林勇，沈建根 . 老年期认知障碍临床案例荟萃与分析 . 合肥：安徽科学技术出版社，2018.

［85］马冬飞，孙皎，赵英男，等 . 痴呆患者精神行为症状相关护理模式的研究进展 . 中华护理杂志，2019, 7 (54): 1017-1022.

［86］杨珊莉，蔡素芳，吴静怡，等 . 中西医结合康复临床实践指南·认知障碍 . 康复学报，2020, 30 (05): 343-348.

［87］王志稳 . 认知障碍老年人激越行为的非药物管理 . 北京：北京大学医学出版社，2018.

［88］中国老年医学学会认知障碍分会 . 阿尔茨海默病被照护者日常生活能力和精神行为症状及认知功能全面管理中国专家共识 . 中华老年医学杂志，2020, 30 (1): 1-8.

［89］李宏，隋风湖，陈立新，等 . 预防社区老年患者留置尿管感染的护理干预及疗效 . 北京：人民卫生出版社，2018.

［90］于瑞英，王亚玲，甘晓琴 . 手术室人文护理与沟通技巧 . 重庆：重庆出版社，2019.